实用儿科常见病中医外治法

崔霞 主编

中国中医药出版社

·北 京·

图书在版编目（CIP）数据

实用儿科常见病中医外治法/崔霞主编 . —北京：中国中医药出版社，2018.1（2024.7重印

ISBN 978 - 7 - 5132 - 4638 - 5

Ⅰ.①实… Ⅱ.①崔… Ⅲ.①中医儿科学 - 外治法 Ⅳ.①R272

中国版本图书馆 CIP 数据核字（2017）第 302485 号

中国中医药出版社出版

北京经济技术开发区科创十三街31号院二区8号楼

邮政编码 100176

传真 010 - 64405721

北京盛通印刷股份有限公司印刷

各地新华书店经销

开本 710×1000 1/16 印张 16.5 字数 231 千字

2018 年 1 月第 1 版 2024 年 7 月第 5 次印刷

书号 ISBN 978 - 7 - 5132 - 4638 - 5

定价 58.00 元

网址 www.cptcm.com

服 务 热 线 010 - 64405510

购 书 热 线 010 - 89535836

维 权 打 假 010 - 64405753

微信服务号 zgzyycbs

微商城网址 https://kdt.im/LIdUGr

官 方 微 博 http://e.weibo.com/cptcm

天猫旗舰店网址 https://zgzyycbs.tmall.com

如有印装质量问题请与本社出版部联系（010 - 64405510）

李 序

为实现"健康中国"的战略目标，首先必须进一步提升基层卫生人员的服务能力，然而现实状况是基层存在的问题比较多，尤其是中医药服务能力还很不够，基层卫生服务水平不提高，实现"健康中国"就是一句空话。

中国中药协会中医药适宜技术专业委员会于2015年6月正式成立，其宗旨是对基层医生进行培训，提升中医药服务能力，更好地为广大群众服务。两年多来，做了很多实实在在让我感到欣慰的事情：首先，与部分高等中医药院校和中国中医科学院研究生院合作，充分利用其师资优势，建立基层医生培训基地。我们在中国中医科学院举办基层医生高级培训班已常态化，迄今为止，各基地在全国已培训基层医生近5万人，并在比较成熟的基层诊所成立供基层医生学习交流的观摩基地；已在博鳌举办两届"仁医工程"千人高峰论坛，国家中医药管理局领导、院士和国医大师出席并做报告；在英、美两国组织优秀基层医生传播中医药文化，因中医药国际化首先需要适宜技术国际化并得到认可。

除此之外，我们一直想给基层医生编写一套供其学习的教材，力求避免太学术化，以实用为原则，让基层医生学了就会，会了就能用，用了就有效。

崔霞教授是北京中医药大学第三附属医院儿科主任，对推进基层中医药的发展充满热忱。她经常给基层医生授课，接触基层医生较多，交流也甚广，很了解基层医生的需求。本次我们委托崔霞教授牵头，组织编写《实用儿科常见病中医外治法》一书，希冀她为我们开一个好头。

本书内容很多是来自崔霞教授及编写者开展中医药适宜技术的临床经验和实践体会。希望此书面世后，能够满足基层医生的临床基本需求，提高对患者的服务水平，推动和促进中医药适宜技术在基层卫生机构的应用和发展。

有鉴于此，特为之序。

中国中药协会中医药适宜技术专业委员会　主任委员

首都国医名师　李曰庆

2017年10月

王 序

中医药学在中华民族五千年繁衍和发展的历史长河中，做出了卓越的贡献，其整体观念与辨证论治的特色、"治未病"思想、自然疗法等思维和诊疗优势，更适合现代的疾病预防、医疗、康复、保健等一体的卫生观念。在《中医药创新发展规划纲要2016—2020》中，提出要充分发挥中医药的特色优势，采用丰富的疗法和技术，解决"看病贵、看病难"的问题。中医药适宜技术作为中医基础理论和实践的重要内容，在医疗和保健中得到越来越广泛的应用，且能够融入基层卫生服务之中，发展前景十分广阔。

中医药适宜技术是指安全、有效、经济、便捷、成熟的中医药防治疾病、养生保健的方法，包括中药、针灸、推拿、火罐、贴敷、刮痧、穴位注射、中药熏蒸等传统治疗方法。中医药适宜技术以其"简、便、验、廉"的特点，在常见病、多发病和慢性病的预防保健、医疗、康复等方面发挥重要作用。但目前基层卫生服务中，中医药卫生服务人才严重短缺，中医药人才发展平台建设水平偏低，且缺乏规范、简明的中医药适宜技术操作方法培训，这些都成为中医药适宜技术推广的瓶颈。

北京中医药大学第三附属医院儿科崔霞教授带领其团队秉"良医不废外治"之圭臬，采用多种中医适宜技术治疗小儿常见病、多发病，疗效显著，既避免了小儿服药困难的问题，又减少药物的滥用现象，体现了中医"绿色疗法"的宗旨，得到广大患儿及其家长的认可，并将小儿推拿、针刺疗法、雷火灸、伏九贴敷、穴位贴敷、拔罐走罐、刮痧、刺络放血疗法、耳穴贴压、中药熏治、中药雾化吸入、中药灌肠等常用中医适宜技术荟萃成书，由中国中医药出版社付梓。该书内容翔实，操作规范、严谨，实用性强，相信对这些治病"法宝"的深入推广，定会给广大患儿的身心健康提供有力保证，为基层中医药事业的发展起到积极推动作用。

有感于崔霞教授团队在中医药适宜技术方面的积极探索研究，不断总结提高，编撰此书，内容丰富，挖掘创新，殊为珍贵，爰之为序。

中华中医药学会儿科专业委员会 副主任委员
第五批全国名老中医药专家学术继承指导老师
王素梅
于北京中医药大学东方医院
2017年9月16日

前　言

中医外治法是将药物施于体表、穴位，或通过针灸、推拿、拔罐、刮痧等方法，使药物从皮肤表部或循经传导而发挥作用，以达到治疗疾病的一种方法。外治方法历史悠久，源远流长，经过长期的临床实践，不断充实发展，逐渐建立起来独特的外治理论体系。其"简、便、验、廉"的特点，在社会上具有较好的群众基础。将中医药适宜技术向基层普及推广，无疑是提升基层中医药服务水平的一个重要方面。

近年来，笔者在科室建设中重视发挥中医药特色及优势，针对儿科常见病及多发病，开展了多种中医适宜技术。通过药浴、刺络放血、灌肠、拔罐、灸法、针刺、穴位贴敷等手段治疗外感发热、支气管炎、肺炎、厌食、便秘、遗尿、多发性抽动症等儿科疾病，不仅疗效肯定，而且非常受家长的欢迎，也逐渐改变了家长认为中医只治慢性病的认识，减少了抗生素的使用。除了在临床上不断推广应用外治法，笔者还进行了穴位贴敷及雷火灸治疗反复呼吸道感染的科研工作，"雷火灸治疗反复呼吸道感染"已成为北京市中医药管理局示范推广项目。作为中国中药协会中医药适宜技术专业委员会"仁医工程"特聘专家，我们多次对基层医生进行适宜技术培训，深切感受到基层医生对外治技术的欢迎，同时也感到由于缺乏相应的培训教材，影响他们的后续学习及提高。

本书是受中国中药协会中医药适宜技术专业委员会委托而编写的培训教材。主要分为绪论、上篇和下篇，绪论主要论述中医外治法的发展及儿科应用中医外治法的优点；上篇详细论述了临床常用的外治技术；下篇选择了临床常见的38个疾病，包括上呼吸道感染、支气管炎、肺炎、厌食症、胃炎、腹痛、遗尿症、多发性抽动症、注意力缺陷多动障碍等疾病，均为中医适宜技术应用广泛且效果良好的疾病，从西医诊断、中医辨证分型要点及中医辨证施治角度详细叙述。尽可能地将有效的外治适宜技术列出来，方便基层医生根据患儿病情，并结合年龄特点进行选择应用。本书在编写过程中突出实用性及可操作性，力求做到看了就懂，学了就用。

本书注重科学性及实用性，不仅可供基层医生学习，对中医专业、儿童保健医生及患儿家属同样可供参考。由于时间仓促，加之水平有限，书中难免有疏漏或错误之处，敬请各位专家和同道予以指出，以便下次修订时改正。

值此书稿完成之际，对为本书的出版付出辛勤劳动的中国中医药出版社的同志致谢，感谢长期以来支持帮助我的各位领导和同事，感谢中国中药协会中医药适宜技术专业委员会主任委员李曰庆教授给予的指导，感谢我的导师王素梅教授多年来的悉心栽培，并感谢两位老师百忙之中为我作序，感谢我的团队付出的努力。

崔　霞
于北京中医药大学第三附属医院
2017 年 9 月

目　录

绪　论

一、中医外治法的发展

中医外治法就是将药物施于体表、穴位，或通过针灸、推拿、拔罐、刮痧等方法，使药物从皮肤表部或循经传导而发挥作用，以达到治疗疾病的一种方法。外治方法历史悠久，源远流长，经过长期的临床实践，不断充实发展，逐渐建立起独特的外治理论体系，其发展经历了五个主要时期。

1. 形成时期——远古至汉代

早在《山海经》中就有关于外治的记载，如"薰草佩之可已疠"；而《周礼·天官》"疗疡以五毒攻之"，可谓开腐蚀性化学药物外治法治外科疾病之先河。战国时期的名医扁鹊治虢太子尸厥，施以针石及熨法而效。《黄帝内经》记载了针刺、砭、灸、按摩、熨、渍、浴、蒸、涂、嚏、膏摩等治疗方法，初步形成其适应证。《五十二病方》记载洗浴、浸渍、熏蒸、热熨、敷涂、砭刺、灸、按摩、刀圭等外治法。汉代张仲景在《伤寒论》《金匮要略》中，记载了丰富的外治疗法，除了继承前人经验，进一步细化外治方法外，还开创了塞鼻、灌耳、舌下含药、润导等法，为后世外治法的发展奠定了基础。

2. 发展时期——晋至唐代

葛洪《肘后备急方》收录大量外用膏药，创指掐人中救卒中、竹管导尿、取剔咽喉异物等急救外治法。晋末《刘涓子鬼遗方》载外治方近 90 首，治疗痈疽病时竭力主张早期切排、针烙、引流及艾灸，并列有"相痈疽知是非可灸法"专论。

隋代巢元方在《诸病源候论》卷四十五，对小儿外治法的应用数法合参。唐代孙思邈在《备急千金要方》及《千金翼方》中收载的小儿外治法有 27 种 290 条之多，涉及内、外、妇、儿、五官、皮肤、骨伤及美容等分科。孙氏认为"少小身体壮热，不能服药"，其外治法在儿科应用甚广。

3. 充实时期——宋、金、元时期

北宋医家钱乙《小儿要证直诀》记载敷涂、热熨、水浴外治 3 法，方 8 首，治婴儿发热抽搐、口疮、牙疮等病证，用祛风镇痉之品煎水药浴治"胎肥、胎热、胎怯"，用涂囟法治百日内小儿抽搐。南宋儿科巨著《幼幼新书》所载外治之法，内容详备，如药粉要密绢筛罗，配制点眼剂，低温沉淀后取其上清液等。张从正著《儒门事亲》，善用汗、吐、下三法治一切外感、内伤病，包括了内外治法。

4. 成熟期——明清时代

明清时代，外治技术趋于成熟并广泛应用，出现了外治法的专著。李时珍《本草纲目》荟萃明代及明代以前单、验方万余首，内外治并重。所集之方简便易取，在儿科应用广泛，如巴豆纸捻点灯熏治小儿喉痹；黄连末水调敷脚心治小儿赤眼。薛己《保婴撮要》载方40余首外治小儿外科病证，取法以敷涂、灸熨为多。灸熨法包括隔蒜灸、神效葱熨灸、豆豉饼灸等。《针灸聚英》曰："大椎上三壮，可保小儿无灾难。"清代外治法的论著有《验方新编》《急救广生集》等。而被誉为"外科之宗"的吴师机，创立了三焦分治的药物外治辨证体系，完善了中医外治法的理论体系，其外治法专著《理瀹骈文》中提出"外治之理，即内治之理"。书中理、法、方、药俱全，总结出熨、敷、浸、洗、擦、涂、含、填、纳、熏、吹、吸、刮痧、推拿、按摩、火罐等数十种外治法，千余张方，其中用于儿科的有183方。

5. 新发展时期——中华人民共和国成立以来

中华人民共和国成立以后，随着现代医学的进步和科学技术的发展，中医药外治疗法也得到了长足的发展。有关小儿外治法病种、疗效、作用机理的研究日益深入。除治疗常见病、多发病，如小儿夜惊、遗尿、厌食、腹泻、腹痛、便秘、咳喘、斜颈等疾病，也逐步拓宽到一些疑难病症，如脑性瘫痪、臂丛神经麻痹、抽动障碍、注意力缺陷多动障碍、孤独谱系障碍等。目前中医外治疗法不仅用于治疗，也更多地用于预防、保健。今后，中医外治法在儿科的应用将愈加受到重视。

二、儿科应用中医外治法的优点

外治法具有种类繁多、适应证广、方法简便、经济实用、直达病所、奏效快捷、安全可靠、副作用小等优点。外治法可疏通经络、调和气血，药物经体表吸收以通经贯络发挥药效，且对人体的呼吸系统、消化系统、神经系统、血液循环系统、内分泌系统等均具有调节作用，故自古有"良医不废外治"之说。

小儿大多不愿服药，害怕打针，特别是婴幼儿，给药尤为困难，但其肌肤柔嫩，脏气清灵，又较少有宿疾，故应用外治法见效明显，也易为家长及小儿接受。大量的临床实践证明，采用各种外治法单用或与内治法配合应用治疗小儿常见病、多发病，甚至一些疑难杂症，若应用得当，有较好的疗效。

中医外治诊疗疾病的过程分为辨病和辨证，与内治一样，在辨病的基础上进行辨证治疗是经典的中医治疗方法。因为病是对疾病全过程的特点与规律所做的概括，而证是对疾病当前阶段的病位、病性等所做的结论；辨病注重从贯穿疾病始终的根本矛盾上认识病情，辨证主要是从机体反应状况上认识疾病。小儿皮肤嫩薄，皮肤给药较易吸收，脐敷、足贴、囟贴及中药药浴、足浴均具优势，而诸如肺炎、支气管炎等可以考虑直肠给药，咽喉炎、鼻炎可以结合中药雾化等，厌食、积滞、反复呼吸道感染等可以首选推拿、香囊药袋、药物肚兜等，脑瘫可以选择针刺、推拿、药浴等。具体应用时，除根据病证选择适合的外治方法，还要结合患儿的年龄，考虑其依从性，如病情需要，还可内外合治。外治法可以选择一种或多种，一般以不超过两种为宜。

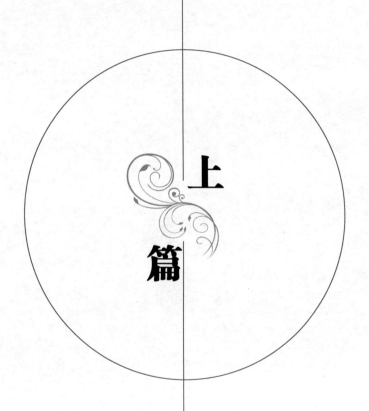

上

篇

第一章 小儿推拿技术

第一节 常用推拿手法

小儿推拿技术，又称小儿按摩疗法，是以中医学阴阳五行、脏腑经络等学说为理论指导，运用特定手法刺激某些穴位或部位，使经络通畅、气血流通，以达到调整脏腑功能、治病保健目的的一种方法。

小儿推拿技术常用于小儿急性上呼吸道感染、支气管炎、支气管哮喘、厌食症、消化不良、蛋白质－能量营养不良、睡眠障碍、小儿腹泻、便秘、功能性腹痛、原发性遗尿、先天性肌源性斜颈、面神经炎等疾病的治疗。

一、基本操作方法

小儿推拿疗法主要应用于学龄前儿童，特别是 3 周岁以内小儿疗效尤为明显。对部分病症可以应用于年龄偏大的患儿，但在穴位操作的时间或次数上应适当增加。临床应用时应根据患儿年龄、体质强弱、病情轻重等因素加以变化，以期获得更好的治疗效果。

（一）常用手法

小儿推拿手法在操作时主要强调"轻快柔和，平稳着实"。"轻"是指手法操作时所用的力度轻；"快"指操作时的频率快；"柔和"是指操作时手法不可生硬、呆板，应柔和舒适；"平稳"是指手法操作时用力的大小和速度快慢应保持平稳，不可忽快忽慢；"着实"即轻而不浮之意。

小儿推拿手法操作，一般来说以推法、揉法、运法次数为多；按法、捣法次数宜少；掐法、捏法等刺激较强的手法，一般放在最后操作，以免刺激过强，使患儿哭闹，影响之后的操作治疗。

1. 推法

推法包括直推、分推、旋推、合推法四种。

（1）直推法

用拇指桡侧缘或指面，或食、中二指指面贴在穴位上，做直线移动，称直推法（图 1-1）。

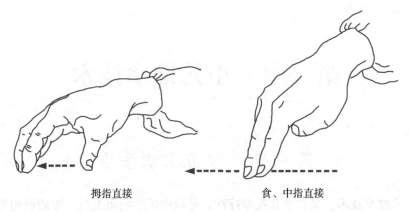

拇指直接　　　　　　　　食、中指直接

图1-1　直推法

临床应用：直推法主要用在线状或面状穴位上，操作时宜做直线推动，不宜歪斜；推动时要有节律，用力均匀，始终如一。

（2）旋推法

用拇指指面贴在穴位上，做顺时针方向的环旋移动，称旋推法（图1-2）。

临床应用：旋推法主要用于手指螺纹面等部位的穴位，操作速度较运法快，用力较指揉法轻。

（3）分推法

用拇指桡侧缘或指面，或食、中二指指面由穴位中央向两侧做分向推动或做"Λ"形推动，称分推法（图1-3）。

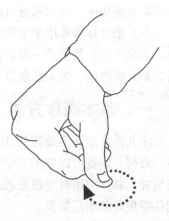

图1-2　旋推法

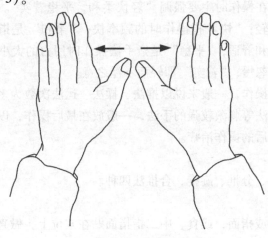

图1-3　分推法

临床应用：分推法多用于面穴、线穴及平面部位穴位的操作，做分向推动时，两手用力一般要均匀一致，用力切勿忽大忽小。

（4）合推法

与分推相反，即由穴位两端向中央合拢推动（图1-4）。

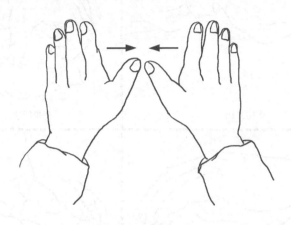

图1-4　合推法

临床应用：合推法主要用于大横纹的操作，操作方法与分推法相反，用力一般要均匀，轻快柔和，平稳着力于皮肤。

2. 揉法

用中指或拇指端，或掌根，或大鱼际，吸定于一定部位或穴位上，通过腕关节回旋活动或以腕关节和掌指关节活动为主，带动前臂做顺时针或逆时针方向旋转活动，称揉法。亦可分别称之为大鱼际揉法、掌根揉法、指揉法。

临床应用：指揉法多用在点状穴位上，根据穴位和病情需要，可二指并揉或三指同揉，且常和按法、掐法合用。掌揉法和大鱼际揉法多用在面状穴位及部位上，特别是脘腹和头面部。操作时，压力要轻柔而均匀，动作要有节律。手指（大鱼际、掌根）不要离开接触的皮肤，不要在皮肤上摩擦，要使该处皮下筋脉随着揉动而滑动，所用力度较推法稍大（图1-5）。

3. 按法

用拇指或中指指端或掌根在一定的部位或穴位上，逐渐向下用力按压，称按法。可分为指按法、掌按法和肘按法（图1-6）。

临床应用：指按法多用在点状穴位上，掌按法多用在面状穴位或部位上。按法用力必须缓和渐进，切忌粗暴，本法常与揉法配合应用。

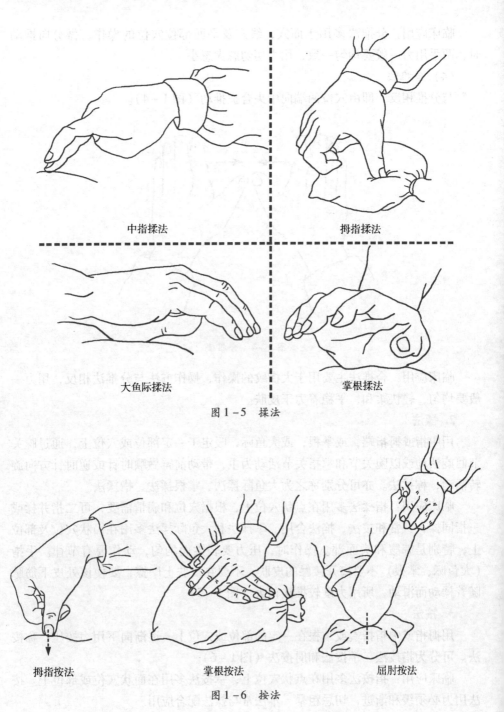

中指揉法　　　　　　　　　　拇指揉法

大鱼际揉法　　　　　　　　　掌根揉法

图 1-5　揉法

拇指按法　　　　掌根按法　　　　屈肘按法

图 1-6　按法

4. 摩法

用手掌面或食、中、无名指及小指指面附着于一定部位或穴位上，以腕关节连同前臂做顺时针或逆时针方向环形移动摩擦，称摩法。可分为指摩法和掌摩法。

临床应用：摩法主要用于头面部、胸腹部"面"状穴位或部位上。操作时用力要柔和自然，速度要均匀协调，压力大小适当（图1-7）。

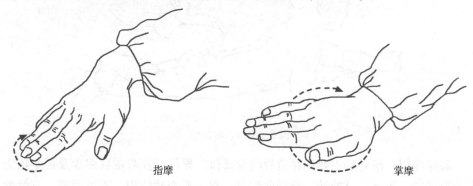

指摩　　　　　　　　　　掌摩

图1-7　摩法

5. 掐法

手握空拳，用拇指甲垂直用力重刺穴位，称掐法（图1-8）。

临床应用：掐法适用于头面部、手足部点状穴位。掐法是强刺激手法之一，掐时应逐渐用力，垂直刺激穴位，达到深透为止，注意不要掐破皮肤。一般掐法后，多继以揉法来缓解不适。掐法多在急救和某些慢性疾病时应用。

6. 捏脊法

捏脊法有两种操作方法。

（1）将双手食指屈曲，用食指桡侧缘顶住皮肤，拇指前按，两指同时用力捏拿皮肤，二指捏脊，双手交替捻动向前（图1-9）。

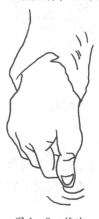

图1-8　掐法

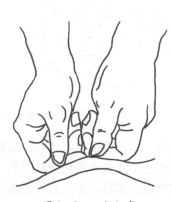

图1-9　二指捏脊

（2）三指捏脊：用拇指桡侧顶住皮肤，食、中二指前按，三指同时用力捏拿皮肤，双手交替捻动向前（图1-10）。

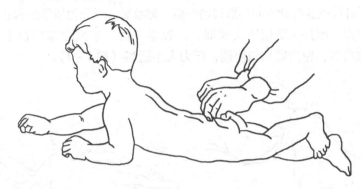

图1-10 三指捏脊

临床应用：捏脊法主要用在背脊线状部位。操作时捏起皮肤多少及提拿用力大小要适量，而且不可拧转。捻动向前时，双手要交替使用，不可间断，直线前进不可歪斜，捏脊的方向应由下向上。捏脊具体操作时，双手每交替三下即同时捏住皮肤向上提一下，称"捏三提一"。

7. 运法

用拇指或中指指端在一定穴位上由此往彼做环行或弧形推动，称运法（图1-11）。

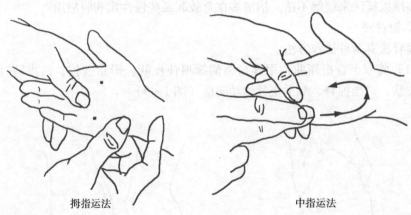

拇指运法　　　　　　　　　中指运法

图1-11 运法

临床应用：运法多用在点状穴、面状穴、线状穴等小儿头面部及手部特定穴的操作。运法是小儿推拿手法中最轻的一种，宜轻不宜重，宜缓不宜急，要在体表旋绕摩擦推动，不带动深层肌肉组织。

8. 捣法

用中指指端，或食、中指屈曲的指间关节，做有节律地叩击穴位的方法，称捣法（图1－12）。

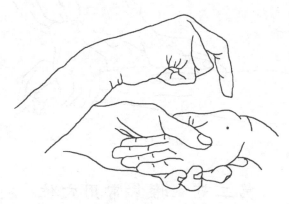

图1－12 捣法

临床应用：捣法主要用点状穴，操作时指间关节要自然放松，以腕关节屈伸为主动，捣击时穴位要准确，用力要有弹性。

9. 搓法

用双手掌夹住患者肢体或其他部位，相对用力快速搓动，称为搓法（图1－13）。

临床应用：主要用于四肢部，用双手掌做快速摩擦移动。

10. 擦法

用手掌面或掌侧或大鱼际或小鱼际，贴在体表一定部位或穴位上做来回快速摩擦，称擦法（图1－14）。

临床应用：擦法着力部分要紧贴皮肤，但不要硬用压力，以免将患处皮肤擦破。

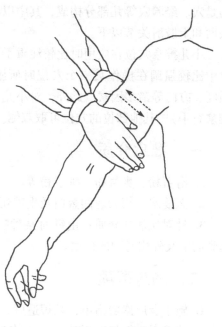

图1－13 搓法

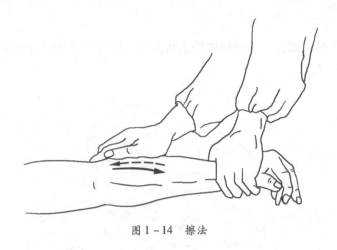

图 1-14　擦法

第二节　推拿常用穴位

小儿推拿的常用穴位，由小儿推拿的特定穴和部分十四经腧穴、经外奇穴、阿是穴、经验穴等几部分构成，其中以小儿推拿的特定穴为主。特定穴多分布在头面和上肢肘关节以下。

小儿推拿穴位在应用时比较注重手法的治疗量以及补泻，因此在小儿临床推拿中比较强调在操作某一个穴位时所施用手法的次数（时间）、频率（速度）、强度、方向等诸多因素。此外，对小儿上肢部穴位，习惯上只推拿左手（亦可只推拿右手），其他部位的穴位可取双侧。

一、推拿介质

1. 滑石粉、爽身粉、痱子粉等。

2. 葱姜水：用大葱的葱白及生姜切片煮水，取汁备用。

3. 针对疾病的介质：由针对某种疾病的治疗药物配制而成的膏状物，可以起到润滑及外用药物的作用。

二、注意事项

1. 施术者应修剪指甲，长短适度，以免操作时损伤患儿皮肤。

2. 施术者应保持两手清洁，并使双手温度适宜，治疗室内要保持一定的温度，不可过凉或过热，空气要新鲜。

3. 施术者要耐心、细心操作，操作手法应严格按照要求完成。治疗时要尽量保持患儿安静，在利于手法操作的前提下，应让患儿体位尽可能地保持舒适。

4. 对一些临床急、重症如急腹症等，应进行鉴别诊断，以免贻误病情。

三、禁忌证

1. 皮肤有破损处，如烧伤、烫伤、擦伤、裂伤及疮疖等患者。
2. 各种恶性肿瘤，有严重的心、肝、肺、肾病者。
3. 某些感染性疾病，如蜂窝织炎、骨结核、骨髓炎、丹毒等。
4. 骨折的早期、脱位等。

四、临床常用腧穴定位与取穴方法

推拿治疗效果与取穴位置是否正确有着密切的关系。为了取准穴位，必须掌握定位方法。

1. 骨度分寸定位法

是指以骨节为标志，将两骨节之间的长度折量为一定的分寸，用以确定腧穴位置的方法。不论男女、老少、高矮、胖瘦，都可以按一定的骨度分寸在其自身测量。该方法准确性较高（图 1－15）。

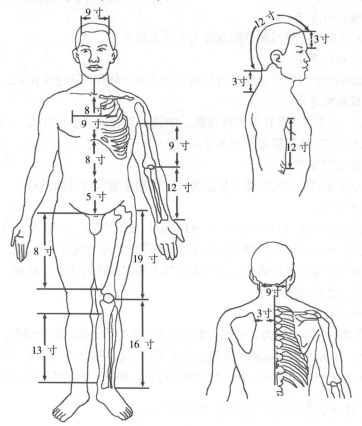

图 1－15 骨度分寸法

2. 手指同身寸

是指以患者本人的手指为标准来定取穴位的方法，又称"指寸法"（图1-16）。

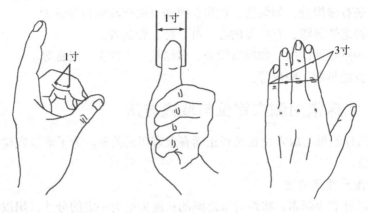

图1-16　手指同身寸

临床常用以下三种：

（1）拇指同身寸

是以患者拇指的指间关节的宽度为1寸来定穴。

（2）中指同身寸

是以患者的中指中节屈曲时内侧两端横纹头之间作为一寸来定穴。

（3）横指同身寸

又叫"一夫法"，是让患者将食指、中指、无名指、小指并拢，以中指中节近端横纹处为准、四指横量作为3寸来定穴。

3. 体表解剖标志

是以人体解剖学的各种体表标志为依据来确定腧穴位置的方法。

（1）固定标志

固定的标志是指各部位由骨节、肌肉所形成的突起、凹陷及五官轮廓、发际、指（趾）甲、乳头、肚脐等，是在自然姿势下外表可见的标志，由于这种自然标志固定不移，可以借助这些外表的标志确定腧穴的位置。例如：两眉之间取印堂，两乳之间取膻中等。

（2）动作标志

是指各部的关节、肌肉、肌腱、皮肤随着人体的活动而出现的空隙、凹陷、皱纹、尖端等，必须采取相应动作姿势才会出现的标志，据此可确定腧穴的位置。如在耳屏与下颌关节之间的凹陷处，张口时取听宫，握拳于掌横纹头取后溪等。

五、小儿推拿常用穴位及操作方法

小儿特定穴是指小儿推拿特有的穴位，这些穴位不仅有"点"状，还有

"线"状及"面"状，且以两手居多，所谓"小儿百脉汇于两掌"。为便于学习及临床应用，本书中"次数"一项，临诊时需根据患儿年龄、身体、病情等酌情加减。上肢部穴位一般不分男女，临床常习惯推拿左手（右手亦可），亦可双手，推拿次数较之单手可酌减。小儿推拿操作的顺序，一般是先头面（图1-17），次上肢（图1-18），再胸腹（图1-19）、腰背（图1-20），最后是下肢。亦有根据病情轻重缓急或患儿体位而定先后顺序。

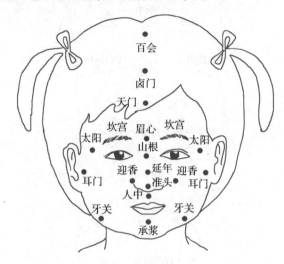

图1-17　小儿推拿常用穴位（头部）

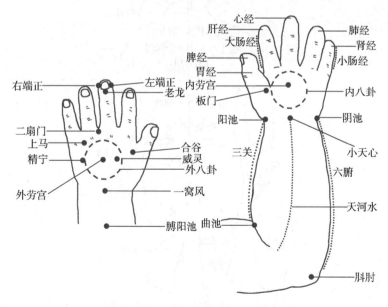

图1-18　小儿推拿常用穴位（手部）

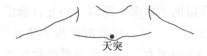

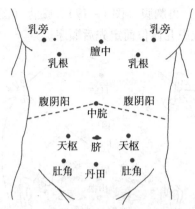

图 1-19 小儿推拿常用穴位（腹部）

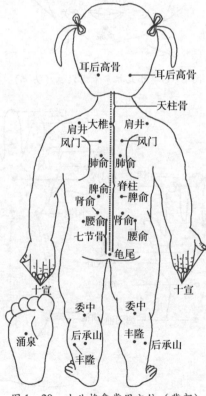

图 1-20 小儿推拿常用穴位（背部）

1. 坎宫

位置：自眉头起沿眉向眉梢成一横线（图1−21）。

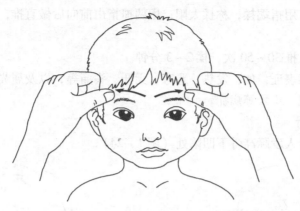

图1−21　分推坎宫

操作方法：两拇指自眉头沿眉向眉梢做分推，称分推坎宫。

常用次数：30～50次。

主治：外感表证，如：发热、恶寒、无汗、头痛等，以及夜啼、惊风、屈光不正、眼睑下垂、目赤痛、弱视、斜视等病症。

2. 天门

位置：两眉中间至前发际成一直线（图1−22）。

操作方法：两拇指自下而上交替直推，称开天门（图1−22）。

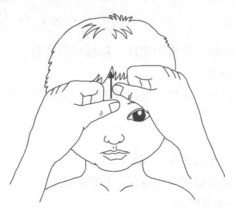

图1−22　开天门

常用次数：30～50次。

主治：外感表证，如：发热、恶寒、无汗、头痛等，以及夜啼、惊风、惊惕不安、烦躁不宁、屈光不正、眼睑下垂等病症。

3. 太阳

位置：眉外梢与目外眦连线中点向后一横指（图1-23）。

操作方法：用指端揉，称揉太阳；用两拇指由前向后做直推，称推太阳（图1-23）。

常用次数：推30~50次，揉2~3分钟。

主治：外感表证，如：发热、恶寒、无汗、头痛等，以及屈光不正、口眼㖞斜、弱视、斜视、头晕等病症。

4. 耳后高骨

位置：耳后入发际高骨下凹陷处（图1-24）。

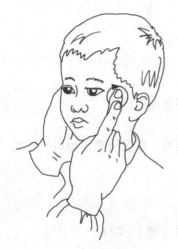

图1-23　揉太阳穴

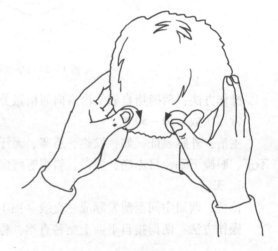

图1-24　揉耳后高骨

操作方法：用两拇指或中指指端揉，称揉耳后高骨。

常用次数：30~50次。

主治：外感表证，如：发热、恶寒、无汗、头痛等，以及惊风、神昏、烦躁不安等病症。

5. 迎香

位置：鼻翼两侧旁开0.5寸（图1-25）。

操作方法：用两拇指或中指指端揉，称揉迎香。

常用次数：揉1~3分钟。

主治：感冒、鼻塞流涕、口眼㖞斜。

6. 人中

位置：鼻唇沟中上1/3交界处。

操作方法：用掐或按法，称掐人中或按人中（图1-26）。

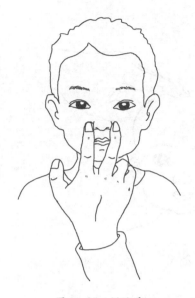

图 1-25　揉迎香

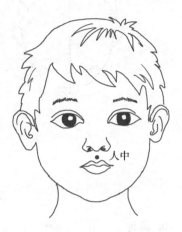

图 1-26　人中穴

次数：按 10~30 次或掐醒后即止。

主治：神昏、抽搐、遗尿、面瘫。

7. 牙关

位置：咬肌隆起处。

操作方法：指端揉或按，称揉牙关或按牙关。

次数：揉 1~3 分钟，按牙关数次。

主治：人事不省、牙关紧闭、口眼㖞斜、牙痛、面瘫。

8. 囟门

位置：前发际正中直上 2 寸，百会前骨陷中。

操作方法：用指端揉，称揉囟门；用掌心摩，称摩囟门；用两拇指由前向后做直推，称推囟门。

次数：揉、推、摩各 30~50 次。

主治：惊风、抽搐、夜惊、鼻塞不通、鼻衄、头痛、神昏烦躁。

注意事项：一般小儿囟门未闭合时多采用摩法或推法，而囟门闭合后则多采用揉法或摩法。

9. 百会

位置：前后正中线和两耳尖连线交点处（图 1-27）。

操作方法：用指端揉按，称揉百会、按百会。

次数：按或揉 1~3 分钟。

主治：惊风、目眩、脱肛、遗尿、夜惊、头痛、癫痫。

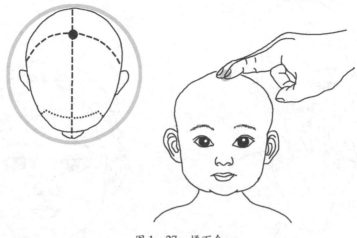

图 1 - 27 揉百会

10. 风池

位置：后头部，乳突向后 1.5 寸（图 1 - 28）。

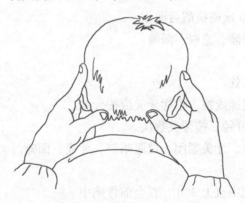

图 1 - 28 揉风池

操作方法：用拿法或揉法，称拿风池或揉风池。

次数：揉 1 ~ 3 分钟，拿数次。

主治：感冒、头痛、发热、目眩、颈项强痛。

11. 天柱骨

位置：颈后发际正中线至大椎穴成一直线（图 1 - 29）。

操作方法：用拇指或食、中指自上向下直推，称推下天柱骨，用刮法向下刮，称刮天柱骨。

次数：推 100 ~ 300 次，刮至皮下轻度瘀血即可。

主治：恶心、呕吐、发热、项强、咽喉肿痛、发热。

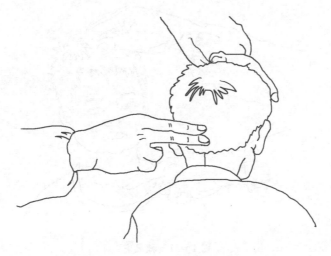

图 1 – 29　推天柱骨

12. 桥弓

位置：在颈部两侧，沿胸锁乳突肌成一直线（图 1 – 30）。

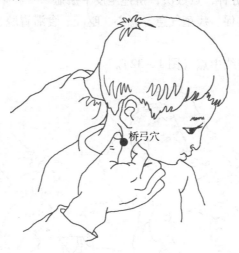

桥弓穴

图 1 – 30　揉桥弓

操作方法：用拇、食两指在两侧胸锁乳突肌处揉、抹、拿，称揉桥弓、抹桥弓、拿桥弓。

次数：揉桥弓 100 ~ 300 次，抹桥弓 10 ~ 30 次，拿桥弓 15 ~ 20 次。

主治：小儿肌源性斜颈、落枕、高血压。

13. 天突

位置：胸骨柄上方凹陷处（图 1 – 31）。

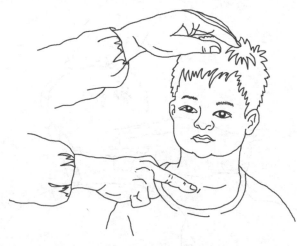

图 1 - 31　揉天突

操作方法：用指端揉或点，称揉或点天突，用双手拇、食指对称挤捏，称挤捏天突。

次数：揉 1~3 分钟，点数次，挤捏至皮下瘀血。

主治：咳嗽、喘促、痰壅气急、恶心、呕吐、食滞胃脘、误食毒物。

14. 膻中

位置：两乳头连线中点（图 1 - 32）。

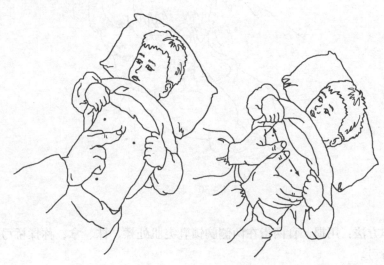

图 1 - 32　揉膻中和分推膻中

操作方法：用指端揉，称揉膻中；用掌擦法，称擦膻中；用分推法，称分推膻中。

次数：揉3~5分钟，分推50~100次，擦至局部发热。

主治：痰鸣、咳喘、胸闷、呕吐、呃逆。

15. 乳根

位置：在胸部，第5肋间隙，前正中线旁开4寸（图1-33）。

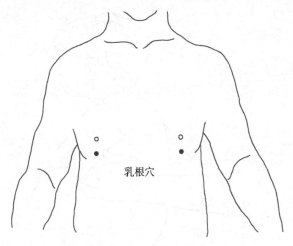

图1-33　乳根穴

操作方法：中指指端揉，称揉乳根。

次数：20~50次。

主治：胸闷、痰鸣、咳嗽、呕吐。临床上常配乳旁穴，以食中两指同时操作。

16. 乳旁

位置：乳外旁开0.2寸（图1-34）。

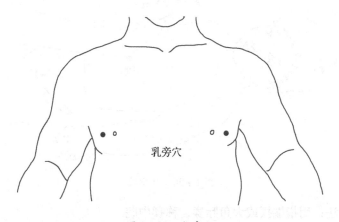

图1-34　乳旁穴

次数：20~50次。

主治：同乳根。

17. 胁肋

位置：两腋下至天枢穴处（图1-35）。

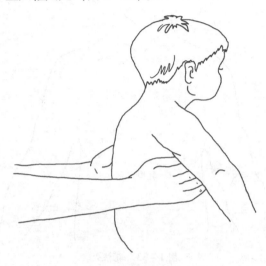

图1-35 搓摩胁肋

操作方法：用两掌由上向下快速搓摩，称搓摩胁肋，又称按弦走搓摩。

次数：50~100次。

主治：痰鸣、咳喘、胸闷、胁痛、腹胀、疳积、肝脾肿大。

18. 中脘

位置：前正中线上，脐中上4寸（图1-36）。

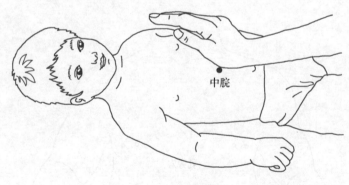

中脘

图1-36 揉中脘

操作方法：用指端揉或大鱼际揉，称揉中脘。

次数：揉1~5分钟。

主治：腹泻、腹痛、厌食、呕吐、腹胀、嗳气、疳积。

19. 腹

位置：整个腹部（图1-37）。

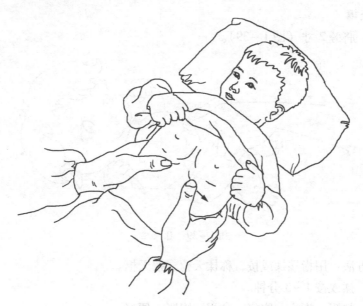

图1-37　分腹阴阳

操作方法：用摩法，称摩腹；用分法，称分腹阴阳。

次数：摩腹3~5分钟，分腹阴阳50~100次。

主治：腹泻、腹痛、厌食、呕吐、腹胀、疳积、便秘。

20. 脐

位置：肚脐（图1-38）。

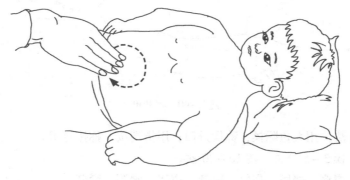

图1-38　揉肚脐

操作方法：用掌根或大鱼际揉肚脐，称揉脐。

次数：揉1~3分钟。

主治：腹泻、腹痛、疳积、便秘、呕吐、蛔虫性肠梗阻。

21. 天枢

位置：脐旁2寸（图1-39）。

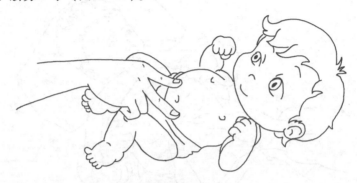

图1-39　揉天枢

操作方法：用指端揉或按，称揉天枢、按天枢。

次数：揉或按1~3分钟。

主治：腹泻、痢疾、腹痛、食积、腹胀、便秘。

22. 丹田

位置：脐下2~3寸之间（图1-40）。

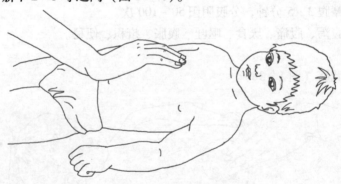

图1-40　揉丹田

操作方法：用大鱼际揉，称揉丹田；用指端按，称按丹田。

次数：揉3~5分钟，按10~20次。

主治：腹痛、遗尿、疝气、尿频、癃闭、水泻、脱肛。

23. 肚角

位置：天枢穴下2寸脐旁两侧的大筋（图1-41）。

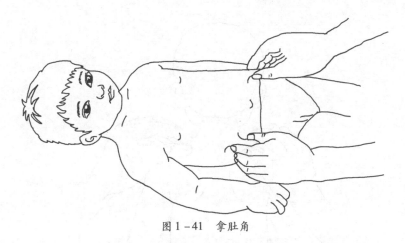

图 1-41　拿肚角

操作方法：用指端揉或按，称揉或按肚角；用拿法，称拿肚角。

次数：揉或按 1~3 分钟，拿数次。

主治：腹痛、腹泻、腹胀。

24. 大椎

位置：第一胸椎棘突上方（图 1-42）。

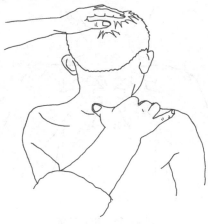

图 1-42　揉大椎

操作方法：用指端揉或按，称揉大椎、按大椎。

次数：揉或按 1~3 分钟。

主治：外感发热、项强、咳嗽、咽痛。

25. 肩井

位置：大椎与肩峰端连线中点，肩部筋肉处（图 1-43）。

操作方法：用指端揉或按，称揉或按肩井；用拿法，称拿肩井。

次数：揉或按 1~3 分钟，拿数次。

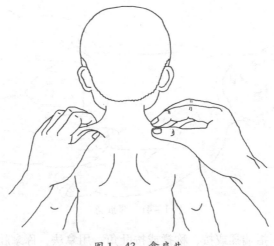

图 1-43 拿肩井

主治：感冒、发热、气血不通、上肢痹痛、活动不利。

26. 肺俞

位置：第三胸椎棘突下旁开 1.5 寸（图 1-44）。

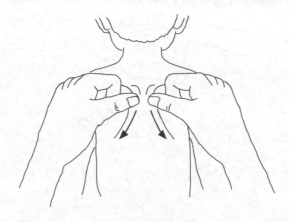

图 1-44 揉按肺俞

操作方法；用指端揉或按，称揉按肺俞；用掌擦法，称擦肺俞。

次数：揉 50~100 次，按数次，擦至局部发热。

主治：发热、咳嗽、喘促、肺炎、胸闷、胸痛。

27. 脾俞

位置：第十一胸椎棘突下旁开 1.5 寸（图 1-45）。

操作方法：用指端揉或按，称揉或按脾俞。

次数：揉或按 3~5 分钟，按数次。

主治：黄疸、水肿、慢惊风、四肢乏力。

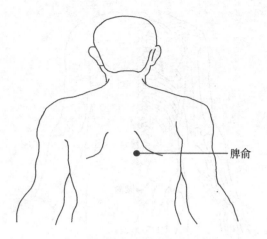

图 1 – 45　脾俞穴

28. 肾俞

位置：第二腰椎棘突下旁开 1.5 寸（图 1 – 46）。

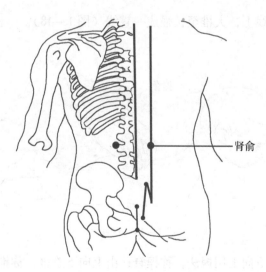

图 1 – 46　肾俞穴

操作方法：用指端揉或按，称揉肾俞或按肾俞。

次数：揉或按 1 ~ 3 分钟。

主治：腹泻、便秘、少腹痛、下肢痿软无力。

29. 腰俞

位置：位于人体骶部，当后正中线上，适对骶管裂孔（图 1 – 47）。

操作方法：用指端揉或按，称按腰俞或揉腰俞。

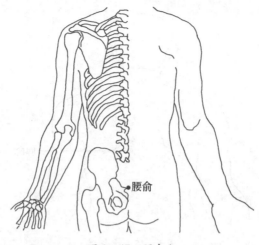

图 1 - 47 腰俞穴

次数：揉或按 1 ~ 3 分钟。

主治：腰痛、下肢瘫痪。

30. 脊柱

位置：后正中线上，大椎至长强成一直线（图 1 - 48）。

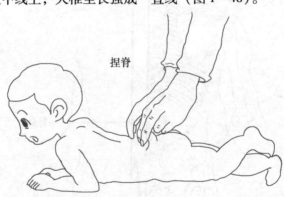

图 1 - 48 捏脊

操作方法：由下向上用捏法，称捏脊；由上向下直推，称推脊。

次数：捏脊 5 ~ 7 遍，推脊 50 ~ 100 次。

主治：捏脊可治疗疳积、腹泻、腹痛、厌食等一切先后天不足之证及惊风等病症，推脊可治疗各种热证。

31. 七节骨

位置：第四腰椎至尾椎骨尖端成一直线（图 1 - 49）。

操作方法：用拇指桡侧或食、中二指指面向上或向下直推，分别称为推上七节骨和推下七节骨。

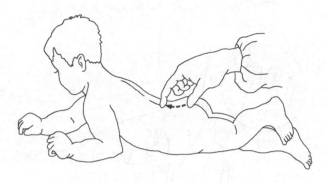

图 1-49 推上七节骨

次数：推 100～300 次。

主治：腹泻、痢疾、腹痛、便秘、遗尿、脱肛。

32. 龟尾

位置：尾骨尖端（图 1-50）。

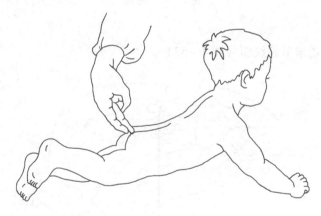

图 1-50 揉龟尾

操作方法：用拇指端或中指端揉，称揉龟尾。

次数：揉 100～300 次。

主治：腹泻、便秘、脱肛、遗尿。

33. 脾经

位置：拇指末节螺纹面（或拇指桡侧指端到指根）（图 1-51）。

操作方法：屈拇指向心推为补，称补脾经；直拇指离心推为泻，称清脾经。

次数：推 100～500 次。

主治：体质虚弱、食欲不振、肌肉消瘦、呕吐、腹泻、便秘、痢疾、黄疸、痰饮、咳嗽、便血，以及斑、疹、痧证隐出不透者。

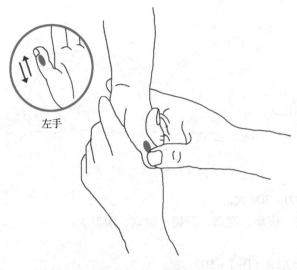

图 1 - 51　脾经

34. 肝经

位置：食指末节螺纹面（图 1 - 52）。

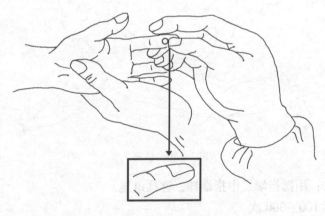

图 1 - 52　清肝经

操作方法：向心推为补，称补肝经；离心推为泻，称清肝经。

次数：推 100 ~ 500 次。

主治：目赤、惊风、烦躁不安、五心烦热、口苦、咽干、头痛、头晕、耳鸣。

35. 心经

位置：中指末节螺纹面（图 1 - 53）。

操作方法：向心推为补，称补心经；离心推为泻，称清心经。

次数：推 100~500 次。

主治：高热神昏、惊惕不安、五心烦热、口舌生疮、小便赤涩、目赤、心血不足、夜啼。

36. 肺经

位置：无名指末节螺纹面（图 1 - 54）。

操作方法：向心推为补，称补肺经；离心推为泻，称清肺经。

次数：推 100~500 次。

主治：感冒、发热、咳嗽、喘促、顿咳、遗尿。

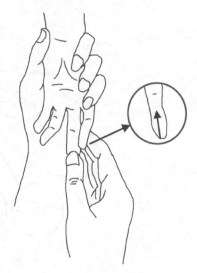

图 1 - 53　补心经

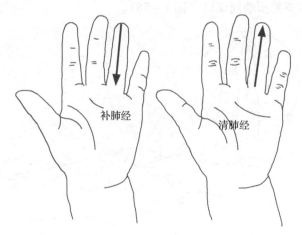

补肺经　　清肺经

图 1 - 54　肺经

37. 肾经

位置：小指末节螺纹面（图 1 - 55）。

操作方法：向心推为补，称补肾经；离心推为泻，称清肾经。

次数：推 100~500 次。

主治：遗尿、盗汗、脱肛、便秘、腹泻、喘息、解颅、小便赤涩、先天不足、久病体虚。

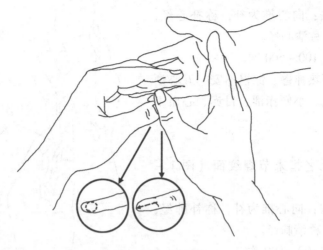

图 1 - 55　补肾经

38. 大肠

位置：食指桡侧指端到虎口（图 1 - 56）。

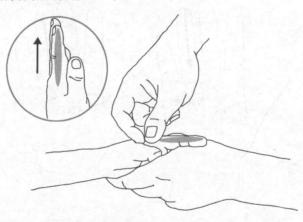

图 1 - 56　清大肠

操作方法：向心推为补，称补大肠；离心推为泻，称清大肠。

次数：推 100 ~ 500 次。

主治：脱肛、便秘、腹泻、腹痛。

39. 小肠

位置：小指尺侧从指端到指根成一直线（图 1 - 57）。

操作方法：向心推为补，称补小肠；离心推为泻，称清小肠。

次数：推 100 ~ 500 次。

主治：小便赤涩不利、遗尿、尿频、水泻、癃闭、口舌生疮。

40. 肾顶

位置：小指顶端（图 1 – 58）。

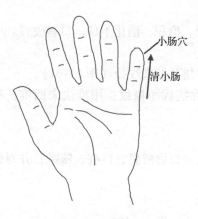

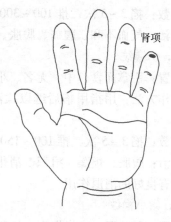

图 1 – 57　清小肠

图 1 – 58　肾顶

操作方法：用指端揉，称揉肾顶。

次数：揉 100 ~ 500 次。

主治：烦渴喜饮、衄血、便秘、呕吐、呃逆、腹胀、厌食。

41. 肾纹

位置：手掌面，小指第二指间关节横纹处（图 1 – 59）。

操作方法：中指或拇指端按揉，称揉肾纹。

主治：目赤肿痛、高热、呼吸气凉、手足逆冷。

42. 四横纹

位置：手掌面食、中、无名、小指近掌端指间关节横纹处（图 1 – 60）。

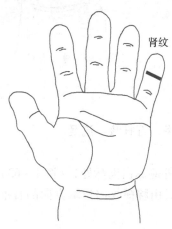

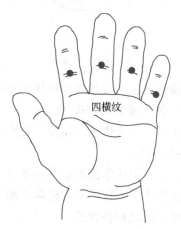

图 1 – 59　肾纹

图 1 – 60　四横纹

操作方法：用指甲掐后继以揉法，称掐揉四横纹；用推法来回推，称推四横纹。

次数：掐 3 ~ 5 次，推 100 ~ 300 次。

主治：气血不和、腹痛、腹胀、烦躁、疳积、消化不良、口唇破裂。

43. 小横纹

位置：手掌面食、中、无名、小指掌指关节横纹处（图 1 - 61）。

操作方法：用指甲掐后继以揉法，称掐揉小横纹；用推法来回推，称推小横纹。

次数：掐 3 ~ 5 次，推 100 ~ 150 次。

主治：腹胀、烦躁、疳积、消化不良、口唇破裂、口疮、咳嗽，并对肺部干性啰音有良好的消退作用。

44. 掌小横纹

位置：手掌面，小指根下，尺侧掌纹头（图 1 - 62）。

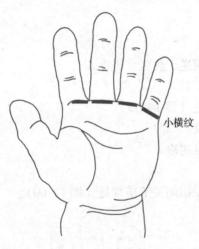

图 1 - 61　小横纹

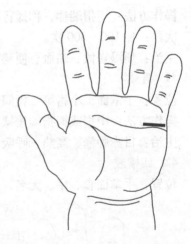

图 1 - 62　掌小横纹

操作方法：用指端揉称揉掌小横纹。

次数：揉 100 ~ 500 次。

主治：口舌生疮、唇肿、腹胀、喘咳、肺炎、百日咳、流涎。

45. 胃经

位置：拇指掌面近掌端一节（手掌大鱼际外侧赤白肉际处）（图 1 - 63）。

操作方法：在手掌大鱼际外侧赤白肉际处做由腕横纹向指端方向的直推，称清胃经；反之称补胃经。

次数：推 100 ~ 500 次。

主治：烦渴喜饮、衄血、便秘、呕吐、呃逆、腹胀、厌食。

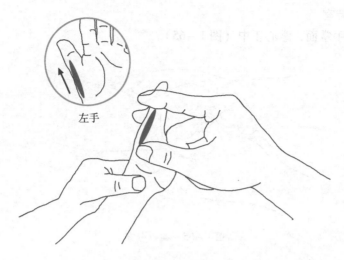

左手

图 1-63　清胃经

46. 板门

位置：手掌面，大鱼际顶面（图1-64）。

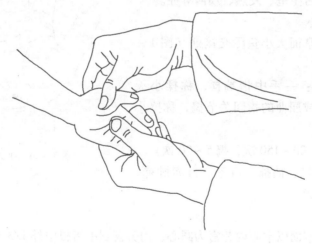

图 1-64　揉板门

操作方法：用指端揉，称揉板门；用推法自指根推向腕横纹，称板门推向横纹；反之称横纹推向板门。

次数：推100~300次，揉3~5分钟。

主治：揉板门多用于乳食停滞、食欲不振、嗳气、腹胀、腹泻、呕吐等病症。板门推向横纹能止泻，横纹推向板门能止呕吐。

47. 内劳宫

位置：手掌面，掌心正中（图 1–65）。

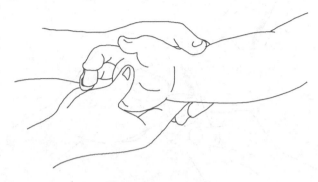

图 1–65　揉内劳宫

操作方法：以拇指端或中指端揉，称揉内劳宫。

次数：揉 100~300 次，运 10~30 次。

主治：口舌生疮、发热、烦渴等症。

48. 小天心

位置：手掌面大小鱼际交接处（图 1–66）。

操作方法：一手中指端揉，称揉小天心；用中指尖或屈曲的指间关节捣，称捣小天心。

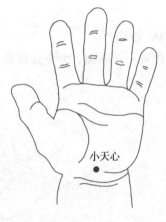

小天心

图 1–66　小天心

次数：揉 100~150 次，捣 5~20 次。

主治：惊风、抽搐、口疮、目赤肿痛、夜啼、小便短赤。

49. 内八卦

位置：手掌面以掌心内劳宫为圆心，内劳宫到中指根中外 1/3 交界处为半径所作圆周上的八个点。从小鱼际起按顺时针排列，依次为乾、坎、艮、震、巽、离、坤、兑（图 1–67）。

操作方法：用拇指端运，称运内八卦；按乾、坎、艮、震依次推运一周，称顺运内八卦；反之，称逆运内八卦。

次数：运 100~500 次。

主治：胸膈不利、气闷不舒、痞积、消化不良、腹胀、喘咳、腹痛、呕吐。

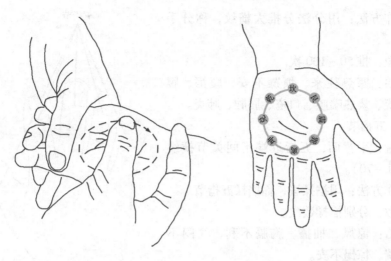

图 1 – 67　内八卦

50. 运水入土、运土入水

位置：手掌面，拇指根至小指根，沿手掌边缘一条弧形曲线（图 1–68）。

操作方法：自拇指根沿手掌边缘，经小天心推运至小指根，称运土入水；反之，称运水入土。

次数：100～300 次。

主治：运水入土常用于少腹胀满、小便赤涩、泄泻、痢疾等病症；运土入水用于完谷不化、腹泻、痢疾、疳积、便秘等病症。

51. 手阴阳

位置：手掌面，腕掌关节横纹处（图 1–69）。

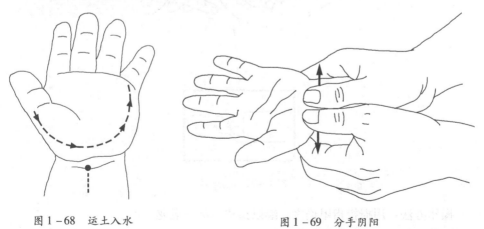

图 1 – 68　运土入水　　　　　图 1 – 69　分手阴阳

41

操作方法：用分法分推大横纹，称分手阴阳。

次数：推50~100次。

主治：寒热往来、烦躁不安、腹泻、腹胀、痢疾、痰热喘咳、口疮、唇肿、肺炎。

52. 五指节

位置：手背面，五指近端指间关节横纹处（图1-70）。

操作方法：用掐揉法，称掐揉五指节。

次数：分别掐揉数次。

主治：惊风、抽搐、胸膈不利、气闷不舒、痰喘、惊惕不安。

53. 老龙

位置：在中指背面，距指甲根中点1分许（图1-71）。

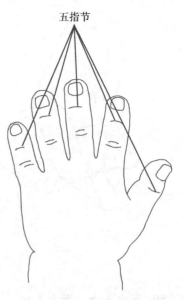

图1-70　五指节

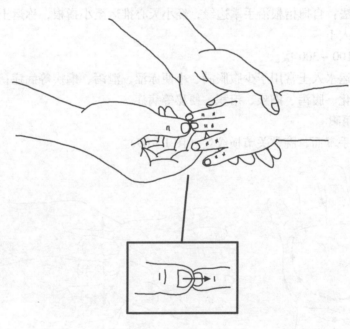

图1-71　掐老龙

操作方法：用拇指指甲掐之，继以揉法，称掐老龙。

次数：掐3~5次，揉搓30~50次。

主治：惊风、胸闷、痰喘、咳嗽。

42

54. 上马

位置：在手背，无名指及小指掌指关节后凹陷中（图1-72）。

操作方法：用指端揉或按，称揉上马或按上马。

次数：揉3~5分钟。

主治：阴虚阳亢、潮热烦躁、牙痛、目赤、喘咳。

55. 二扇门

位置：中指根部指蹼两侧，左右各一（图1-73）。

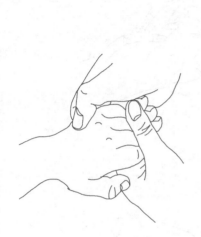

图1-72　揉上马

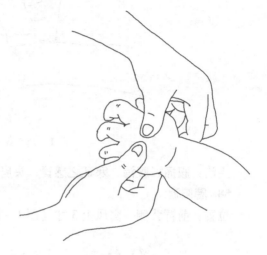

图1-73　揉二扇门

操作方法：用指端掐揉，称掐揉二扇门。

次数：揉100~300次。

主治：发热无汗、感冒、喘促。

56. 外劳宫

位置：手背正中与内劳宫相对处（图1-74）。

操作方法：用指端揉，称揉外劳宫。

次数：揉100~300分钟。

主治：寒证之感冒、咳嗽、喘促、腹胀、腹痛、腹泻、脱肛、遗尿。

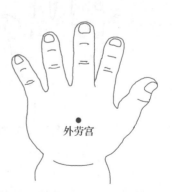

图1-74　外劳宫

57. 一窝风

位置：手背腕掌关节横纹正中凹陷处（图1-75）。

操作方法：用指端揉，称揉一窝风。

次数：揉100~500次。

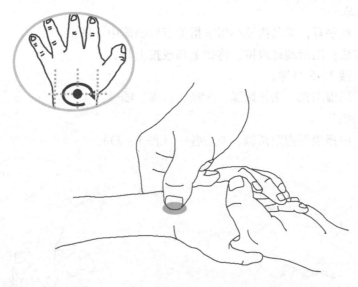

图 1-75 揉一窝风

主治：腹痛、腹泻、寒证之感冒、头痛。

58. 膊阳池

位置：前臂背侧一窝风上3寸（图1-76）。

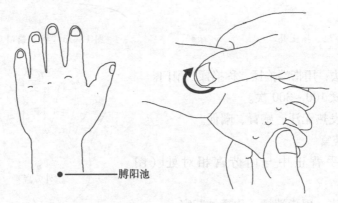

———膊阳池

图 1-76 揉膊阳池

操作方法：用指端揉，称揉膊阳池。

次数：揉100～300分钟。

主治：小便短赤、便秘、感冒、头痛。

59. 三关

位置：前臂桡侧腕横纹至肘横纹成一直线（图1-77）。

操作方法：由腕向肘方向直推，称推上三关。

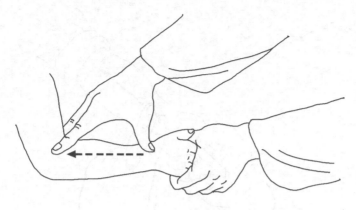

图 1 - 77　推上三关

次数：100～300 次。

主治：气血虚弱、阳气不足、四肢厥冷、疳积、吐泻、风寒感冒、腹痛、疹出不畅。

60. 六腑

位置：前臂尺侧腕横纹至肘横纹成一直线（图 1 - 78）。

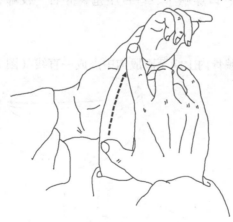

图 1 - 78　退下六腑

操作方法：由肘向腕方向直推，称退下六腑。

次数：推 100～300 次。

主治：脏腑郁热、壮热烦渴、疰腮肿毒、汗证、咽痛。

61. 天河水

位置：前臂内侧正中腕横纹至肘横纹成一直线（图 1 - 79）。

操作方法：由腕向肘方向直推称清天河水。

次数：推 100～300 次。

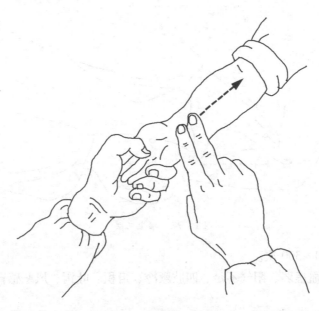

图 1 - 79   清天河水

主治：五心烦热、口燥咽干、口舌生疮、弄舌、夜啼、感冒发热、头痛、咽痛。

62. 箕门

位置：大腿内侧髌骨内上缘至腹股沟中点成一直线（图 1 - 80）。

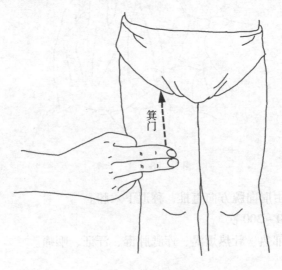

图 1 - 80   推箕门

操作方法；向上直推，称推箕门。

次数：推 100 ~ 300 次。

主治：尿潴留、水泻、小便赤涩不利。

63. 足三里

位置：外膝眼下3寸，胫骨旁开1寸（图1-81）。

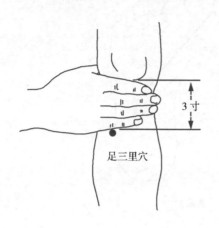
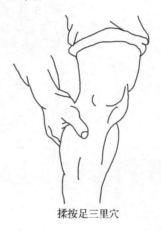

揉按足三里穴

图1-81 按揉足三里

操作方法：用指端按揉，称按揉足三里。

次数：揉100～300次。

主治：腹胀、腹痛、腹泻、呕吐、下肢痿软无力。

64. 三阴交

位置：内踝上3寸，胫骨后缘凹陷中（图1-82）。

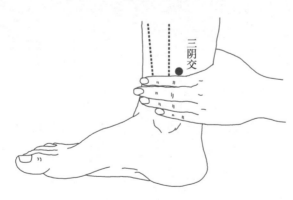

图1-82 按揉三阴交

操作方法：用指端按揉，称按揉三阴交。

次数：揉100～300次。

主治：尿潴留、尿频、遗尿、痿证、痹证、消化不良。

65. 涌泉

位置：足底部前中1/3 交界处（图 1 – 83）。

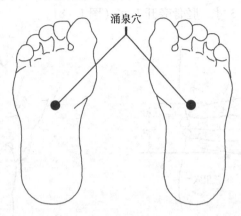

图 1 – 83　涌泉穴

操作方法：用指端揉，称揉涌泉。

次数：揉 100~300 次。

主治：呕吐、腹泻、发热、盗汗、五心烦热、哮喘。

第二章　穴位贴敷

　　穴位贴敷疗法是以中医理论为基础，以整体观念和辨证论治为原则，以经络学说为理论依据，根据治疗需要将各种不同的中药或中药提取物与适当基质和（或）透皮吸收促进剂混合后，制成相应的剂型（图 2-1），贴敷于一定的穴位或部位上，通过药力作用于肌表，传于经络、脏腑以达到"内病外治"的作用，它是中医治疗疾病的一种外治方法，有着悠久的历史。

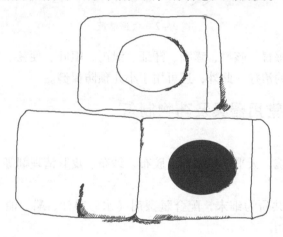

图 2-1　穴位贴

　　常用腧穴多为便于操作、药物易吸收的穴位，如神阙穴及背部腧穴等。

　　神阙穴位于脐部，联系全身经脉，通过各经气之循环，交通五脏六腑，四肢百骸，五官九窍，皮肉筋膜，无处不到。药物可通过脐部吸收，直达病灶而发挥治疗作用。根据现代科学理论，药物在脐部皮肤穿透后，直接扩散到静脉网或腹膜下动脉分支而进入体循环，所以药物经脐部皮肤吸收比较迅速，比其他透皮给药部位更易于药物吸收，生物利用度高。

　　穴位贴敷既发挥了药物的治疗作用，使药物药性透过穴位、经络，到达病变脏腑，又可以通过药物刺激经络穴位，调整经络气血，达到双重治疗作用。此方法操作简便易学，安全而无副作用，易于被患者接受，对于不肯服药、不愿服药的小儿，更具有内服疗法所不具备的诸多优点，故临床应用广泛，受到越来越多的家长欢迎（图 2-2）。

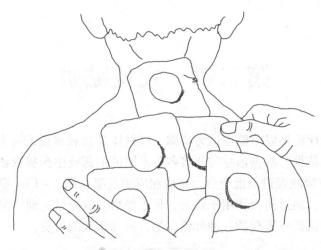

图 2-2　穴位贴敷

儿科常用于感冒、咳嗽、哮喘、汗证、泄泻、呕吐、便秘、积滞、夜啼、厌食、遗尿等疾病的治疗。此外，还可用于小儿预防保健。

一、贴敷常用器具及药物制备

1. 常用器具

药匙、调药碗、天平、赋型剂、胶布、纱布、皮肤清理剂等。

2. 药物制备

将选取药物共研为细末，配合赋型剂（水、姜汁、醋、油、蜂蜜等）共调为药膏、药饼备用。

二、基本操作方法

1. 体位选择

根据所选穴位，采取适当体位。

2. 小儿疾病贴敷方药的特点

凡是临床上有效的方剂，一般都可以熬膏或为研末用作穴位贴敷来治疗相应疾病，但是有些药物不经煎熬是无法经过皮肤吸收的。贴敷与内服药物相比，贴敷用药多有以下特点：

（1）多选通经走窜、开窍活络之品。现在常用的药物有冰片、麝香、丁香、花椒、白芥子、肉桂、细辛、白芷、皂角刺、姜、葱、蒜。如辛味的药物吸收较快。

（2）多选气味俱厚之品，甚至选用力猛有毒性的药物，如生南星、生半夏、川乌、草乌、斑蝥、附子、大戟等，但上述有毒药品儿童应慎用或中病即止。

（3）补法可用血肉有情之品，如鳖甲、龟甲、鹿角胶等。

（4）选择适当溶剂调和贴敷药物或熬膏，以达药力专、吸收快、收效速的目的。常用溶剂有水、白酒或黄酒、醋、姜汁、蜂蜜、蛋清、凡士林等。用醋调贴敷药物，可起解毒、化瘀、敛疮等作用，可缓解峻猛药品的药性；酒调贴敷药物，可起行气通络、消肿止痛等作用，可激发平和药物的药性；水调贴敷药物，专取药物性能；油调贴敷药物，可润肤生肌。

（5）辨证用药：选药时，应先进行辨证，并结合药物的功效及其渗透作用，如肺热咳嗽选百部、桑白皮、麦冬效果就强，选黄芩、鱼腥草相对就弱。

（6）药物制备以 80~100 目细筛为佳。

（7）每个部位贴敷药的总药量一般为 2~3g。

3. 小儿贴敷穴位的选择

穴位贴敷疗法的穴位选择与针灸疗法是一致的，也是以脏腑经络学说为基础，通过辨证选取贴敷的穴位，并力求取穴精简。此外，还应结合以下特点选穴：

（1）选择离病变器官、组织最近、最直接的穴位。

（2）选用阿是穴。

（3）选用经验穴，如吴茱萸贴敷涌泉穴治疗小儿流涎，威灵仙贴敷身柱穴治疗百日咳等。

4. 贴敷局部皮肤的准备

选定穴位后，用温水将局部洗净，或用 75% 酒精棉球行局部消毒，然后敷药。

5. 贴敷药物的固定

一般可直接用胶布固定，也可先将纱布或油纸覆盖其上，再用胶布固定。若贴敷在头面部，需外加绷带固定，以防止药物掉入眼内。此外，目前有专供穴位贴敷的特制敷料，固定非常方便。

6. 换药

用消毒干棉球蘸温水、各种植物油或石蜡油轻轻揩去粘在皮肤上的药物，用皮肤清理剂擦干后再敷药。

三、贴敷时间、敷药原则及影响皮肤吸收的因素

1. 贴敷时间

每日每次贴敷时间，根据患儿年龄不同而长短各异（不包括三伏贴、三九贴）。

（1）0~6 个月，每次贴敷时间一般在 1~2 小时。

（2）6 个月~1 岁，每次贴敷时间一般在 2~3 小时。

（3）1~3岁，每次贴敷时间一般在3~4小时。

（4）3岁以上，每次贴敷时间一般在5~6小时。

2. 贴敷原则

（1）首辨阴阳，把握病机；辨证论治，调治求本。

（2）补而勿滞，补泻兼施；留置时间，因人而异。

（4）辨病辨证，临证互参；随症加减，灵活化裁。

（5）慎用腥臭，避免毒药；味少量小，药力集中。

3. 影响皮肤吸收的因素

（1）贴敷面积

贴敷接触面积越大，吸收相对越多；相反，面积越小，吸收越少。

（2）贴敷部位

有些部位易吸收，如神阙；有些角质层厚的部位，不易吸收，如涌泉。

（3）温度影响

贴敷后适当加热，有助药物吸收。

（4）**药物本身的影响**

如具有芳香走窜性质的药物易于吸收。

四、穴位贴敷的特点及优势

1. 直接

药物直接作用于患处，并通过透皮吸收，使局部药物浓度明显高于其他部位，作用较为直接，可直达病所，直接发挥药效，作用较强。

2. 安全、副作用少

贴敷疗法是以透皮吸收而发挥作用的药物，便于随时了解病情变化，以调整治疗方案，较其他给药途径更为安全，很少发生副作用，具有稳定、可靠的特点。

3. 简便、药源广泛

贴敷疗法的药物取材多较为简单，且价廉，甚至有一部分来自于生活用品，如葱、姜、蒜、肉桂等，可随地取材。贴敷药方多来自于临床经验，疗效显著，易于推广。

五、注意事项

1. 所选药物要求功效发挥较佳，对皮肤损伤性小。

2. 凡用溶剂调敷药物时，需随调配随敷用，以免药物挥发。

3. 若用膏药贴敷，谨防贴敷不实或外漏的情况。

4. 对胶布过敏者，可用绷带固定贴敷药物。

5. 对刺激性强、毒性大的药物，贴敷穴位不宜过多，贴敷面积不宜过大，贴敷时间不宜过长，以免发泡或发生药物中毒。

6. 对久病体弱、消瘦以及有严重心、肝、肾脏等疾病的患者，使用药量不宜过大，贴敷时间不宜过久，并在贴敷期间注意病情变化及有无不良反应。

7. 对于幼儿，应避免贴敷刺激性强、毒性大的药物。

8. 贴敷后局部皮肤如出现发红、微痒及灼热感，应揭去贴敷药，无需特殊处理；过敏严重者，应暂停贴敷，及时就诊。

第三章 拔罐技术

当人体受到风、寒、暑、湿、燥、火、毒、外伤的侵袭或内伤情志后，可导致脏腑功能失调，产生病理产物，如瘀血、气郁、痰涎、宿食、水浊、邪火等，这些病理产物又是致病因素。中医认为，拔罐是通过罐内负压的作用打开毛细血管及毛孔，使局部产生收缩和冲挤的相互作用，将毛孔吸开并使皮肤充血，通过物理的刺激和负压，人为造成毛细血管破裂而致瘀血，使体内的病理产物从皮肤毛孔中排出体外，达到逐寒祛湿、疏通经络、祛除瘀滞、行气活血、消肿止痛、拔毒泄热的目的，从而调整人体的阴阳平衡，使经络气血得以疏通，调动人体细胞修复功能及坏死细胞吸收功能，促进血液循环，激发精气，调理气血，提高和调节人体免疫力，达到防治疾病的目的。

儿科常用于上呼吸道感染（感冒）、支气管炎（咳嗽）、肺炎（肺炎喘嗽）支气管哮喘（哮喘）等疾病。

一、常用器具及基本操作方法

（一）常用器具

玻璃罐（依患儿的年龄、胖瘦程度，选择 2～4 个）、竹罐、陶罐和抽气罐等（图 3 - 1）。

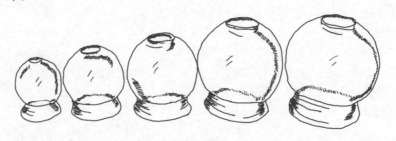

图 3 - 1 玻璃罐

（二）拔罐的方法

1. 火罐法

（1）闪火法

以持针器或血管钳夹住 95% 的酒精棉球，一手持点火工具，一手持罐，罐口朝下，点燃后将火迅速深入罐内，旋转一周后退出，迅速将罐叩在选定的部位（图 3 -2）。

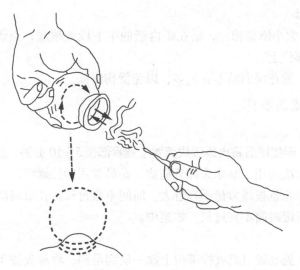

图 3 -2　闪火法

注意事项：嘱患儿保持体位相对固定；保证罐口光滑无破损；拔罐时要防止点燃后酒精下滴以烫伤皮肤；点燃酒精棉球后，切勿较长时间停留于罐口及罐内，以免将火罐烧热烫伤皮肤。

（2）投火法

用酒精棉球或纸片，点燃后投入罐内，迅速将火罐吸拔在选定部位（图 3 -3）。

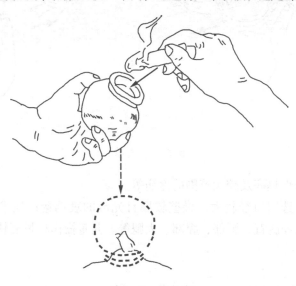

图 3 -3　投火法

注意事项：因罐内有燃烧物质，火球落下易烫伤皮肤，故只适宜在身体侧面进行横拔。

（3）贴棉法

用1~2cm大小酒精棉片，贴在罐内壁的中下段或罐底，点燃后，将火罐迅速吸拔在选定部位上。

注意事项：棉花浸酒精不宜过多，以免烫伤皮肤。

（三）拔罐的操作

1. 留罐

又称坐罐，即拔罐后将火罐吸拔留置于施术部位5~10分钟，然后将罐起下。

适应证：此法适用于临床大部分病症，是最常用的拔罐法。

注意事项：儿童拔罐力量不宜过大，时间不宜过长；在肌肉薄弱处拔罐或吸拔力较强时，留罐时间不宜过长，如膻中。

2. 走罐

又称推罐，先在罐口或吸拔部位上涂一层润滑剂，将罐吸拔于皮肤上，再以手握住罐底，稍倾斜罐体，向前后推拉，或做环形旋转运动，如此反复数次，至皮肤潮红、深红或起痧点为止（图3-4）。

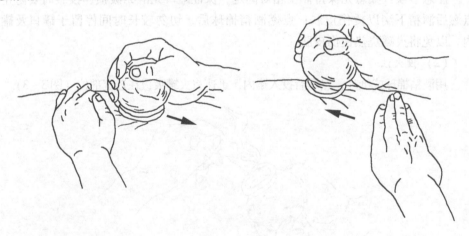

图3-4 走罐

适应证：急性热病及较大范围的疼痛等。

注意事项：选用口径较大、罐壁较厚且光滑的玻璃罐；施术部位应面积宽大、肌肉丰厚，如胸背、腰部、腹部、大腿等。儿童操作尽量要快，力度的把握尽量轻柔。

3. 闪罐

以闪火法或抽气法使罐吸附于皮肤后，又立即取下，如此反复操作，直至皮肤潮红发热的拔罐方法，以皮肤潮红、充血或瘀血为度。

适应证：感冒、咳嗽、面部病症、虚弱病症等。

注意事项：操作手法纯熟，动作轻、快、准；至少选择3个口径相同的火罐轮换使用，以免罐口烧热烫伤皮肤。

（四）起罐方法

起罐时，右手拇指或食指在罐口旁边轻轻按压，使空气进入罐内，顺势将罐取下。不可强行上提或旋转提拔。起罐时如果皮肤出现瘙痒属正常现象，注意不要抓破皮肤，以免引起感染。

二、罐斑的判断

1. 拔罐或走罐后，没有罐印，或不明显的，或虽有但起罐后立即消失，恢复常色的，提示身体基本正常或病情尚轻。

2. 罐印紧黑而紫黯，一般提示血瘀或寒凝。如印迹数天不退的，通常表示病程已久，如走罐时出现大面积黑紫印时，提示风寒所犯面积较大。

3. 罐印呈散在性的紫点，深浅不一，一般提示为气滞血瘀之证。

4. 颜色淡紫伴有斑块的，一般提示以虚证为主，兼有血瘀。如斑点在穴位处明显的，表明此处相关内脏虚弱，比如在肾俞穴处呈现，则提示肾虚。

5. 罐印鲜红而艳，一般提示阴虚或气阴两虚，阴虚火旺也会出现。

6. 拔罐后，容易起水疱的，提示湿气较重。

7. 走罐时出现风团（如急性荨麻疹状），提示为风邪所致，或是过敏性体质。

8. 一般正常健康者，罐斑红白隐隐，触之微温，皮表疼痛感不著。

三、拔罐时间与频率

拔罐的时间和频率随患儿的年龄和体质不尽相同，如单纯拔罐，则在5~10分钟；如配合针灸，一般是先针灸再拔罐，时间控制在5分钟内。治疗频率一般两天1次，见到罐斑颜色有明显改善则可停止本疗程的治疗（一般不超过7次），休息一段时间后，如有必要再进行下1疗程治疗。

四、注意事项

1. 本疗法适用于3岁以上儿童，禁用重手法。

2. 拔罐时要选择适当体位和肌肉丰满的部位，骨骼凹凸不平及毛发较多的部位均不适宜。

3. 拔罐时要根据不同部位选择大小适宜的罐，拔罐的吸附力度应视病情而定，儿童力量应小，刺激不宜过强，以皮肤潮红为度。

4. 拔罐和留罐过程中应注意保暖，密切观察患儿的反应。患儿如有不适感应立即取罐；严重者可让患儿平卧，保暖并饮热水或糖水，还可揉内关、合谷、太阳、足三里等穴。

5. 拔罐时应注意防火，勿灼伤或烫伤皮肤。若烫伤或留罐时间太长而皮肤起水疱时，水疱无需处理，仅敷以消毒纱布，防止擦破即可。水疱较大时，用消毒针将水放出，涂以碘伏；或用消毒纱布包敷，以防感染。

6. 拔罐出现潮红或紫红及紫红色疹点等，均属于正常，数天后可自行消失，无需特殊处理。

五、禁忌证

1. 精神过于紧张、过饥、过饱，以及抽搐、哭闹等不配合者。

2. 重度心脏病、呼吸衰竭、活动性肺结核、全身消瘦以致皮肤失去弹性、全身高度浮肿及恶性肿瘤患儿。

3. 有出血性疾病者。

4. 皮肤有过敏、溃疡、水肿，以及局部有疝疾病（如脐疝、腹壁疝、腹股沟疝等）、静脉曲张等。

第四章 刺络放血疗法

刺络放血疗法是中医学中一种独特的、简便有效的针刺治疗方法，即用三棱针或其他针具刺入"络脉"，使血液适量流出或稍加挤压流出，以达到治疗疾病的一种独特外治方法，俗称"刺血疗法""放血疗法"。刺络放血疗法根据经络学说和针刺原理，具有泄热解毒、调和气血、活血化瘀、通经活络、消肿止痛、泄热定惊、清热开窍等作用，可以调整人体脏腑，使经脉畅通，气血和调，阴阳平衡，治病祛疾。

儿科常用于治疗外感发热、夜啼、急性扁桃体炎、咽炎、霰粒肿、腮腺炎、腺样体肥大、过敏性紫癜等病症。

一、刺络放血常用针具

古代常用砭石、骨针、竹针等针具；现代多使用三棱针、梅花针、注射针头、一次性采血针等针具。

二、基本操作方法

（一）针刺前的准备

1. 针具

刺络前先准备好针具，根据治疗的病症选择相应的针具，如三棱针、梅花针、一次性采血针（图4-1）。对上述针具要进行必要的检查，如有无锈痕、钩曲，梅花针的针锤是否连接紧密，避免因为针具问题而引起患儿痛苦或损伤。

2. 消毒

所用刺络针具如三棱针等非一次性针具，一定要注意严格消毒，用高压消毒或

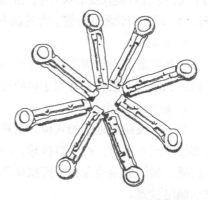

图4-1 一次性采血针

煮沸消毒。煮沸消毒时，水开以后，应再煮沸30~40分钟。施术部位和操作者手指应先用1%的碘酒擦拭，待稍干后，再用75%的酒精脱碘消毒，然后进行针刺，严格无菌操作。

3. 选择体位

一般体位选择以患儿舒适、医生便于操作为原则。头颈部、上背部可以采取俯伏坐位；背腰部、下肢后面则选取俯卧位；头面及腹部取仰卧位；头面部选择仰靠坐位；四肢部位，体位可以灵活选取。如果患儿年龄小，也可以由家长抱着，以充分暴露施术部位。

（二）刺络操作方法

1. 点刺法

此法又称为速刺，针具多选用三棱针或一次性采血针。儿科常用的点刺法有：

（1）直接点刺法

先用左手在针刺部位揉捏推按，使局部充血，然后右手持针，以拇、食二指捏住针柄，中指端紧靠针身下端，留出针尖 0.1～0.2 寸，对准已消毒的部位迅速刺入，随即迅速退出，出针后挤压针孔周围，出血数滴，用消毒棉球按压针孔即可。此法适用于少商、中冲、耳尖、大椎等穴位。

（2）夹持点刺法

左手拇、食指捏起针刺部位的皮肤和肌肉，右手持针刺入 0.05～0.1 寸，退针后捏挤局部，出血数滴。常用于攒竹、太阳穴、印堂等穴位。

2. 挑刺法

左手固定施术部位，右手持针，刺入穴位或者特定部位，然后将针身倾斜并轻轻挑破皮下血络或部分纤维组织，挤出少量血液，多用于耳后或者阿是穴等。

四缝穴属于经外奇穴，是治疗疳证、厌食、积滞等病症的经验效穴。操作时，可用一次性采血针刺入皮下 0.1 寸，挤出黄白色液体或者血液。刺四缝可以有效改善胃肠运动，增加消化酶的分泌。尤其在小儿厌食、疳证中应用较为广泛。

3. 散刺法

在病变范围内用梅花针反复叩刺，或用三棱针在病灶及其周围点刺，致轻微渗血。如脐周的散刺，常用于神经性皮炎、湿疹等。

4. 刺络加拔罐法

在躯干及四肢近端的穴位，消毒后先用三棱针或梅花针等点刺或者散刺，使局部渗血或不见血，然后再拔罐，一般留罐 2～3 分钟，罐内吸出一定量的血液后起罐，起罐后用消毒棉球擦拭局部。常用于发热、痛症及部分皮肤疾患，如大椎的刺络拔罐。

三、出血量及刺络时间

1. 出血量

出血量的多少，既要根据辨证、辨病情况，同时要结合患儿年龄、体质，还可以依据血液颜色进行判断。

①微量出血：出血量 1 滴，局部充血及渗血；②少量出血：量一般为 10 滴左右，大约 0.5mL；③中等出血量：为 10mL 左右。小儿出血量多小于 2mL。平素身体壮，患实证、热证、新病的患儿出血量可以偏多；体弱多病，患虚证、寒证、久病的患儿出血量宜少。头面部及指（趾）端出血量宜少，四肢部出血量可稍多。

血液的颜色浅淡，出血量宜少；颜色深红，出血量可以稍多。出血量可以根据血液的颜色判断，在放血过程中颜色变浅即可。如果颜色没有明显变化，要以出血量进行判断。

出血量如果不多，没有到达出血要求，或者为了加强效果，也可以刺络后拔罐。

2. 刺络时间

急性病每天或者隔日刺络 1 次，刺络 1~3 次；慢性病每周刺络 1~3 次。刺络的间隔因病、因人而异。

四、注意事项

1. 治疗前要和家长做好解释沟通，以取得家长的配合，注意安慰患儿，消除其对刺络的恐惧。

2. 点刺放血时，手法宜轻、宜浅、宜快，不可刺入太深。

3. 刺络过程中出现头晕，面色苍白，心慌，出冷汗等症状，此为晕针现象，应迅速让患儿平卧，饮用温开水或糖水，如果严重可针刺人中、合谷等穴。

4. 刺络局部出现小块青紫或者血性包块，多为刺破局部小血管，针孔闭合过早，致血溢于皮下所致，一般不用处理，可以自行吸收消退。如果消退慢，可用热毛巾外敷。

5. 刺络操作要注意对针具、施术部位、医者手指严格消毒，避免出现局部感染。

五、禁忌证

1. 有出血疾患或者出血倾向的患儿，如血友病、血小板减少性紫癜等凝血障碍者。

2. 皮肤有感染、溃疡、瘢痕、静脉曲张者，慎用或禁用。

3. 女孩月经期间最好不刺。

4. 严重心、肝、肾功能不全等疾病者。

第五章　刮痧技术

刮痧技术，是在中医经络腧穴理论指导下，使用不同材质和形状的刮痧器械和介质，在体表进行相应的手法刮拭，以防治疾病的中医外治方法。刮痧可谓是"不用手的按摩，不用针的针灸，不用拔罐的走罐，不用艾条的艾灸"，有简、便、廉、速和易学、安全、好操作、效果好的特点。

通过刮痧，对体表局部进行一定时间和强度的刺激，可以起到如下作用：①通过热效应改善局部血液、淋巴液循环；②减少机体内源性致痛物质的产生，促进内源性镇痛物质的产生；③对神经－内分泌免疫系统进行双向良性调节，增强细胞功能，促进机体免疫能力。

儿科常用于发热、厌食、功能性消化不良（积滞）、腹泻（泄泻）、便秘、夜惊（睡眠障碍）、原发性遗尿（遗尿）等疾病的治疗。

一、刮痧常用器具和润滑剂

1. 常用器具

过去传统刮具多选自一些天然材料，如苎麻、铜钱、瓷碗、瓷调羹、木梳背、小蚌壳等。现代用的刮具多经过精心加工制成，常用的刮痧板材质有水牛角、砭石和玉石等（图5-1）。

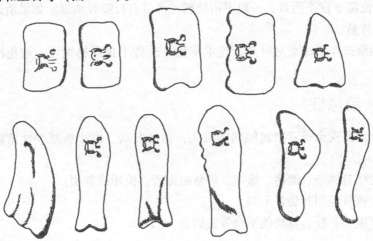

图5-1　刮痧板

2. 刮痧介质

刮痧介质具有润滑作用，使用它可使刮擦皮肤时流畅而不涩滞，同时也可防止刮痧板划伤皮肤。传统刮痧疗法使用的介质有蒸馏水、凉开水、凡士林及香油等。现在临床上有专用的刮痧油、刮痧乳或刮痧膏，不仅能起到润滑作用，还具有清热解毒、活血化瘀、解肌发表、缓解疼痛、温经散寒等作用。

二、基本操作方法

1. 持刮痧板方法

根据所选刮痧板的形状和大小，使用便于操作的握板方法。一般为单手握板，将刮痧板放置于掌心，一侧由拇指固定，另一侧由食指和中指固定，或由拇指以外的其余四指固定。刮痧时利用指力和腕力，使刮痧板与皮肤之间夹角为45°～90°为宜。

2. 刮痧的顺序及方向

刮痧的顺序多从头部开始，继之颈部、背腰部、胸部、腹部、上肢（内侧、外侧）、下肢（内侧、外侧、后侧）。刮痧方向的总原则为由上向下，由内向外，单方向刮。头部一般采用梳头法；面部一般由里向外、由下向上方向刮拭；胸部正中由上向下，双侧则由内向外；背部、腰部、腹部则常采用由上向下，逐步由里向外扩展；四肢常向末梢方向刮拭。

3. 刮痧的补泻方法

①补法：刮痧时，刮痧板按压的力度（力量）小，刮拭速度慢，刮拭时间相对较长。此法宜用于体弱多病、久病虚弱的虚证患儿，或对疼痛敏感者。②泻法：刮痧时，刮痧板按压的力度（力量）大，刮拭速度快，刮拭时间相对较短。此法宜用于身体强壮、疾病初期的实证患儿。③平补平泻法：介于刮痧补法和刮痧泻法之间。刮痧时，刮痧板按压的力度和速度适中，时间因人而异。此法宜用于慢性病患儿。

4. 刮痧基本手法

根据病症和刮痧部位的不同，刮痧操作的力量大小、速度快慢、刮拭方向、刮痧板边角接触的部位以及刮痧配合手法应有所不同。

刮痧手法分类如下：

（1）按力量大小及速度快慢分类

1）轻刮法

刮痧时刮痧板接触皮肤面积大，移动速度慢，或下压刮拭力量小，被刮者无疼痛或其他不适感觉。轻刮后皮肤仅出现微红，无痧斑。此法尤适用于年龄小以及虚证的患儿。

2）重刮法

在刮痧时刮痧板接触皮肤面积小，移动速度快或下压刮擦力量较大，以患儿能承受为度。多适用于背部脊柱两侧、下肢或者软组织丰厚的部位，体质较强或属于实证、热证的患儿。

3）快刮法

是指刮拭的次数为每分钟30次以上。力量有轻重之别，若力量重、快速刮，多用于体质强壮的患儿；若力量轻、快速刮，多用于体质虚弱或用于预防保健的患儿。主要刮拭背腰、四肢等部位，让患儿舒适能耐受为度。

4）慢刮法

是指刮拭的次数在每分钟30次以内。力量也有轻重之别，若力量重、速度慢，多用于体质强的患儿，主要刮拭腹部、关节部位和一些明显疼痛的部位；若力量轻、速度慢，多用于体质虚弱或保健的患儿，主要刮拭背腰部正中、胸部、腹部内侧等部位。

（2）按刮拭方向及接触部位分类

1）直线刮法

又称直板刮法。就是利用刮痧板的上下边缘在体表进行直线刮拭。拿住刮痧板的一侧，与体表呈45°左右，刮痧板薄的一面1/3或1/2与皮肤接触，利用腕力下压并向同一方向直线刮拭，要有一定长度，这种手法适用于身体比较平坦的部位，如背部、胸腹部、四肢和头部。

2）弧线刮法

是指刮拭方向呈弧线形，刮拭后体表出现弧线形的痧痕，操作时刮痧方向多循肌肉走行或根据骨骼结构特点而定。此法宜用于胸背部肋间隙部位、肩关节前后和膝关节周围。

3）摩擦法

将刮痧板与皮肤直接紧贴，或隔衣服进行有规律的旋转移动，或直线式往返移动，使皮肤产生热感。其左右移动力量大于垂直向下压按之力。操作时动作轻柔、移动均匀，可快可慢。

4）点压法

又称点穴手法。用刮痧板厚的边角与皮肤形成90°夹角，直接点压穴位，力量逐渐加重，以患儿能承受为度，保持数秒后快速抬起，重复操作5～10次。此法适用于肌肉丰满，不宜刮拭的部位，如环跳、委中、犊鼻等穴。

5）按揉法

刮痧板在穴位处做点压按揉的手法，点下后做往返来回或顺逆旋转。操作时刮痧板紧贴皮肤不滑动，每分钟按揉50～100次。常用于足三里、内关、太冲、涌泉、太阳穴等穴位。

6）角刮法

使用角形刮痧板或让刮痧板的棱角接触皮肤，与体表成45°夹角，自上而下或由里向外刮拭。手法要灵活，不宜生硬，避免用力过猛而损伤皮肤。适用于四肢关节、骨突周围、肩部穴位，如风池、内关、合谷等穴位。

7）边刮法

将刮痧板的长条棱边，或厚边或薄边，与体表接触成45°角进行刮拭。该法适用于大面积如腹部、背部和下肢等部位的刮拭，是临床最常用的一种刮痧方法。

8）梳刮法

使用刮痧板从前额上发际处及双侧太阳穴处向后发际处做有规律的单方向刮拭，刮痧板与头皮呈45°角，轻揉和缓刮拭，如梳头状。操作时力量适中，一般逐渐加力，在穴位或痛点处可适当使用点压、按揉手法，用于治疗头痛、失眠等疾病。

三、刮痧时间及刮痧程度

1. 刮痧时间

（1）应根据患儿年龄大小、病情轻重、体质强弱而定，一般每个部位刮拭10~20次。

（2）两次刮痧宜间隔3~6天，或以皮肤痧退、手压皮肤无痛感为宜；若病情需要，或刮痧部位的痧斑未退（一般3~5天痧退），不宜在原部位进行刮拭，可另选其他相关部位进行刮痧。

（3）高热等急性病每日可治疗2次，痊愈为止，一般慢性病以7~10次为1疗程。

2. 刮痧程度

（1）刮痧时用力要均匀，由轻到重，以能够承受为度。

（2）一般刮至皮肤出现潮红、紫红色等颜色变化，并伴有局部热感或轻微疼痛。头面、背部及四肢容易出痧，胸腹及四肢内侧不易出痧。对一些不易出痧的部位或出痧较少的患儿，不可强求出痧；若出痧，说明手法偏重。

四、痧象判断

痧是通过刮拭身体以后，在皮肤上出现的皮下充血、出血改变。其颜色形态多为红色粟粒状、丘疹样、大片状潮红高起、紫红色或红色血斑痧痕。如果色鲜红，呈点状，多为表证，病情轻，病程短；痧痕色暗红，呈片状或瘀斑块，多为里证，病情重，病程长。刮痧治疗过程中，痧痕的颜色由暗变红，由斑块变成散点，说明病情正在好转。身体健康者，一般不会出痧，仅表现为皮肤潮红、局部发热，或出痧较少，痧点均匀，多为红色。

五、注意事项

1. 刮痧前应检查刮痧板是否清洁，边缘是否有裂口，刮痧板用毕，可用消毒液及肥皂水清洗，然后擦干，表面亦可用酒精消毒。

2. 刮痧部位可用一次性纸巾，或用75%酒精棉球或生理盐水棉球进行清洁或消毒，刮痧介质要涂抹均匀，刮痧后用干净纸巾、毛巾或消毒棉球将刮痧介质擦拭干净。

3. 刮痧时应注意室内保暖，尤其是在冬季应避免感受风寒；夏季刮痧时，应避免风扇、空调直接吹到刮拭部位。

4. 12岁以下小儿，其皮肤娇嫩，宜用轻刮法，刮痧时间为饭后1小时。

5. 在刮痧的过程中，要随时注意观察患儿的反应，年龄大的儿童可询问其有无疼痛或不适感，如胸闷、恶心等，并根据患儿的反应来调整刮拭的轻、重、快、慢等手法。

6. 刮痧时应注意根据施术的部位选择适当的体位，既要使小儿舒适，又要便于临床操作。

7. 刮痧结束后，让患儿稍事休息，最好饮一杯温水，不宜立即食用生冷或油腻食物，出痧后30分钟内不宜洗冷水澡。

8. 刮痧后1~2天，在刮痧部位出现微痛、痒、虫行感，均为正常现象。

9. 如刮痧过程中出现头晕、面色苍白、心慌、出冷汗等症状，此为晕刮现象，应迅速让患儿平卧，饮用一杯温糖开水，可用刮痧板刮拭百会、人中穴。

六、禁忌证

1. 有严重心、肺、肝、肾等脏器疾病，以及疾病诊断不明者。

2. 有出血倾向的疾病，如严重贫血、血小板减少性紫癜、白血病、血友病等。

3. 有传染性皮肤病、体表皮肤溃烂、皮肤炎症、皮肤创伤、皮肤过敏、烧伤者。

4. 过饥、过饱、过度疲劳，以及抽搐、哭闹等不配合者，以防出现晕刮。

5. 小儿囟门、眼睛、口唇、舌体、耳孔、鼻孔、乳头、肚脐、前后二阴，以及大血管显现处。

第六章　灸治技术

灸治技术，是用艾绒或其他药物在体表腧穴上进行烧灼、温熨等，借灸火的温和热力以及药物的作用，通过经络的传导，起到温通气血、扶正祛邪的功效，发挥治疗疾病和预防保健作用的方法，也称灸治疗法。灸治技术治病在中国有悠久的历史，《说文解字》说："灸，灼也，从火，音'灸'，灸乃治病之法，以艾燃火，按而灼也。"说明灸疗就是烧灼的意思。王冰注《素问·异法方宜论》曰："火艾烧灼，谓之灸焫。"灸治疗法多用以补充针法的不足。《黄帝内经·灵枢》：曰"针所不为，灸之所宜。"

儿科常用于治疗反复呼吸道感染、咳嗽、腹痛、胃痛、泄泻、遗尿、鼻炎等虚寒病症。

一、灸治疗法的分类

近代对灸治疗法的应用可分艾灸和非艾灸两大类，大体分为艾炷灸（着肤灸、间隔灸）、艾条灸、温灸器灸、电热灸、敷药灸（药物发泡灸）等。灸治的结果有灼伤和非灼伤的不同。

二、灸用材料

灸用材料古今均以艾为主，如用艾叶制成的艾制品（艾条、艾炷）等。

针对不同病症有时也采用其他材料施灸，如用可以燃烧的灯心草、黄蜡、桑枝、硫黄、桃枝或其他药物制成的药锭、药捻。

用有一定刺激性的药物，如毛茛、斑蝥、旱莲草、白芥子、甘遂、蓖麻子等贴敷穴位，也能产生灸治的效果。

1. 艾炷

艾炷：以艾炷灸施灸时，所燃烧的锥形艾团称为艾炷（图6-1）。每燃尽一个艾炷称为一壮。根据临床需要，艾炷大小常分为三种规格。①小炷：麦粒大，可直接放于穴位燃烧（即直接灸）。②中炷：如半截枣核大，炷高1cm，炷底直径约0.8cm，炷重约0.1g，可燃烧3~5分钟，一般临床常用中型艾炷。③大炷：如半截橄榄大，常用于间接灸（即隔物灸）。

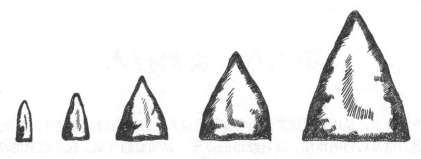

图 6－1　各种规格艾炷

2. 其他灸材

临床上除用艾作为施灸材料外，还有其他一些物质可作为灸材，分火热类和非火热类两类。非火热类采用药物贴敷于穴位上，通过药物的刺激作用产生灸治效果，又称药物贴敷法。

1）火热类灸材

①灯心草、黄蜡、桑枝、硫黄、桃枝等。②药锭：以多种药物研末与硫黄熔化在一起，制成药锭（药片）施灸。③药捻：以多种药物粉末制成药捻施灸。

2）非火热类灸材

毛茛、斑蝥、旱莲草、白芥子、甘遂、蓖麻子等。

三、操作方法

1. 艾炷灸

艾炷灸是将艾炷放在穴位上施灸的方法。用艾绒捏成上尖底平的圆锥形小体，安放在穴位上，点燃其尖端以施灸，每燃烧 1 枚艾炷即为 1 壮。施灸壮数可根据疾病的性质、病情的轻重、体质的强弱而定。将艾炷直接放在皮肤上施灸称艾炷直接灸。根据灸后有无烧伤化脓，艾炷直接灸又可分为化脓灸和非化脓灸。

（1）直接灸

直接灸又叫着肤灸、明灸，是将灸炷直接放置在皮肤穴位上施灸，按其对皮肤刺激程度的不同，又分为瘢痕灸和无瘢痕灸两种（图 6－2）。

1）瘢痕灸

又称化脓灸，是将艾绒制成麦粒大的艾炷直接置于穴位上施灸，使局部皮肤灼伤后起泡化脓，成为灸疮，愈合留有瘢痕。儿科应用较少。

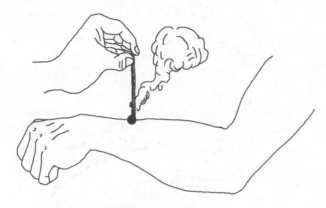

图 6-2 直接灸

①体位的选择和点穴：因灸治要安放艾炷且时间较长，故要求体位舒适、平正，并正确点穴。②艾炷的安放和点火：按要求备置艾炷，艾绒中可加芳香性药末，如丁香、肉桂等，以利于热力的渗透。然后在施灸的穴位上涂敷少量的大蒜汁或凡士林，以增加对皮肤的黏附和刺激作用。艾炷安置后用线香点燃其尖端，当艾炷烧至皮肤有灼痛感时，医生可在穴位周围用手拍打，以缓解疼痛。灸完 1 壮后，用棉球蘸水抹净艾灰，再依法续灸，一般灸 7～9 壮。③敷贴药膏：灸毕，于灸穴处敷贴药膏，加以封护。封护灸疮以免衣物摩擦，并促使溃烂化脓。每日 1 次，持续 1～2 周，脓水多时每日 2 次。脓水渐少，最后灸疮结痂脱落，局部留有瘢痕。此法适用于哮喘、瘰疬、慢性胃肠病和体质虚弱等病症。

2) 无瘢痕灸

又称非化脓灸，是用艾绒制成麦粒大小的艾炷，置于穴位或病变部位上施灸，以患者稍感灼痛为度，施灸后皮肤不起疱或起疱后不致诱发成灸疮，灸后不遗留瘢痕。

将艾绒制成麦粒大小艾炷，在施灸穴位上涂少量凡士林，使艾炷固定黏附于穴位上，点燃艾炷。当艾炷燃烧 2/3 时，患者稍觉有灼痛时，将艾炷取下，更换艾炷续灸，以局部皮肤出现红晕为度，可连续灸 3～7 壮，灸后不用膏药敷贴。

此法适用于虚寒轻证和小儿发育不良等。

(2) 间接灸

施灸时在艾炷与穴位之间垫一隔物，将艾炷点燃施灸，既发挥艾灸的作用，又发挥药物的功能，因而具有特殊的疗效（图 6-3）。

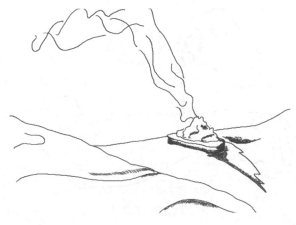

图 6-3　间接灸

间接灸可分多种灸治疗法，兹介绍如下。

1）隔盐灸

隔盐灸是用食盐作隔垫物而施灸的一种灸治疗法，用于脐窝部。将纯净干燥的食盐填平脐孔，上置大艾炷施灸。当患者感到温烫时，将大艾炷剩余部分去掉，换炷不换盐，以感到温热舒适为度，可灸3~9壮。

此法有回阳、救逆、固脱的作用。适用于急性腹痛、吐泻、痢疾等。

2）隔姜灸

隔姜灸是用姜片作隔垫物而施灸的一种灸治疗法。将鲜生姜切成厚约0.5cm的薄片，在中心处用针穿刺数孔，以便热力传导。将姜片置于穴位上，再将艾炷置于姜片上，点燃施灸。当患者感觉温热，局部皮肤汗湿红晕时，可换艾炷再灸，不换姜片，灸3~7壮。如初灸1~2壮时，自觉灼痛，可将姜片略向上提起，然后放下，此种灼痛非真热，是药性刺激所致，故必须以小艾炷灸之，如灼痛不可忍耐，可移动姜片，然后再灸之。

此法适用于一切虚寒证和肠胃病症，尤其对呕吐、泄泻、腹痛等有较好的疗效，能起到解表散寒、温中止呕、补肾止泻的作用。

3）隔蒜灸

隔蒜灸是用蒜作隔垫物而施灸的一种灸治疗法。将新鲜的独头紫皮大蒜切成0.1~0.3cm厚的薄片，或将大蒜捣成泥状制成薄饼，置于穴位或患处的顶端，艾炷置蒜上灸。对痈、疽、疮、疖等施灸的程度，不知痛者灸至知痛为止，知痛者灸至不知痛为度。每穴1次，需灸足5~7壮，以灸处泛红即可，每日或隔日1次。

此法多用于治疗慢性肿疡、疮、痈、肺痨、腹中积块、类风湿性关节炎等，能增强机体的抗病能力，起到清热解毒、消肿发散、活血化瘀、促进伤口愈合的作用。

4）隔葱灸

隔葱灸是用葱作隔垫物而施灸的一种灸治疗法。将葱白切成厚 0.3 ~ 0.5cm 数片，或将葱白捣烂如泥，平敷于脐中及四周，或敷于患处，上置大艾炷数个施灸。灸 5 ~ 10 壮，以患者自觉温热不灼痛为度。此法适用于虚脱、腹痛等。

5）隔芹菜根灸

隔芹菜根灸是用芹菜根作隔垫物而施灸的一种灸治疗法。取鲜芹菜根 1 枚，去须根，洗净，切成贰分硬币大小，厚约 0.2cm 的薄片，上置中、小艾炷交替施灸，每穴每次灸 3 ~ 5 壮。

此法适用于阴虚引起的手足烦热，肺痨引起的骨蒸劳热等。

6）隔药饼灸

隔药饼灸是用药饼作隔垫物施灸的一种灸治疗法。分有附子饼灸、豆豉饼灸、葶苈饼灸、巴豆饼灸、香附饼灸等，其中最常用的是附子饼灸和豆豉饼灸。附子辛温大热，有温肾壮阳、祛腐生肌的作用，故适宜治疗各种阳虚病证，如痈疽初起、疮疡久溃不愈等；豉饼灸对痈疽发热、顽疮、恶疮肿硬不溃或溃后久不收敛、疮色暗者最为有效，有散泄毒邪的作用。

2. 艾卷灸或艾条灸

艾卷灸或艾条灸是用质地柔软、疏松而又坚韧的桑皮纸把艾绒裹起来，卷成直径约 1.5cm 的圆柱形，越紧越好，卷紧后用胶水或浆糊封口而成，称为艾条灸。将艾条点燃一端后，在施灸部位（穴位）熏灸即可。

艾条灸可分为悬起灸和实按灸。

（1）悬起灸

悬起灸可分为温和灸、回旋灸和雀啄灸三种。

1）温和灸

温和灸是将艾条燃着的一端靠近穴位熏灼，距皮肤 2 ~ 3cm，以患者有温热舒适为度，可固定不移，每处灸 5 ~ 10 分钟，至皮肤稍有红晕（图 6 - 4）。

此法有温通经脉、散寒祛邪作用。适用于慢性病、风寒湿痹等病症。

2）回旋灸

回旋灸又称熨热灸。将点燃的艾条悬于施灸的部位，平行往复回旋移动，使皮肤有温热感，距皮肤 2 ~ 3cm，灸 20 ~ 30 分钟（图 6 - 5）。

适用于病变面积较大的风湿痛、神经性麻痹及皮肤病等。

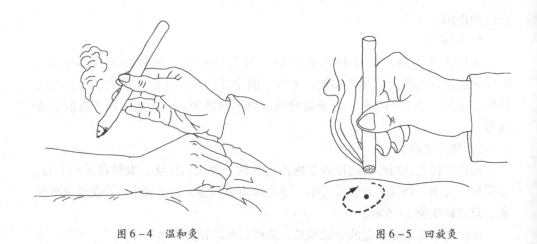

图 6-4 温和灸   图 6-5 回旋灸

3）雀啄灸

雀啄灸是将点燃的艾条于施灸部位上约 3cm 高，对着穴位，像小鸟雀啄米样，一起一落，忽近忽远地灸，每处灸 5 分钟（图 6-6）。

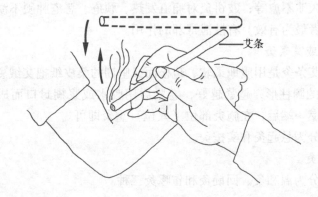

—艾条

图 6-6 雀啄灸

此法有温阳起陷作用。适用于灸治急性病、儿童疾患等病症。

（2）实按灸

实按灸可分为雷火神针和太乙神针。

1）雷火神针

雷火神针又称"雷火针灸"（详见附录），是用药物加上艾绒制成的艾条点燃后按压熨于穴位（图 6-7）。雷火针首见于《本草纲目·火部第六卷》。

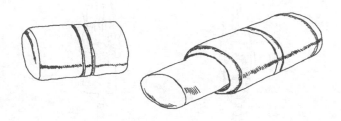

图 6-7　雷火神针

制法：艾绒 60g，沉香、木香、乳香、茵陈、羌活、干姜、穿山甲各 9g，麝香少许，共研细末，和匀。取桑皮纸 1 张，宽约 30cm，摊平。先取艾绒 24g，平铺在纸上，取药末 6g，均匀掺在艾绒里，卷紧，用鸡蛋清涂抹，再糊上桑皮纸一层，两头留空约 3cm，捻紧即成，阴干勿令泄气。最好置备 2 支以便交替使用。

用法：点燃药条一端，在施灸的穴位上覆盖 10 层棉纸或 5~7 层棉布，将艾火隔着纸或布紧按在穴位上，使温热之药气透入穴位深部。如患者感觉过烫，可将艾条稍提起，待热减再灸，如此反复，每穴按灸 10 次，每日灸 1 次，10 次为 1 个疗程。

此法以芳香走窜的药物作药引，有祛风散寒、利湿通络的作用。多用于风寒湿痹、痿证、腹痛、泄泻等病证。

2）太乙神针

太乙神针又称"太乙针灸"，是应用药物做成艾条施灸，在雷火针的基础上改变药物处方而成（图 6-8）。

制法：艾绒 90g，硫黄 6g，麝香、乳香、没药、松香、桂枝、杜仲、枳壳、皂角刺、细辛、川芎、独活、穿山甲、雄黄、白芷、全蝎各 3g。

用法：施灸方法与"雷火针灸"同。

此法可消散瘀血、再生新血、祛除寒邪、缓解病痛。

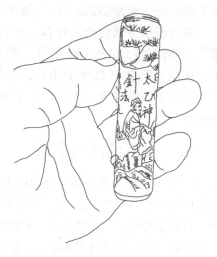

图 6-8　太乙神针

3. 温针灸

温针灸是留针时在针柄着艾施灸的针法。艾绒燃烧时热力通过针身传入体内，发挥针与灸的协同作用，适用于既需针刺留针，又需施灸的疾病（图 6-9）。

方法：针刺得气后，留针于适当深度，针柄上穿置长约 1.5cm 的艾卷，点燃施灸；或在针尾搓捏少许艾绒点燃，直待燃尽，除去灰烬，再将针取出。

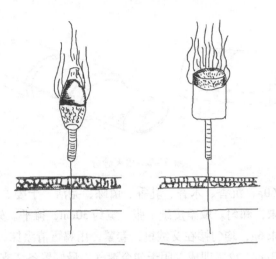

图6-9 温针灸

注意事项：治疗时患者勿移动体位，并在施灸下方垫一纸片，以防艾火掉落灼伤皮肤或烧伤衣物。

4. 温灸器灸

温灸器灸是采用特制温灸器施灸的方法，又名温灸法，实为熨法的一种（图6-10）。

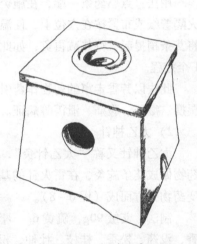

温灸器是特制的金属灸器，又名"灸疗器"，制样很多，结构大致相同。筒壁安有长柄，底部及筒壁有数十个小孔，上部有盖，可随时取下。内部有一小筒，用于装置艾绒和药物。

图6-10 温灸器灸

四、灸治的注意事项

1. 施灸前要与患者讲清灸治的方法及疗程，尤其是瘢痕灸，一定要取得患者的同意与合作。瘢痕灸后，局部要保持清洁，必要时要贴敷料，每天换药1次，直至结痂为止。在施灸前，要将所选穴位用温水或酒精棉球擦洗干净，灸后注意使局部皮肤保持适当的温度，防止受凉而影响疗效。

2. 除瘢痕灸外，在灸治过程中，要注意防止艾火灼伤皮肤。尤其幼儿患者。如有起泡时，可用酒精消毒后，用毫针将水疱挑破，再涂上龙胆紫即可。

3. 偶有灸后身体不适者，如身热感、头昏、烦躁等，可令患者适当活动身体，饮少量温开水，或针刺合谷、后溪等穴位，以使症状迅速缓解。

4. 施灸时注意安全使用火种，防止烧坏衣服、被褥等物。

五、灸治的禁忌证

1. 凡暴露在外的部位，如颜面，不要直接灸，以防形成瘢痕，影响美观。

2. 皮薄、肌少、筋肉结聚处，男女的乳头、阴部、睾丸等不要施灸。另外，关节部位不要直接灸。

3. 极度疲劳，过饥、过饱、大渴、大惊、大恐、大汗淋沥、情绪不稳等忌灸。

4. 某些传染病（猩红热、麻疹、丹毒、传染性皮肤病者）、高热、昏迷、抽搐期间，或身体极度衰竭，形瘦骨立等忌灸。

5. 艾叶过敏者（闻到艾灸气味则出现呕吐、憋气、头晕、连续打喷嚏、咳嗽等症状），或经常性的皮肤过敏者。

6. 凡属实热证或阴虚发热、邪热内炽等证，如高热、呕吐、严重贫血、急性传染性疾病、皮肤痈疽疮疖并有发热者，均不宜使用艾灸疗法。

7. 无自制能力的人，如精神病患者等忌灸。

8. 幼儿囟门未闭合的前囟穴忌灸。

附录：雷火灸技术

雷火灸属于灸法，源于传统艾灸，但因为其含有其他中药，较普通艾条的火力更猛，其温阳利气、扶正祛邪的作用更为突出。燃烧时，不仅热力远较普通艾条为甚，而且能够借助药物自身的作用渗透组织深部而达到治疗作用。利用药物燃烧时产生的热力、红外线辐射力和药化因子、物理因子，通过脉络和腧穴的循经感传以温通经脉、调节人体功能，具有活血化瘀、祛风除湿、消肿止痛、扶正祛邪等作用。

儿科常用于肠系膜淋巴结炎（腹痛）、腺样体肥大、支气管炎（咳嗽）、青少年近视、变应性鼻炎（鼻鼽）、儿童单纯性肥胖（肥胖症）等疾病的治疗。

一、常用器具及基本操作方法

（一）常用器具

悬灸棒灸盒（图6－11）、坐式网罩灸具（图6－12）、双头式灸具（图6－13）、长斗式双（单）孔灸具盒（图6－14、图6－15）、单式网罩灸具（图6－16）和敞式灸具（图6－17）。

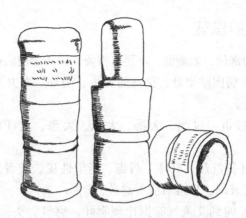

图 6-11　悬灸棒灸盒

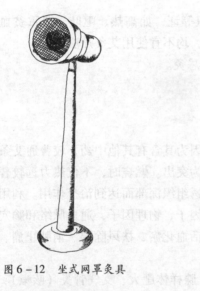

图 6-12　坐式网罩灸具

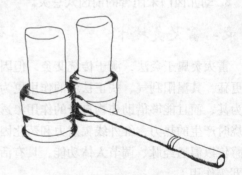

图 6-13　双头式灸具

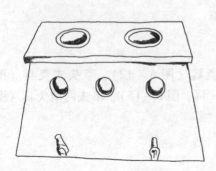

图 6-14　长斗式双孔灸具盒

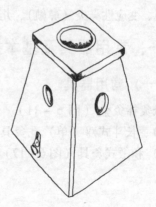

图 6-15　长斗式单孔灸具盒

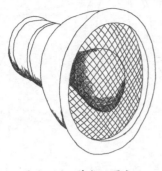

图 6-16 单式网罩灸具

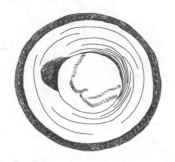

图 6-17 敞式灸具

（二）常用灸具的使用方法

儿科常用悬灸棒灸盒、单式网罩灸具和敞式灸具。

1. 悬灸棒灸盒的使用方法

（1）扭开盒中部，将备用大头针插入盒口小孔以固定植物柱。

（2）点燃植物柱顶端，将火头对准应灸部位，距离皮肤 2～3cm（注意随时吹掉灰，保持红火），灸至皮肤发红、深部组织发热为度（注意掌握用灸适度，避免烫伤）。

（3）火燃至盒口，取出大头针，拉开底盖，用拇指推出植物柱，再用大头针固定继续使用。不用时取出大头针，盖上盒盖，使其熄灭备用（注意检查灭火情况，以防火患）。

2. 单式及坐式网罩灸具的使用方法

点燃艾条，火头向下，装入灸杯中，用大头针固定。艾条燃至灸杯底部时，取出大头针，掀开杯身底座，将艾条向前推出，待固定后继续使用。

3. 敞式灸具的使用方法

敞式灸具即网式灸具去掉铁丝网，使用方法同网罩灸具。

二、基本操作手法

1. 雀啄法

雷火灸火头对准应灸部位或穴位，做形如鸡啄米、雀啄食的运动，火头距皮肤 1～2cm（图 6-18）。此方法多用于祛除邪气。

2. 小回旋灸法

雷火灸火头对准应灸的部位或穴位，做固定的圆弧形旋转。距离皮肤 1～2cm 为泻（图 6-19）。

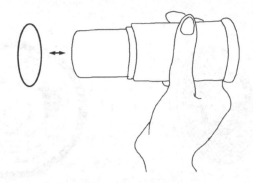

图 6 – 18　雀啄法

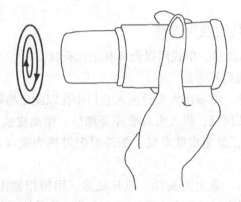

图 6 – 19　小回旋灸法

3. 螺旋形灸法

　　雷火灸火头对准应灸部位中心点，螺旋式旋转至碗口大，并反复操作。一般距离皮肤 1~2cm，做顺时针方向旋转（图 6 – 20）。

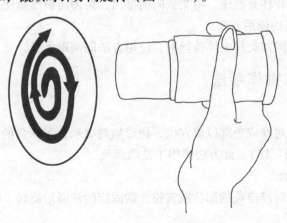

图 6 – 20　螺旋形灸法

4. 横行灸法

雷火灸火头悬至病灶部位之上，灸时左右摆动（图 6－21）。距离皮肤 1～2cm，为平补平泻；距离皮肤 3～5cm，为补。

5. 纵行灸法

雷火灸火头悬至病灶部位之上，灸时火头上下移动（图 6－22）。距离皮肤 1～2cm，为平补平泻；距离皮肤 3～5cm，为补。

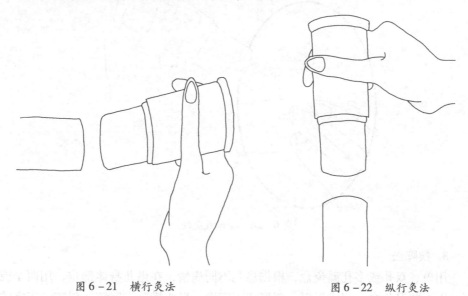

图 6－21　横行灸法　　　　　　　　　图 6－22　纵行灸法

6. 斜行灸法

雷火灸火头悬至病灶部位之上，火头斜行移动（图 6－23）。距离皮肤 1～2cm，为泻；距离皮肤 3～5cm，为补。此方法在治疗鼻炎等多种疾病时常采用。

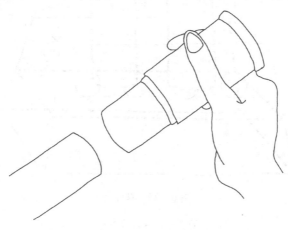

图 6－23　斜行灸法

7. 拉辣式灸法

此为雷火灸创新手法。用食指、中指、无名指平压躯干软组织，指尖处为施灸部位，手指往后移，火头随指尖移动，距离皮肤 2cm（图 6 - 24）。用时保持红火，患儿皮肤需有灼热感。

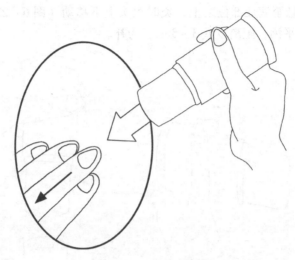

图 6 - 24　拉辣式灸法

8. 摆阵法

用单、双孔或多孔温灸盒，根据患儿不同病情，在患儿身体部位，用两个或两个以上的温灸盒，摆成平形、斜形或丁字形，形成横阵、竖阵、斜阵、丁字阵等（图 6 - 25）。

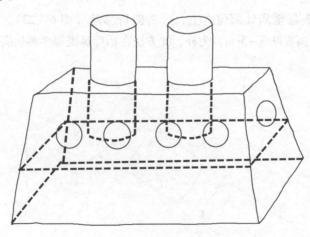

图 6 - 25　摆阵法

三、常规操作时间和疗程

每天灸1次，每个穴位灸2分钟，操作过程15~20分钟，7天为1疗程，疗程间休息1天，连续治疗1~3个疗程以观察疗效。

四、注意事项

1. 治疗前需先与家长及患儿做好沟通，家长及患儿需配合好以防烫伤。

2. 治疗时，火头应保持红火，与皮肤保持适当距离，随时注意患儿反应，以患儿能忍受适宜为度，以避免灼伤。

3. 施灸的部位和穴位，以皮肤微红，深部组织发热为度。

4. 点穴时，若配合按摩手法（以拇指或食指指腹轻揉穴位），疗效更佳。

5. 治疗后，勿即刻洗涤，同时避免着凉，嘱适当饮温开水。

五、禁忌证

1. 5岁以下小儿不能配合者禁用该法。

2. 对灸条烟雾过敏者禁用该法。

3. 有出血倾向及发热、过饱、过饥的患儿不宜灸治。

第七章　中药灌肠技术

　　中药灌肠技术，是将中药药液自肛门灌入直肠及结肠，使具有清热解毒、软坚散结、活血化瘀、消积导滞、渗利水湿等作用的药液保留于肠道内，通过药液对局部和全身的作用，达到治疗目的的一种疗法。

　　儿科常用于外感发热、腹泻（泄泻）、功能性便秘（便秘）、新生儿黄疸（胎黄病）等疾病的治疗。

一、常用器具及基本操作方法

1. 常用器具

1）普通灌肠器

如图 7 - 1 所示。

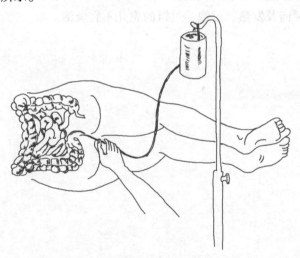

图 7 - 1　普通灌肠器

2）其他用物

小容量灌肠筒、量杯、水温计、肛管、润滑剂、注射器等。

二、基本操作方法

（一）直肠滴注技术

1. 治疗前准备

（1）了解患儿的病情、临床诊断、排便情况、配合能力等。

（2）关闭门窗，屏风遮挡，保护患儿隐私，适宜室温，光线充足。

（3）灌肠前30分钟患儿需排空二便。

（4）操作者向患儿家属介绍灌肠方法及注意事项。

（5）药温36~37℃，药液量按1~2mL/kg/次。

2. 操作步骤

（1）体位

患儿左侧屈膝卧位，臀部垫高10~20cm。

（2）插管

连接好排气装置后戴手套，肛周消毒，润滑肛管，将肛管轻轻插入直肠，新生儿（1~28天）1~2cm，婴儿（0~1岁）2.5~4cm，幼儿（1~3岁）5~7cm，学龄前期（3~6岁）、学龄期（6~14岁）及青春期（14~18岁）7~10cm；当患儿因肛门括约肌收缩等原因致肛管难以插入时，可用指腹按摩肛周，待患儿放松后再将肛管缓缓插入。

（3）滴速

设定滴速为60~90滴/分钟，将肛管用胶布固定于臀部，根据患儿耐受情况及病情随时调整滴速，如便秘患儿速度宜快，腹泻患儿速度宜慢。

（4）拔管

药液注入完毕，拔出肛管，清洁肛周，嘱患儿尽量保留药液；为使灌肠液能较好保留，药液滴注完成后，可保持头低足高位20分钟。

（二）保留灌肠技术

（1）体位：患儿左侧屈膝卧位，臀部垫高10~20cm；婴儿可采取怀抱式，充分暴露肛门。

（2）取合适的药物，吸入注射器内，安装好小儿直肠给药导管，将注射器内剩余空气排尽，然后对装有药液的注射器进行预热加温。加温大多采用热水浸泡法，其热水的温度应控制在37~40℃之间，浸泡5~10分钟即可。

（3）用医用石蜡油涂在直肠给药导管的远端，涂2~5cm，再将患儿的肛门周围涂少许石蜡油。然后将给药导管缓缓插入肛门至合适位置，将药液缓缓注入直肠内，注射完毕后，轻轻拍打患儿臀部2~3下，同时将给药导管轻轻拔出。

（4）叮嘱患儿或家长，让患儿取左侧位静卧5~10分钟，方可自由活动。

三、注意事项

1. 患儿行灌肠后即休息，不要下床活动，有便意时可深呼吸，以降低腹压，如不能忍受，则协助其排便。

2. 注意灌肠时药液的温度、流速、压力和药液量，以患儿能耐受为宜。

3. 灌肠过程中应随时注意观察患儿的反应，如发现脉速、面色苍白、出汗、剧烈腹痛、心悸、胸闷时，应立即停止灌肠，及时对症处理。

四、禁忌证

1. 肛门失禁患儿。
2. 急腹症和胃肠道出血者。
3. 肛周炎患儿。

第八章　中药泡洗技术

中药泡洗技术，是指采用中药煎煮液浸泡洗浴全身或局部皮肤来治疗疾病的一种方法。小儿肌肤柔嫩，皮肤含水量高、亲水性强，皮肤温度较成人高，角质层不如成人发达，皮肤的渗透作用较强，这些都增加了药物的透皮吸收，更有利于发挥泡洗的治疗作用。

通过温热的中药药液泡洗，一方面可起到湿润肌肤、开宣腠理、疏通经络的作用，另一方面可使毛孔打开，舒张毛细血管，使血流加速，促进血液循环，药物能更好地被吸收，从而发挥药物本身的功效。中药泡洗可起到解肌退热、活血化瘀、清热燥湿、疏经通络等作用。

儿科常用于外感发热、新生儿黄疸、反复呼吸道感染、过敏性紫癜，以及湿疹、痱子、汗疱疹等皮肤疾病的治疗。

一、常用器具

全身泡洗可采用浴缸、浴桶，或电脑控温的全身泡洗装置；局部泡洗多采用手盆、木桶或者专业电脑控温的腿浴器等（图8-1）。

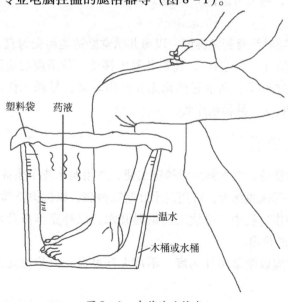

图8-1　中药泡洗技术

二、基本操作方法

根据泡洗部位不同，可分为全身泡洗疗法和局部泡洗疗法。

1. 全身泡洗疗法

是用较多的中草药煎汤制成水剂，然后将其注入浴缸、浴桶中，待药液降温后，用来浸泡头部以下的全身皮肤的方法。本法洗浴范围大，多适用于小婴儿及幼儿，对外感发热、新生儿黄疸、湿疹、痱子等病能起到较好的治疗或辅助治疗作用。

2. 局部泡洗疗法

是指用药液浸洗身体或身体的某一部位（多为患处或足部），以达到治疗或预防相关疾病的目的。这种方法洗浴时间长，多用于年长儿，药液浸于体表患处或身体局部，可使药液中的有效成分直接发挥治疗作用，或通过皮肤、腧穴等部位吸收进入经脉血络，输布全身从而发挥药物的作用。局部泡洗法是临床中最常用的药浴疗法之一，适用于外感发热、反复呼吸道感染、汗疱疹、过敏性紫癜皮肤型等疾病。

三、泡洗时间及温度

1. 泡洗时间

小儿一次浸泡时间不宜过长，根据其年龄、疾病和泡洗部位不同，一般泡洗10~25分钟左右，每天可进行1~2次。

2. 泡洗温度

中药泡洗应随时注意药液温度，以患儿感觉舒适能耐受为宜，初起浸泡时药液温度应接近体温（37℃左右），使患儿易于接受，待适应后逐渐升高温度，整个过程中不宜超过40℃。药液过热则患儿汗出较多，易耗气伤阴；药液过凉则不利于药物透皮吸收，易影响疗效。

四、注意事项

1. 在进行泡洗前，应先嘱患者排空二便，并用温水洗净准备外洗的皮肤。

2. 新生儿脐部未脱落者，可用防水肚脐贴敷脐，以保护脐部。

3. 在泡洗操作过程中，可饮用适量温开水，以补充体液及增加血容量，这有利于代谢废物的排出。

4. 中药泡洗应以微微出汗为度，不可大汗淋漓，以防患儿虚脱，即所谓的"气随汗脱"。

5. 泡洗时腠理疏松，应注意保暖，室温适中，不要直接吹风，避免受寒，以防外邪内侵而致病。

6. 泡洗结束后，用温水冲洗掉遗留在皮肤上的药液，并及时擦干，穿好衣服，可外涂具有保湿作用的润肤霜以防皮肤干燥。

7. 浸泡过程中，随时观察患儿精神、面色、呼吸、体位、出汗、有无过敏等情况，如出现异常，应立即停止泡洗，给予对症处理。

五、禁忌证

1. 急性传染病、严重心衰、呼吸衰竭等，均忌用全身泡洗。

2. 危重外科疾病、患处有伤口、严重化脓感染疾病，需要进行抢救者，严重骨性病变（如骨结核等），忌用泡洗。

3. 空腹及餐后 1 小时内不宜泡洗，因泡洗时外周血管扩张，血容量增加，造成胃肠及内脏血液减少，影响消化功能。

4. 有出血性疾病、败血症及严重血栓患者慎用。

第九章　中药湿热敷技术

中药湿热敷技术，是将纱布或毛巾，用煎煮的温热的中药药液浸透，敷于患处来治疗疾病的一种方法，其通过热敷与中草药的有机结合，发挥药物和热疗的双重作用，能促进血液循环和新陈代谢，扩张毛细血管和毛孔，使药液更易透入肌肤发挥作用。湿热敷具有温热肌肤、行气活血、舒筋通络、消肿止痛、促进皮肤愈合等作用。

儿科常用于小儿肺炎、新生儿硬肿症、小儿皮肤病（如湿疹、痱子）等的治疗。

一、常用器具

敷布数块（可用纱布或干净软毛巾制成）、药碗、乳胶手套、镊子、水温计等。

二、基本操作方法

1. 将中药煎好倒入药碗内，冷却至45～50℃待用，备齐用物，放在治疗床旁，嘱患者取合适体位，暴露湿敷部位，注意保暖。

2. 将敷布浸湿药液，双手戴乳胶手套将其轻轻拧干，以不滴水为度，敷在患处，两手轻轻旋按片刻，使敷布与患处皮肤紧密接触。

3. 用镊子夹取一块纱布，蘸药汤持续淋渍患处，使摊敷在患处的敷布保持一定的湿热度。

4. 根据病情，每次敷20～30分钟，期间如敷布变凉，需及时更换（图9-1）。

三、注意事项

1. 治疗中敷布温度不宜过高，避免烫伤患儿，尤其是眼睛等重要器官周围不可温度过高；同时应随时检查局部皮肤的变化，如发红起泡时，应立即停止并及时处理。

2. 注意掌握更换湿敷垫及湿敷液的时间，保持一定的湿度、清洁度及温度。病轻者白天可湿敷多次，随着症状减轻而逐渐减少次数。

3. 湿敷垫必须与皮肤密切贴附，方能达到湿敷的目的。湿敷面积不可过大，应随着季节、室温而定，一般不超过全身面积的1/3，以免过度的体表蒸发造成脱水，冬季室温低时应注意患者保暖。

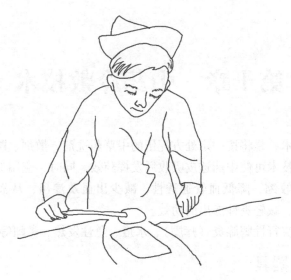

图 9 - 1　中药湿热敷技术基本操作方法

4. 中药湿热敷纱布从药液中拿出时，要拧挤得不干不湿，恰到好处，过干了效果不好，过湿了药液漫流。尤其是双目周围应避免药液流入刺激眼睛，需准备一块干纱布覆盖眼睛，以起到保护作用。

5. 中药湿热敷前应重点询问有无药物过敏史，用后的纱布应遗弃或洗净消毒（可煮沸消毒）后再用，湿敷液应新鲜配制，防止因溶液变质而影响疗效。湿热敷后如出现局部红、肿、痒等症状，属过敏现象，应暂停治疗，及时对症处理。

6. 秋冬季节热敷治疗时不可当风，暴露部位不宜过大，热敷后应及时穿衣保暖，避免风寒之邪侵入机体导致感冒。

四、禁忌证

1. 皮肤破损者。
2. 有皮肤急性传染病及疮疡脓肿迅速扩散者。

第十章　中药冷敷技术

　　中药冷敷技术，是将按一定处方配伍的中草药洗剂、散剂、酊剂冷敷于患处的治疗方法。该技术可使中药透皮吸收后发挥药效。同时，应用低温刺激皮肤冷感受器引起血管收缩，降低血管通透性，减少出血及渗出，从而达到降温、止痛、止血、消肿、减轻炎性渗出的功效。

　　儿科常用于流行性腮腺炎（痄腮）、水痘、急性发热、鼻衄等疾病的治疗。

一、常用器具

　　主要常用器具：纱布或软毛巾、冰敷袋、水温计、药碗等。

二、基本操作方法

1. 中药湿冷敷

　　将中草药放在砂锅内，加水煎汤，过滤去渣冷却后，放冰箱冷藏室保存，用时用消毒纱布7~8层或干净毛巾，浸取药液，微挤压至不滴水为度，外敷患处，4~6分钟更换1次，以使患处纱布层或毛巾保持8~15℃的低温（图10-1）。

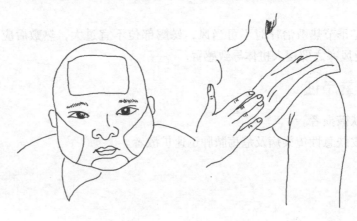

图 10-1　中药湿冷敷

2. 中药冰敷

　　（1）冰袋放入冰箱冷冻室冷冻2~4小时备用。

　　（2）将中草药粉碎，混合均匀，制成外用散剂备用。使用时，用凉开水将中药散剂调成糊状，外敷于患处，厚度 0.5～1cm，面积大于病变部位，其上覆盖 3～5 层纱布，再用冷敷袋敷于纱布上以保持低温。冷敷温度控制在 -3～-4℃，一次 30 分钟左右。

三、注意事项

1. 单次冷敷时间不宜过长，每次 20～30 分钟为度，如需长时间冷敷，应在每冷敷 20～30 分钟后，停敷 1 小时左右再冷敷，使局部皮肤有恢复的时间。

2. 一般冷敷不在肢体末端进行，以免引起循环障碍，而发生组织缺血缺氧。

3. 冷敷袋不能与皮肤直接接触，直接将冷敷袋置于患处则可能引起严重的冻伤。

4. 冷敷过程中应观察皮肤变化，特别是靠近关节部位、皮下脂肪少的患者，如发现皮肤苍白、青紫、麻木感，表示静脉血淤积，应停止冷敷。

5. 冷敷完毕后，注意保持局部干燥，注意保温。

6. 治疗传染性疾病或对黏膜部位冷敷时，冷敷用具一定要严格消毒使用，防止污染而引起交叉感染。

四、禁忌证

1. 治疗部位有感染和开放性伤口。

2. 阴寒证与皮肤感觉障碍者禁用。

3. 伴有循环障碍，如水肿、动脉栓塞、雷诺氏病等。

4. 急性炎症后期、慢性炎症或深部化脓病灶。

5. 系统性红斑狼疮、冷过敏及断肢再植后等禁用。

第十一章 中药熏蒸技术

中药熏蒸技术，是借用热力和中药药物熏蒸患处的一种外治疗法。本疗法以中药蒸气为载体，辅以温度、湿度的持续作用，能够促进局部血液及淋巴的循环，缓解肌纤维紧张及痉挛，达到疏通经络、消炎止痛的目的。

儿科常用于痉挛型脑性瘫痪（五硬）、原发性遗尿（遗尿）等疾病的治疗。

一、常用器具及基本操作方法

1. 蒸汽熏法

利用中药煎煮后所产生的蒸汽熏蒸某一特定部位（图 11-1）。

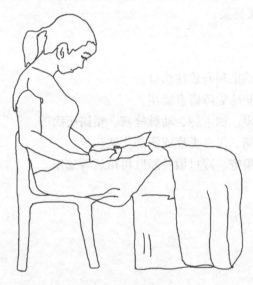

图 11-1 蒸汽熏法

操作方法如下：

（1）将所用药物置于容器中加清水煎煮后，即对准患处或治疗部位，边煮边熏；

（2）取出药液，倒入盆内，再趁热熏蒸。

2. 现代"汽雾透皮"疗法

应用专有的汽雾透皮设备，进行全身、四肢及局部的汽雾给药，具有操作简便，保证药物的浓度和温度稳定等优点（图 11 - 2）。

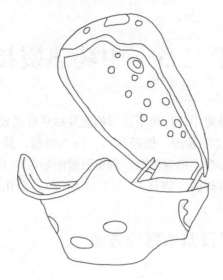

图 11 - 2　现代"汽雾透皮"疗法

3. 给药温度及时间

一般将蒸汽温度控制在人体体温上下，每次熏蒸时间设定为 20 分钟左右，临床应用时，应视具体情况调节蒸汽温度，以患儿能耐受为宜。

二、禁忌证

1. 急性传染病、严重心肺疾病、严重化脓感染及危重外科疾病等，禁用熏蒸。

2. 饭前饭后半小时内及饱食、饥饿、过度疲劳时，不宜熏蒸。

3. 有过敏性哮喘疾病的患者禁用香包熏法。

4. 3 岁以下患儿及不能配合治疗者，慎用熏蒸。

三、注意事项

1. 熏蒸前可饮淡盐水 200mL，避免出汗过多引起脱水。

2. 冬季熏蒸时，应注意保暖，夏季要避风，熏蒸后拭干身体，避免汗出当风，引起感冒。

3. 在全身熏蒸过程中，如患儿感到头晕不适，应停止熏蒸，卧床休息。

4. 药汤温度要适宜，不可太热，熏蒸时间不宜太久，以免烫伤皮肤。

5. 患儿每次使用过的熏蒸床，应以 500mg/L 含氯消毒溶液擦拭，熏蒸锅定时用 0.5% 过氧乙酸溶液喷洒消毒，熏蒸室每晚紫外线照射 1 小时，防止交叉感染。患儿所用被单或毛巾被应独立使用，每天更换。

第十二章 中药热熨技术

中药热熨技术，是将中药加热至适当的温度后热敷患处，借助温热之力，将药性由表达里，通过皮毛腠理，循经运行，内达脏腑，具有疏通经络、畅通气机、温中散寒、祛风除湿、镇痛消肿、调整脏腑阴阳等作用的一种疗法。

儿科常用于功能性腹痛（腹痛）、腹泻（泄泻）、消化道功能紊乱等疾病的治疗。

一、常用器具及基本操作方法

（一）常用器具

自制无纺布袋（规格为 20cm×30cm 或 25cm×40cm）（图 12-1）、加热用恒温箱（图 12-2）。

（二）基本操作方法

1. 将事先调配好的中草药研成粗粉和匀，取药粉 200g 装入自制无纺布药袋（规格 20cm×30cm）并封口，制成药物封包（图 12-3）。

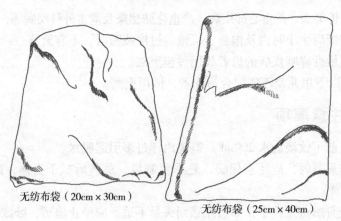

无纺布袋（20cm×30cm）

无纺布袋（25cm×40cm）

图 12-1 自制无纺布袋

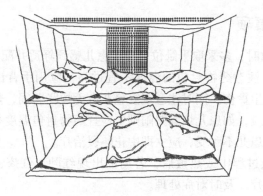

图 12 - 2 加热用恒温箱

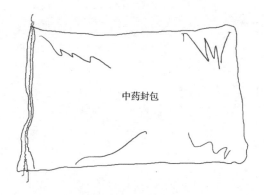

图 12 - 3 药物封包

2. 将药物封包放入恒温箱中，加热至 45 ~ 50℃。

3. 治疗时取出加热后的药物封包，装入自制无纺布袋（规格 25cm × 40cm）。内，放置于患儿治疗部位，进行热熨敷治疗。

4. 每次熨敷 15 ~ 20 分钟，每天 2 次。3 ~ 5 天更换一个药袋。

5. 治疗完毕后将药物封包回收，外套无纺布袋，交患儿家属保管，下次治疗时再用，并可自行清洗。

二、禁忌证

1. 对中药过敏及局部皮肤有创伤、溃疡、感染，或有较严重的皮肤病者禁用。

2. 热性病、高热、神昏、谵语及有出血性疾病者，如血小板减少性紫癜、再生障碍性贫血、血友病、过敏性紫癜等禁用。

3. 6 个月以下的患儿及颜面五官部位慎用。

4. 有恶性肿瘤、结核病或其他传染病及感觉障碍者慎用。

三、注意事项

1. 进行热熨敷时，多采取平卧位，务求患儿感到舒适并配合治疗。

2. 热熨敷时，注意药物封包的温度不宜过高，应用手背试温，以感觉舒适耐受为度，避免发生烫伤。同时注意观察患儿有无烦躁哭闹，热熨敷局部皮肤有无潮红、起泡等反应，如患儿烦躁哭闹则要检查药物封包温度是否过高，或出现不耐受的情况，若患儿不耐受，应立即中止热熨治疗。

3. 患儿热熨敷过程中或热敷后，若局部出现红肿、红疹、水疱、瘙痒等现象，应立即停止治疗，及时对症处理。

4. 热熨敷后切勿在熨敷局部使用手法治疗，避免引起皮肤破损。

第十三章 中药离子导入技术

中药离子导入技术，是通过直流电将中药离子经皮肤或黏膜引入病变部位，从而发挥作用的治疗方法，是一种古老的经皮给药的治疗方式，最早见于《内经·素问》中，宋代《太平惠民和剂局方》即有可用于局部治疗或透皮吸收的膏药。清代名医徐灵胎曾谓："用膏贴之，闭塞其气，使药性从毛孔而入其腠理，通经贯络，或提而出之，或攻而散之，较之服药尤有力，此至妙之法也。"中药离子导入技术作为一种改良的经皮给药治疗手段，其作用机制是利用直流电电场内同性电荷相斥、异性电荷相吸原理，结合儿童皮肤对药物的透皮吸收性较成年人更好的特点，近年来在儿科临床上得到广泛的应用，可用于治疗肺炎、支气管炎等呼吸系统疾病，以及功能性消化不良、腹痛等消化系统疾病的治疗。

一、常用器具及基本操作方法

（一）常用器具

中药离子导入仪（图 13 - 1）、一次性电极片、中药药液。

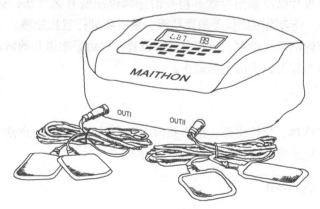

图 13 - 1 中药离子导入仪

（二）基本操作方法

1. 中药药液的制备

中药的清洗、器具选择、浸泡、煎煮等操作方法，详见中药泡洗技术中的

"基本操作方法"。

2. 准备工作

（1）将治疗机接通电源，检查机器各指示灯光是否正常，电位器旋钮有无松动，治疗输出导线有无扭曲、破损，夹子是否裸露、松动或缺损，插头有无松动，电极板是否平整、完好。

（2）如指示灯闪烁、或明或暗，甚至不亮，导线、插头、夹子破损裸露应及时更换，治疗输出导线扭曲要理顺，电极板不平要拍平后再使用，破损较重不能再用。

（3）治疗输出导线太脏时，要及时擦干净，隔水布发硬、破损要及时更换，电极板破损、变小不要再用。

3. 患儿要选择合适的治疗体位，如功能性腹痛患儿选神阙、中脘穴，肺炎患儿选取双侧肺俞穴，要充分暴露治疗部位。将中药浓煎剂以棉纱垫浸渗后，置于电极片上，贴敷于相应穴位，连接治疗输出导线。

4. 打开机器的电源开关，设置好治疗通道的时间，检查好治疗通道的电位器是否回零，按下确认键，治疗通道的电流即接通，慢慢调节电位器，旋钮至患儿能耐受为止，对初次治疗者电流不要开得太大。每日1次，3~7日为1疗程。

5. 在患儿治疗期间，要定期观查，及时给患儿调整电流大小，询问患儿在治疗中的感觉，特别是对初次治疗者更要密切观察，以防止意外情况发生。

6. 机器报鸣后，治疗电流自动切断。

7. 取下电极片以及输出导线。检查治疗部位皮肤有无烫伤，如有破损要及时报告并处理，轻者涂擦碘伏等消毒药液，重者要进行包扎处理。

8. 将治疗输出导线理顺，放在合适的位置，以免影响患儿的活动。

9. 关掉电源开关，拔出电源插头。

二、禁忌证

1. 禁用于高热、急性湿疹、出血倾向、对直流电过敏者、昏迷者。

2. 慎用于皮肤感觉障碍、血液循环障碍者。

三、注意事项

1. 治疗前去除患儿治疗范围内的金属制品，以防灼伤。

2. 如果导入过程中，导入的药物引起了皮肤过敏，应立即停止离子导入。

3. 治疗过程中要有人陪护患儿，避免烫伤或着凉，尽量避免来回走动等。

第十四章 毫针技术

毫针技术，又称"体针疗法"，是指利用毫针针具，通过一定的手法，刺激机体十四经络上特定的穴位，以调和阴阳、疏通经络，调节脏腑功能，从而达到扶正祛邪、治疗疾病的一种医疗技术。毫针技术是我国传统针刺治疗中最主要、最常用的一种疗法，是针刺疗法的主体。

通过对机体特定穴位进行一定时间和强度的刺激，可以起到如下作用：①加强中枢神经系统，尤其是大脑皮质，以及它的调节内脏功能传出部分——自主神经系统对机体的管制和调节作用；②通过神经-体液途径，改善内、外分泌系统失调状况，影响脑垂体、甲状腺和甲状旁腺、肾上腺、胰岛等各腺体的分泌功能；③增强与调整机体的免疫功能，从而防御和抵抗各种致病因素的侵袭；④通过经络穴位的作用，使经络通畅、气血调和，而达到止痛作用。

儿科常用于惊厥（急惊风）、癫痫（痫病）、功能性腹痛（腹痛）、原发性遗尿（遗尿）、脑性瘫痪（五迟、五软、五硬）、注意力缺陷多动障碍（儿童多动症）、抽动障碍、头晕、头痛等疾病的治疗。

一、针刺的常用器具

毫针，为古代"九针"之一，是针刺治病的最主要器具，在临床上应用最广泛。目前临床上所用的毫针多为不锈钢针具，按针柄性状不同分为环柄针、平柄针、花柄针、圆柄针等。毫针的规格主要根据针身的粗细和长短来区分（表14-1、表14-2）。

表14-1 毫针直径规格表

规格/号数	22	24	26	28	30	32	34
直径/mm	0.50	0.45	0.40	0.35	0.30	0.25	0.22

表14-2 毫针长度规格表

规格/寸	0.5	1.0	1.5	2.0	2.5	3.0	4.0	5.0
长度/mm	15	25	40	50	65	75	90	100

临床上以直径0.25~0.40mm的毫针最为常用。粗针多用于四肢、腰臀部皮厚肉多的穴位，以及瘫痪、麻木等针感迟钝患者；细针多用于头面、眼区等皮薄

肉少的穴位，以及小儿、体虚患者。

临床上治疗儿科病症以规格 0.5～1.0 寸和直径 0.25～0.30mm 的毫针最为常用。

二、基本操作方法

1. 消毒

针刺前，必须严格消毒灭菌，包括针具器械、医师的手指和患者的施针部位。

2. 持针姿势

持针的姿势，状如执持毛笔，故称执笔式持针法，根据所用手指的多少，又分为拇示指持针法、拇中指持针法、拇示中指持针法、持针身法、两手持针法等。

3. 进针

进针时，常需双手配合。其中一般以右手持针操作，称为刺手，左手按压所刺部位，或辅助针身，称为押手。进针时靠刺手的拇、示、中指夹持针柄，运指力于针尖，使针刺入皮肤，押手按压针刺部位，以固定腧穴皮肤，协助刺手进针。临床常用以下几种进针方法：

（1）爪切进针法

又称指切进针法，用左手拇指或示指的指甲切按固定腧穴位置，右手持针，针尖紧靠左手指甲缘迅速刺入。此法适用于短针的进针（图 14－1）。

（2）夹持进针法

又称骈指进针法，即用左手拇、示二指捏持消毒干棉球，裹于针身下端，露露针尖，将针尖固定在所刺腧穴的皮肤表面，右手拇、示二指捻动针柄，两手同时用力，将针刺入腧穴。此法适用于 3 寸以上长针的进针（图 14－2）。

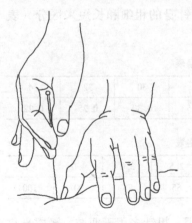

图 14－1　爪切进针法

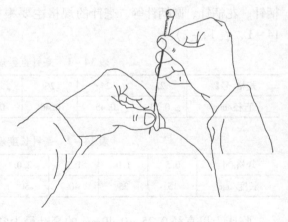

图 14－2　夹持进针法

（3）舒张进针法

用左手拇、示二指将所刺腧穴部位皮肤向两侧撑开，使皮肤绷紧，右手持针，使针从左手拇、示指的中间刺入。此法适用于皮肤松弛部位腧穴的进针（图14-3）。

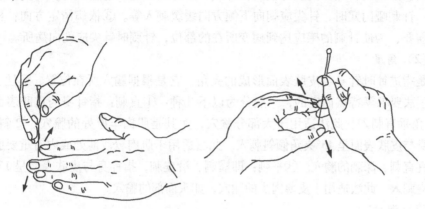

图14-3　舒张进针法

（4）提捏进针法

用左手拇、示二指将欲刺腧穴两旁的皮肤捏起，右手持针，从捏起的上端将针刺入。此法适用于皮肉浅薄部位腧穴的进针，如印堂穴等（图14-4）。

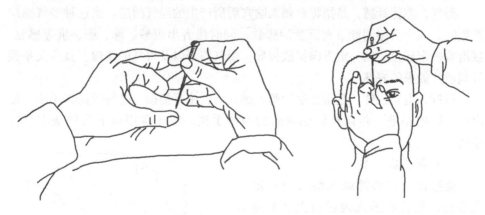

图14-4　提捏进针法

4. 针刺的方向、角度和深度

在针刺过程中，掌握正确的针刺角度、方向和深度，是增强针感、提高疗效、防止针刺意外事故发生的重要环节。

（1）方向

是指进针时针尖对准的某一方向或部位，一般分为以下几种：①依循行定方向：根据针刺补泻的需要，在针刺时结合经脉循行的方向，或顺经而刺，或逆经而刺，而达到"迎随补泻"的目的。其中当针尖与经脉循行方向一致时为补法；针尖与经脉循行方向相反时为泻法。②依腧穴定方向：为保证针刺操作的安全，某些穴位必须朝特定方向或部位进行针刺，如针刺背部某些腧穴时，针尖要朝向脊柱；针刺哑门穴时，针尖应朝向下颌方向缓缓刺入等。③依病情定方向：根据治疗需要，为使针刺的感应达到病变所在的部位，针刺时针尖应朝向病所。

（2）角度

是指进针时针身与皮肤表面形成的夹角，它是根据腧穴所在位置、病性、病位、手法要求等特点而定的，一般分为以下几种：①直刺：指针身与皮肤表面呈90°夹角垂直刺入。此法适用于大部分腧穴，尤其是肌肉丰厚处的腧穴。②斜刺：指针身与皮肤表面呈45°夹角倾斜刺入。此法适用于肌肉较浅薄处或内有重要脏器或不宜直刺、深刺的腧穴。③平刺：即横刺、沿皮刺，指针身与皮肤表面呈15°夹角沿皮刺入。此法适用于皮薄肉少的腧穴，如头面部的腧穴。

（3）深度

是指针身刺入人体内的深浅度。其中对于身体瘦弱者，头面和胸背及皮薄肉少处的腧穴应浅刺，对于身强体胖者，四肢、臀、腹部及肌肉丰满处的腧穴应深刺。针刺深度应遵循既有针感，又不伤及脏器的原则。

5. 行针

得气，亦称针感，是指将针刺入腧穴后所产生的经气感应。当这种经气感应产生时，医生会感到针下有沉紧的感觉；同时患者出现酸、麻、胀、重等感觉，或沿着一定部位，向一定方向扩散传导。得气与否以及得气的快慢，直接关系到针刺治疗效果的好坏。

行针，也叫运针，是指在毫针刺入腧穴后，施行提插、捻转等操作手法，使之产生针感和进一步调整针感强弱的操作手法。临床常用以下两种基本行针手法：

（1）提插法

提插法，是将针刺入腧穴的一定深度后，使针在腧穴内进行上、下提插的操作方法。将针由浅层向下刺入深层为插；由深层向上退至浅层为提（图14-5）。

①提插补法：针下得气后，先浅后深，重插轻提，提插幅度小，频率慢，操作时间短为补法。针下插时速度宜

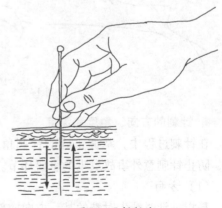

图14-5 提插法

快，用力宜重；针上提时速度宜慢，用力宜轻，即慢提紧按。②提插泻法：针下得气后，先深后浅，轻插重提，提插幅度大，频率快，操作时间长为泻法。针上提时速度宜快，用力宜重；针下插时速度宜慢，用力宜轻，即紧提慢按。③平补平泻：针下得气后，施行均匀的提插手法。

（2）捻转法

捻转法，是将针刺入一定深度后，用右手拇指与示、中三指夹持针柄，进行一前一后地来回旋转捻动的操作方法（图14-6）。

①捻转补法：针下得气后，捻转角度小，用力轻，频率慢，操作时间短，拇指向前，食指向后（左转用力为主），指力沉重向下者为补法。②捻转泻法：针下得气后，捻转角度大，用力重，频率快，操作时间长，拇指向后，食指向前（右转用力为主），指力浮起向上者为补法。③平补平泻：针下得气后，施行均匀的捻转手法。

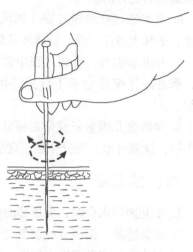

图14-6　捻转法

6. 留针与出针

（1）留针法

当毫针刺入腧穴，行针得气并施以或补或泻的手法后，将针留置在腧穴内称为留针。留针与否及留针时间的长短依病情而定，一般病症可酌情留针15～30分钟。对于小儿患者一般不宜久留针。留针的方法分为以下两种：①静留针法：即针下得气后，让其自然地留置在腧穴内，不再行针，直至出针。②动留针法：即针下得气后，留置一定时间，在留针期间反复行针，直至出针。

医生对留针必须重视，对于不能合作的患儿、拒针者、体质过于虚弱者等不宜留针。

（2）出针法

出针，又称起针、退针，是整个毫针刺法过程中的最后一个环节。出针时，用左手拇、示指按住针孔周围皮肤，右手持针作轻微的小幅度捻转，慢慢将针提至皮下，然后将针起出，用无菌干棉球按压针孔，以防止出血或针孔疼痛。

三、注意事项

1. 小儿针刺不易与医生配合，针前应尽量做好患儿的思想工作；对于不能配合的患儿，请家长协助固定。

2. 小儿在过于饥饿及精神过度紧张时，不宜立即进行针刺。

3. 医者必须掌握较为熟练的针刺技术，尽量缩短针刺时间，减轻患儿痛苦。

4. 对体虚的患儿，针刺时手法不宜过强，并尽量让患者采取卧位。

5. 严格掌握针刺角度和深度，小儿一般不宜深刺，尤其是胸、胁、腹、腰背脏腑所居之处的腧穴。

6. 针刺眼区和颈部穴位（如风府、哑门等）时，要注意掌握一定的角度和深度，不宜大幅度提插、捻转和长时间留针，以免伤及重要的组织器官。

7. 小儿多惧针，针刺过程中常哭闹，对得气感觉不能进行描述或描述失真时，医者需仔细体会手下针感，切勿强求得气而针刺过深，刺伤血管或肌肉组织。

8. 少数患儿因紧张或低血糖状态，出现晕针情况，应立即退去所有针，仰卧平躺，饮温开水，充分休息，症状完全消失后方可离开。

四、禁忌证

1. 小儿囟门未合时，头顶部的腧穴不宜针刺。

2. 皮肤感染、溃疡或肿瘤部位，不宜针刺。

3. 有出血倾向及高度水肿者，慎行针刺。

第十五章 头针技术

头针技术，是在中医学针灸疗法的基础上，结合现代医学关于大脑皮层功能定位的原理，利用针刺及其他物理方法在头皮部的穴点、线及相关区域进行操作，刺激脑的体表投影区及其邻近腧穴，达到调节皮层功能、治疗疾病的目的。

儿科常用于主要适用于小儿神经系统疾患，如脑性瘫痪（五迟、五软、五硬）、癫痫、多发性抽动症、注意力缺陷多动障碍（儿童多动症）、抑郁症、自闭症、儿童精神分裂症，头皮针亦有提高智力的作用，对于先天禀赋不足、生长发育迟缓的小儿也有一定疗效。此外，还可用于原发性遗尿、过敏性疾病等的治疗。

一、常用器具及基本操作方法

（一）常用器具

选用直径0.3~0.35mm，长25~50mm的毫针。

（二）基本操作方法

1. 体位

根据患者病情、治疗要求及施术部位，选择合适体位。

2. 消毒

选好穴位，进行常规皮肤消毒。

3. 进针

（1）进针角度

一般宜在针体与皮肤约成30°夹角进针，然后将针刺进入穴位内。

（2）快速进针

将针迅速刺入头皮下，当针尖达到帽状腱膜下层时，指下感到阻力减小，然后使针与头皮平行，沿刺激线刺入不同深度。

（3）进针深度

进针深度宜根据患者具体情况和处方要求决定。一般情况下，针刺入帽状腱膜下层后，使针体平卧，进针3cm左右为宜。

4. 行针

如图15-1所示。

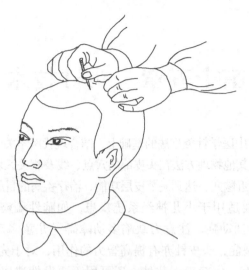

图 15 – 1　头针行针示意图

（1）捻转法

在针体进入帽状腱膜下层后，术者肩、肘、腕关节和拇指固定不动，以保持毫针相对固定，示指第一、二节呈半屈曲状，用示指第一节的桡侧面与拇指第一节的掌侧面持住针柄，然后示指掌指关节作伸屈运动，使针体快速旋转，要求捻转频率约在 90 次/分钟，持续 2 ~ 3 分钟。

（2）提插法

手持毫针沿皮刺入帽状腱膜下层，将针向内推进 3cm 左右，保持针体平卧，用拇、示指紧捏针柄，进行提插，指力应均匀一致，幅度不宜过大，如此反复操作，持续 3 ~ 5 分钟左右。提插的幅度与频率根据患者的病情而定。

5. 留针

（1）静留针

在留针期间不再施行任何针刺手法，让针体安静而自然地留置在头皮内。一般情况下，头针留针时间宜在 15 ~ 30 分钟。如症状严重、病情复杂，病程较长者，可留针 2 小时以上。

（2）动留针

在留针期间内，间歇重复施行相应手法，以加强刺激，在较短时间内获得即时疗效。一般情况下，在 15 ~ 30 分钟内，宜间歇行针 2 ~ 3 次，每次 2 分钟左右。

6. 出针

先缓慢出针至皮下，然后迅速拔出，拔针后必须用消毒干棉球按压针孔，以防出血。

7. 疗程

一般每日针刺 1 ~ 2 次，10 次为 1 个疗程，休息 3 天后，再进行下一个疗程。

二、注意事项

1. 对针刺部位应仔细严格消毒，不要因头发的妨碍而使头皮部的消毒不完全。

2. 注意针刺的角度和深度，破皮的角度可稍大，可减少疼痛感；进针过程中如遇到阻力和疼痛，将针退出少许，改变角度后再刺入。

3. 留针时针体应露出头皮，不宜碰触留置在头皮下的毫针，以免折针、弯针。如局部不适，可稍稍退出 0.1 ~ 0.2 寸。对有严重心脑血管疾病，需要留针时间较长者，应加强监护，以免发生意外。

4. 行针捻转时应注意观察，防止晕针等不良反应发生；对精神紧张、过饱、过饥者应慎用，不宜采取强刺激手法。

5. 头皮较紧密部位常易遗忘所刺入的毫针，起针时需反复检查防止遗漏。

6. 头皮血管丰富，注意防止出血。对出血较多者，应适当延长按压针孔的时间。若出现血肿，可轻轻按揉，促使其消散。

7. 头针长时间留针，并不影响肢体活动，在留针期间可嘱患者配合运动，有提高临床疗效的作用。

三、禁忌证

1. 囟门未闭合和骨缝尚未骨化的婴幼儿。

2. 头部颅骨缺损处或开放性脑损伤部位，头部严重感染、溃疡、瘢痕者。

3. 患有严重心脏病、重度糖尿病、重度贫血、急性心肌炎症和心力衰竭者。

4. 中风患者，急性期如因脑血管意外引起昏迷、血压过高时，暂不宜用头针治疗，须待血压和病情稳定后方可做头针治疗。

第十六章　电针技术

电针技术，是将毫针刺入腧穴得气后，在针具上通以接近人体生物电的微量低频脉冲电流，利用针和电两种刺激相结合，以调整人体功能，起到止痛、镇静、促进气血循环，调整肌张力等作用的一种方法。电针刺法不但提高了毫针的治疗效果，还扩大了针灸的治疗范围。

儿科常用于原发性遗尿（遗尿）、脑性瘫痪（五迟、五软、五硬）、注意力缺陷多动障碍（儿童多动症）、功能性腹痛（腹痛）等疾病的治疗。

一、常用器具及基本操作方法

（一）常用器具

使用电针仪前，先把强度调节旋钮调至零位（无输出），针刺穴位得气后，再将电针仪上每对输出的两个电极分别连接在两根毫针上，负极接主穴，正极接配穴，一般将同一对输出电极连接在身体的同侧，避免电流回路经过心脏。如果在邻近的一对穴位上进行电针，可将两根毫针之间以干棉球相隔，以免短路。最后打开电源开关，选好波型，通电时调节刺激量旋钮，使刺激电量从无到有，由小到大，使用的电刺激强度以患儿可接受为度。

1. 波形的选择

电针仪的波形有疏波、密波、疏密波、连续波、锯齿波等，儿科疾病主要选用疏密波及连续波。

（1）疏密波

疏密波是疏波、密波自动交替出现的一种波形，疏密交替持续时间约为1.5秒。该波克服了单一波形易产生适应的缺点，治疗时兴奋效应占优势，不易产生适应性，可增加代谢，促进血液循环，改善组织营养，消除炎症水肿。常用于小儿注意缺陷多动障碍、小儿功能性腹痛、小儿面瘫等的治疗。

（2）连续波

亦叫可调波，是单个脉冲采用不同方式组合而形成的波形。其兴奋作用较为明显，刺激作用强，常用于治疗小儿遗尿、脑性瘫痪等的治疗。

（3）断续波

波型输出与停顿相结合，有节律地时断时续而自动出现的一种疏波。续断间隔为1.5秒。该波能提高肌肉组织的兴奋性，对横纹肌有良好的刺激收缩作用。常用于治疗痿证、瘫痪，也可用作电肌体操训练。

2. 电针强度

当电流开到一定强度时，患者有麻、刺感，这时的电流强度称为"感觉阈"。如电流强度再稍增加，患者会突然产生刺痛感，能引起疼痛感觉的电流强度称为电流的"痛阈"。电针强度因人而异，在各种病理状态下其差异也较大。一般情况下，在感觉阈和痛阈之间的电流强度，是治疗最适宜的刺激强度。脉冲电流的"痛阈"强度因人而异，在各种病态情况下差异也较大，一般应以患儿能耐受的强度为宜，过强过弱都会影响疗效。

（三）治疗时间

通电时间一般为15～20分钟，具体可根据患儿病情酌情调节通电时间。

（四）电针仪种类

电针仪种类繁多，如蜂鸣式电针仪、脉冲式电针仪等，由于蜂鸣式电针仪价格低廉，操作简便易学，目前临床上多采用此种电针仪。

蜂鸣式电针仪是一种利用电铃振荡原理，将直流电转换成脉冲电流。这种脉冲电流波形较窄，如针尖状，且不对称（图16-1）。

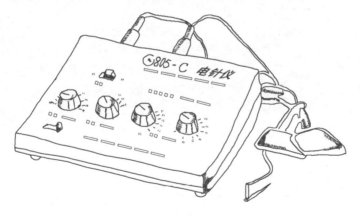

图16-1　蜂鸣式电针仪

二、禁忌证

1. 心脏附近应避免使用电针，特别对小儿患有严重先天性心脏病者，更应注意避免电流回路经过心脏；不横跨脊髓及心脏通电，以防损伤脊髓甚至发生脊髓休克。

2. 小儿囟门未闭时，头顶部禁止针刺。

3. 小儿年龄小于 3 周岁，或 3 周岁以上，但不能清楚表达针感刺激强度者。

4. 有明显出血倾向者。

5. 小儿胸背部由于重要脏器居多，皮肤薄弱，禁止使用电针。

6. 儿童、破伤风、癫痫发作期、躁狂型精神分裂症发作期等禁用。

7. 体弱、饥饿、过饱、过劳时，不宜使用电针。

三、注意事项

1. 每次治疗前，检查电针仪输出是否正常。治疗后，须将输出调节电钮等全部退至零位，随后关闭电源，撤去导线。

2. 电针感应强，通电后会产生肌肉收缩，故须事先告诉患儿家属，让其思想上有所准备，以便能更好地配合治疗。电针刺激强度应逐渐从小到大，以防引起肌肉强烈收缩；切勿突然加强，以免出现晕厥、弯针、断针等异常现象。

3. 在头针左右两侧对称的穴位上使用电针，如出现一侧感觉过强，这时可以将左右输出电极对换。对换后，如果原感觉强的变弱，而弱的变强，则由于电针器输出电流的性能所致；如果无变化，则由于针刺在不同的解剖部位而引起。

第十七章　揿针技术

揿针，又称揿钉型皮内针，是针尾呈环形并垂直于针身的皮内针，是临床皮内针的常见类型。揿针疗法属于"埋针法"，是以揿针浅刺入并固定于腧穴部位皮内或皮下，进行较长时间埋藏的一种方法。揿针疗法是毫针留针法的发展，可以通过给皮部以微弱而较长时间的刺激，从而达到防治疾病的目的。揿针疗法可减少针刺时的疼痛，并延长了针刺效应的时间，可提高临床疗效。

揿针埋入皮下后，可以起到如下作用：

（1）产生持续而稳定的刺激，不断地促进经络气血的有序运行，激发人体正气，从而达到祛除病邪的目的。

（2）揿针疗法具有行气活血、通经止痛的作用，通过将揿针持续埋藏于皮内或皮下，能够给予特定腧穴以持久而柔和的良性刺激，从而增强针刺镇痛的疗效，并且有助于防止疼痛的复发。

儿科常用于注意力缺陷多动障碍（儿童多动症）、多发性抽动症、功能性腹痛（腹痛、胃痛）、哮喘、鼻炎、头痛等疾病的治疗。

一、常用器具及基本操作方法

（一）常用器具

1. 麦粒型皮内针

一般长 1cm，针柄形似麦粒，针身与针柄呈一直线（图 17-1）。

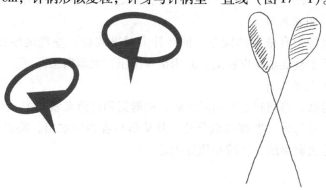

图 17-1　各种规格的揿针（图钉型、麦粒型皮内针）

2. 图钉型皮内针

一般长 0.2~0.3cm，针柄呈环形，针身与针柄垂直。

3. 创新型皮内针

清铃揿针，分为 0.3mm、0.6mm、0.9mm、1.2mm、1.5mm 五个规格。因操作方便，刺法安全，减轻儿童用针恐惧，儿科应用较为普遍。

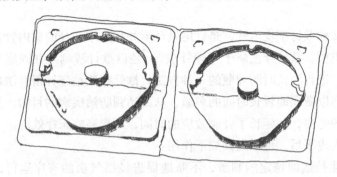

图 17－2　清铃揿针

（二）基本操作方法

1. 体位

根据患者病情、治疗要求及施术部位，选择合适体位。

2. 消毒

选好穴位，皮内针要求严格的无菌操作。除常规的体穴外，注意力缺陷多动障碍、多发性抽动症等患儿揿针治疗时还常选取耳穴（图 17－3）。

3. 进针方法

（1）麦粒型皮内针

用镊子的尖端夹持皮内针圆环中的针体，对准所要针刺的腧穴，与皮肤成15°夹角，横刺入皮内 5~7mm，用胶布进行固定，一般以按之有酸胀感为宜。

（2）图钉型皮内针

用镊子夹持带有揿针的胶布，揿针针尖对准穴位，垂直慢慢按下，揿入皮内，要求圆环平整地贴在皮肤上，并用指腹按压，无刺痛感即可。

（3）创新型皮内针

拆下密封纸，将塑料容器向后折屈，用拇指和食指夹紧其中一半剥离纸和胶布，将他们一并与另一半剥离纸分开，并从塑料容器中取出，将针头刺入腧穴，按压黏附，除去剥离纸，将胶布压好固定。

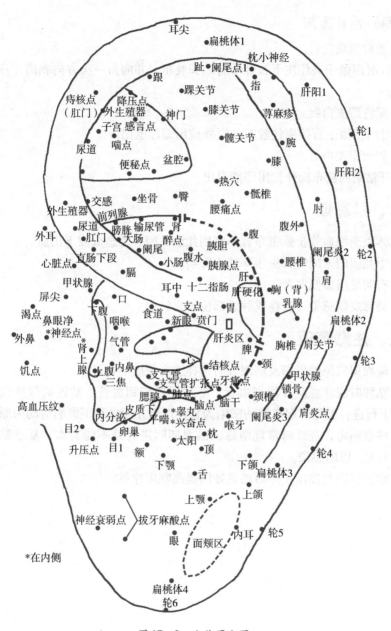

图 17-3　人体耳穴图

（三）治疗时间

一般留针 3~4 天，最长可达 1 周。夏季天气湿热，可每日更替 1 次，若在原穴位再次埋针，需隔 1~3 天；若更换穴位，可直接进行第 2 次埋针。留针期间，可每隔 4 小时用手按压埋针处 1~2 分钟，以加强刺激，提高疗效。

113

（四）出针方法

1. 麦粒型皮内针

取针时用镊子夹住皮下有针体的一头胶布，并向另一头方向剥离，皮内针即能退出。

2. 图钉型皮内针

取针时用镊子直接夹住胶布，向外拉出即能退出。

3. 创新型皮内针

打开粘贴的胶布向外拉出即能退出。

二、禁忌证

1. 体表毛细血管扩张密布者不宜用此法，因容易造成皮下出血。

2. 小儿囟门未闭时，头顶部禁止针刺。

3. 有明显出血倾向者。

4. 局部皮肤感染、溃疡或肿瘤部位不宜针刺。

三、注意事项

1. 应根据穴位的形态及贴埋方向选择适当长度的针具。

2. 贴埋时应注意避开浅表血管，尽量不要刺到血管。贴埋的深度以能看针体在皮下行进，但不引起皮肤的凹陷为宜，以患儿无痛和不影响活动为原则。

3. 注意消毒，进针时常规消毒，贴埋期间进针处不能着水，夏季贴埋时间不超过 1 天，以防感染。

4. 贴埋后适当按压，并活动患处以提高临床疗效。

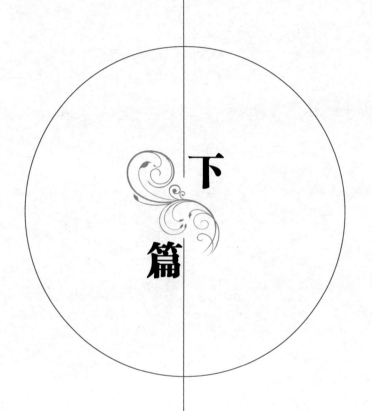

下篇

第一章　呼吸系统疾病

第一节　急性上呼吸道感染

急性上呼吸道感染系由各种病原引起的上呼吸道的急性感染（简称上感），是小儿最常见的疾病，以发热、鼻塞流涕、喷嚏、咳嗽为主要临床特征。该病主要侵犯鼻、鼻咽和咽部，根据主要感染部位的不同，可诊断为急性鼻炎、急性咽炎、急性扁桃体炎等。婴幼儿时期，由于上呼吸道的解剖和免疫特点而易患本病。

本病属于中医"感冒"范畴，病变部位主要在肺，可累及肝脾。病机关键为肺卫失宣。肺主皮毛，司腠理开阖，开窍于鼻，外邪自口鼻或皮毛而入，客于肺卫，致卫表调节失司，卫阳受遏，肺气失宣，因而出现发热、恶风寒、鼻塞流涕、喷嚏、咳嗽等症状。小儿感冒的病因与小儿卫气不足有密切关系，正如《幼科释谜·感冒》所说："感冒之原，由卫气虚，元府不闭，腠理常疏，虚邪贼风，卫阳受撼。"感冒的治疗以疏风解表为基本原则，根据不同的证型分别治以辛温解表、辛凉解表、清暑解表、清热解毒。

一、西医诊断要点

1. 鼻塞、流涕、喷嚏、干咳、咽部不适和咽痛等，多于3~4天内自然痊愈。
2. 发热、烦躁不安、头痛、全身不适、乏力等。部分患儿有食欲不振、呕吐、腹泻、腹痛等消化道症状。
3. 体格检查可见咽部充血，扁桃体肿大。有时可见下颌和颈淋巴结肿大。肺部听诊一般正常。肠道病毒感染者可见不同形态的皮疹。
4. 病毒感染者外周血白细胞计数正常或偏低，中性粒细胞减少，淋巴细胞计数相对增高。病毒分离和血清学检查可明确病原。
5. 细菌感染者外周血白细胞可增高，中性粒细胞增高，在使用抗菌药物前行咽拭子培养可发现致病菌。C反应蛋白（CRP）和前降钙素原（PCT）有助于鉴别细菌和病毒感染。

二、中医辨证分型要点

1. 风寒感冒

证候：发热，恶寒，无汗，头痛，鼻流清涕，喷嚏，咳嗽，咽部不红肿，舌淡红，苔薄白，脉浮紧或指纹浮红。

辨证要点：以恶寒，无汗，鼻流清涕，咽不红，脉浮紧或指纹浮红为特征。

2. 风热感冒

证候：发热重，恶风，有汗或少汗，头痛，鼻塞，鼻流浊涕，喷嚏，咳嗽，痰稠色白或黄，咽红肿痛，口干渴，舌质红，苔薄黄，脉浮数或指纹浮紫。

辨证要点：以发热重，鼻塞流浊涕，咳痰黏稠，咽红，舌质红，苔薄黄，脉浮数或指纹浮紫为特征。

3. 暑邪感冒

证候：发热，无汗或汗出热不解，头晕、鼻塞，身重困倦，胸闷，泛恶，口渴心烦，食欲不振，或有呕吐、泄泻，小便短黄，舌质红，苔黄腻，脉数或指纹紫滞。

辨证要点：发于夏季，以发热，头痛，身重困倦，食欲不振，舌红，苔黄腻为特征。

4. 时邪感冒

证候：起病急骤，全身症状重。高热，恶寒，无汗或汗出热不解，头痛，心烦，目赤咽红，肌肉酸痛，腹痛，或有恶心、呕吐，舌质红，舌苔黄，脉数。

辨证要点：以起病急骤，肺系症状轻、全身症状重，发热恶寒，无汗或汗出热不解，目赤咽红，全身肌肉酸痛，舌红，苔黄为特征。

5. 兼证

（1）夹痰

证候：感冒兼见咳嗽较剧，痰多，喉间痰鸣。

辨证要点：以咳嗽加剧，痰多，喉间痰鸣为特征。

（2）夹滞

证候：感冒兼见脘腹胀满，不思饮食，呕吐酸腐，口气秽浊，大便酸臭，或腹痛泄泻，或大便秘结，小便短黄，舌苔厚腻，脉滑。

辨证要点：以脘腹胀满，不思饮食，大便不调，舌苔厚腻，脉滑为特征。

（3）夹惊

证候：感冒兼见惊惕哭闹，睡卧不宁，甚至骤然抽搐，舌质红，脉浮弦。

辨证要点：以惊惕哭闹，睡卧不宁，甚至抽搐为特征。

三、中医外治辨证施治

1. 推拿疗法

（1）风寒感冒与风热感冒从肺经论治

基础手法：清肺经 100 次，揉按肺俞、曲池、合谷各 50 次；风寒者加掐揉二扇门、推三关各 100 次，风热者加推天柱骨、退六腑、清天河水 200 次。

（2）暑邪感冒从脾胃经论治

具体操作：揉头维、天枢、足三里、内庭、三阴交、阴陵泉穴各 100 次，清天河水 200 次，运八卦 100 次。

（3）时疫感冒从奇经论治。

具体操作：开天门 100 次，推坎宫 100 次，揉按太阳、百会、风池各 100 次，清天河水 200 次，捏脊 6 遍。

（4）兼证治疗

①夹滞者推板门 100 次，清大肠经 100 次，清补胃经 100 次，摩腹 1 分钟。②夹痰者推膻中 50 次，分推肩胛骨 2 分钟，揉按丰隆 100 次。③夹惊者揉按小天心 100 次，开天门 100 次，推坎宫 100 次，平肝经 200 次。④如鼻塞明显，开天门 100 次，推坎宫 100 次，揉迎香 50 次，黄蜂入洞 50 次。

2. 刮痧疗法

适用于小儿各型感冒。

具体操作：患儿取俯卧位或坐位，充分暴露背颈部，将刮痧油滴在刮痧部位，先从颈后发际刮至大椎穴，从风池穴刮至肩井穴，再刮背部脊椎正中的督脉、脊椎两侧的膀胱经，从上向下刮，以刮痧部位发红出痧为宜。

3. 拔罐疗法

取穴：大椎、肺俞、风门。

具体操作：患儿取俯卧位，选择大小合适的火罐，用镊子夹住 95% 酒精棉球，点火后在罐内闪动后立即拿出，迅速将罐口叩在需拔罐处。以皮肤微微潮红为度，时间 5 分钟左右。如发热，可以在大椎穴行刺络拔罐。

4. 灌肠疗法

适用于风热感冒、时邪感冒。

药物组成：生石膏 20g，玄参 10g，金银花 10g，芦根 15g，荆芥穗 10g，蒲公英 15g，连翘 10g，柴胡 10g，炒谷芽 10g，炒麦芽 10g。

具体操作：患儿左侧卧位，灌肠结束后协助保持药物 15 分钟，再嘱其排便，每日 1 次，3 天为 1 疗程。

5. 针灸治疗

适用于小儿风寒、风热、暑邪感冒。

风寒感冒选用大椎、风门、肺俞。风热感冒选用曲池、大椎、合谷、外关，用泻法，每日 1~2 次。咽痛重者加少商、商阳点刺放血。暑邪感冒选用曲池、尺泽、合谷、足三里、中脘、天枢。

6. 穴位贴敷

药物组成如下：①风寒感冒：荆芥 6g，防风 3g，川芎 5g，羌活 5g，柴胡 6g，前胡 6g。②风热感冒：银花 6g，连翘 6g，薄荷 3g，荆芥 6g，牛蒡子 6g，柴胡 6g。③暑邪感冒：藿香 6g，佩兰 6g，苍术 5g，陈皮 5g，银花 6g，栀子 6g。④时邪感冒：蒲公英 6g，连翘 6g，牛蒡子 6g，黄芩 6g，柴胡 6g，川芎 5g。⑤夹滞者：焦山楂、焦神曲、焦麦芽各 10g，厚朴 5g，陈皮 6g，莱菔子 6g，苍术 6g。⑥夹痰者：陈皮 5g，姜半夏 5g，炒白术 6g，橘红 5g，川椒 3g，百部 8g。

具体操作：根据不同的证型，选择相应的药物，研成细末，取适量用料酒调成糊状，贴敷于大椎、双侧肺俞。夹滞者敷于肚脐，夹痰者敷于双侧肺俞和膻中。

7. 中药泡洗

药物组成：柴胡 10g，防风 6g，藿香 10g，青蒿 10g，荆芥 10g，鱼腥草 12g，葛根 10g。

具体操作：上述药物水煎后，水温 38~40℃或以患儿能耐受为宜，可以用于泡洗全身，亦可以用于足浴，适合于发热患儿，体温在 37.5~38.5℃。

附录：高热惊厥

高热惊厥是指小儿在呼吸道感染或其他感染性疾病早期，体温升高≥39℃时发生的惊厥，并排除颅内感染及其他导致惊厥的器质性或代谢性疾病。主要表现为突然发生的全身或局部肌群的强直性或阵挛性抽搐，双眼球凝视、斜视、发直或上翻，伴意识丧失。高热惊厥分为单纯性高热惊厥和复杂性高热惊厥两种。各年龄期（除新生儿期）小儿均可发生，以 6 个月至 4 岁多见，单纯性高热惊厥预后良好，复杂性高热惊厥预后则较差。

高热惊厥属"急惊风"范畴，小儿为纯阳之体，阴常不足，阳常有余，感受六淫外邪，易化热入里，引发高热、惊风。治疗以清热镇惊为主。为了减少惊厥引起的后遗症，迅速解除惊厥状态最为重要。

一、西医诊断要点

1. 发病年龄多为 6 个月至 4 岁，亦可 <6 个月或 >4 岁。

2. 惊厥发生于上呼吸道感染或其他感染性疾病早期，体温升高≥39℃。

3. 惊厥持续10秒钟至数分钟，极少超过10分钟，多发作1次。

4. 惊厥为全身性对称发作（幼婴儿可不对称），发作时意识丧失，过后意识恢复快，无中枢神经系统异常。

5. 脑电图于惊厥2周后恢复正常。

6. 预后良好。

7. 既往有高热惊厥史，如条件不完全符合前述6条依据，而又能排除引起惊厥的其他疾病，可诊断为复杂性高热惊厥。

二、中医外治辨证施治

1. 放血疗法

取穴：大椎、少商、中冲。

具体操作：酒精消毒放血部位，三棱针点刺，挤10~20滴血，或血色由深变浅即可。一般放血1次，若未缓解病情，可次日再放1次。多数患儿在针刺放血1~2次后好转。

2. 刮痧

取穴：背部膀胱经、手阳明经、天柱骨。

具体操作：在需刮拭部位涂刮痧油或甘油，根据不同的病证，选择不同部位，使皮肤出现痧点。两次刮痧间隔3~7天。一般操作1次。

3. 大椎刺络拔罐法

取穴：大椎穴。

具体操作：大椎穴位于督脉，督脉为阳经之海，是退热要穴。在大椎穴进行皮肤消毒，用三棱针点刺出血后，再行拔罐，留罐3分钟，以加强刺血治疗的作用。一般治疗1次，有较好的退热效果。

4. 足浴疗法

药物组成：麻黄20g，桂枝20g，荆芥20g，生姜20g，青蒿40g，艾叶20g，川芎10g。

具体操作：将以上中药煎煮成2000mL药液，38~40℃温度进行足浴。每次足浴15~25分钟，每日2次。

5. 穴位贴敷

药物组成：栀子、桃仁各等分。

具体操作：将上药研为细末，用鸡蛋清调敷在双侧涌泉穴。有预防高热惊厥的作用。

第二节　急性支气管炎

急性支气管炎是指由于各种致病原引起的支气管黏膜炎症，由于气管常同时受累，故称为急性气管－支气管炎。常继发于上呼吸道感染或为急性传染病的一种表现，临床以咳嗽伴（或不伴）有支气管分泌物增多为特征，是儿童时期常见的呼吸道疾病，婴幼儿多见。

本病属于中医"咳嗽"范畴，咳嗽的病变部位在肺，常涉及于脾，病机为肺失宣肃，肺气上逆。肺为娇脏，其性清宣肃降，上连咽喉，开窍于鼻，外合皮毛，主一身之气，司呼吸，外邪从口鼻或皮毛而入，邪侵于肺，肺气不宣，清肃失职而发生咳嗽。小儿脾常不足，脾虚生痰，上贮于肺，或咳嗽日久不愈，耗伤正气，可转为内伤咳嗽。咳嗽治疗应分清外感、内伤。外感咳嗽以疏散外邪、宣通肺气为基本法则，根据寒、热证候不同治以散寒宣肺、解热宣肺。外感咳嗽一般邪气盛而正气未虚，治疗时不宜过早使用滋腻、收涩、镇咳之药，以免留邪。内伤咳嗽应辨别病位、病性，随证施治。

一、西医诊断要点

1. 好发于冬春二季，常因气候变化而发病。

2. 发病急，常于上呼吸道感染后出现刺激性干咳，或有少量黏液痰。支气管痉挛时有气喘，全身症状有轻度畏寒、发热，体温38℃左右。

3. 肺部听诊可闻及两肺呼吸音粗糙或干啰音。

4. 血液白细胞数大多正常，细菌感染时增高。

5. 胸部X线检查正常，或有肺纹理增粗。

6. 应排除百日咳、肺炎、支气管肺炎、支气管肺癌、肺结核等。

二、中医辨证分型要点

1. 外感咳嗽

（1）风寒咳嗽

证候：咳嗽频作、声重，咽痒，痰白清稀，鼻塞流涕，恶寒无汗，发热头痛，全身酸痛，舌苔薄白，脉浮紧或指纹浮红。

辨证要点：以起病急，咳嗽频作、声重，咽痒，痰白清稀为特征。

（2）风热咳嗽

证候：咳嗽不爽，痰黄黏稠，不易咯出，口渴咽痛，鼻流浊涕；伴有发热恶风，头痛，微汗出，舌质红，苔薄黄，脉浮数或指纹浮紫。

辨证要点：以咳嗽不爽，痰黄黏稠为特征。

2. 内伤咳嗽

（1）痰热咳嗽

证候：咳嗽痰多，色黄黏稠，难以咯出，甚则喉间痰鸣，发热口渴，烦躁不宁，尿少色黄，大便干结，舌质红，苔黄腻，脉滑数或指纹紫。

辨证要点：以咳嗽痰多，色黄黏稠，难以咯出为特征。

（2）痰湿咳嗽

证候：咳嗽重浊，痰多壅盛，色白而稀，喉间痰声辘辘，胸闷纳呆，神乏困倦，舌淡红，苔白腻，脉滑。

辨证要点：以痰多壅盛、色白而稀为特征。

（3）气虚咳嗽

证候：咳而无力，痰白清稀，面色苍白，气短懒言，语声低微，自汗畏寒，舌淡嫩，边有齿痕，脉细无力。

辨证要点：常为久咳，尤多见于痰湿咳嗽转化而成，以咳嗽无力，痰白清稀为特征。

（4）阴虚咳嗽

证候：干咳无痰，或痰少而黏，不易咯出，或痰中带血，口渴咽干，喉痒，声音嘶哑，午后潮热或手足心热，舌红，少苔，脉细数。

辨证要点：以干咳无痰，喉痒声嘶为特征。

三、中医外治辨证施治

1. 推拿疗法

（1）外感咳嗽

基础手法：开天门、推坎宫、清肺经、推三关各100次，分推肩胛骨1分钟，推膻中50次，捏脊6遍。

配穴：以外感风寒为主者，加揉二扇门、拿风池各100次。以外感风热证为主者，加清天河水、退六腑各100次。

（2）内伤咳嗽

基础手法：补脾经、补（清）肺经、运内八卦、退六腑、揉肺俞各100次，捏脊6遍。

配穴：①痰热蕴肺者，以清肺经、退六腑为主；②肺气亏虚者，以揉肺俞、捏脊治疗为主，并加以补肺经；③肺阴亏耗者，以补肺经、运内八卦为主，揉二马100次，加以补肾经；④兼有食欲不振、形体消瘦者，应着重补脾经，加揉中脘、分推腹阴阳；⑤咳喘甚，胸闷痰多者，加揉天突、分推膻中、按揉丰隆穴各

100次。

2. 穴位贴敷疗法

（1）适用于风寒咳嗽、痰湿咳嗽、气虚咳嗽

药物组成：白芥子、延胡索、甘遂、细辛等分。

具体操作：晒干磨成粉再用凡士林调和，做成直径约0.5cm的中药丸，把药丸置于穴位上，1穴1粒药丸，外用贴膏固定。贴于定喘、肺俞、膻中等穴。每日1次，每次2~3小时，5~7天为1个疗程。

（2）适用于食积咳嗽

药物组成：陈皮6g，炙麻黄、鸡内金各5g，法半夏、苦杏仁各4g，吴茱萸、炒白芥子各2g。

具体操作：将上述药物研末，蜜调成糊状，用医用胶布贴敷于患儿肚脐（神阙穴）。每次贴敷3小时，每天1次，3~5天为1疗程。

3. 拔罐疗法

选穴：以肺俞穴为主。外感咳嗽加风门，发热加大椎，痰湿咳嗽加脾俞、中脘。

具体操作：选择口径合适的火罐，将火罐拔于穴位，时间4~5分钟，年长儿可稍延长时间。每日1次，2~3天为1疗程。

4. 中药雾化

适用于风热咳嗽、痰热咳嗽。

药物：痰热清注射液、双黄连注射液等。

具体操作：连接雾化器各部位，检查性能，水槽内加冷开水250mL，液面高约30cm，浸没雾化罐底的透声膜，罐内放入药液10~20mL，上述中药注射液与0.9%氯化钠按1:1或1:2的比例稀释，罐盖拧紧，放入水槽，将水槽盖紧。根据需要调节雾量，将口含嘴或面罩罩住口鼻，雾化20分钟。治疗完毕，取下口含嘴或面罩，先关雾化开关，再关电源开关。每日1次，2~3次为1疗程。

第三节 肺 炎

肺炎是指不同病原体或其他因素（如吸入羊水、油类或过敏反应）等所引起的肺部炎症。主要临床表现为发热、咳嗽、气促、呼吸困难和肺部固定性中、细湿啰音。重症患者可累及循环、神经及消化系统而出现相应的临床症状，如心力衰竭、中毒性脑病及中毒性肠麻痹等。肺炎为婴儿时期重要的常见病，严重威胁小儿健康。

　　本病属于中医"肺炎喘嗽"范畴，病名首见于《麻科活人全书》。肺炎喘嗽的病变主要在肺，常累及脾，亦可内窜心肝。肺为娇脏，性喜清肃，外合皮毛，开窍于鼻。感受风邪，首先侵犯肺卫，致肺气郁闭，清肃之令不行，而出现发热、咳嗽、痰壅、气促、鼻扇等症状。痰热是其病理产物，常见痰热胶结，阻塞肺络，亦有痰湿阻肺者，肺闭可加重痰阻，痰阻又进一步加重肺闭，形成宣肃不行，症情加重。本病外因责之于感受风邪，或由其他疾病传变而来；内因责之于小儿形气未充，肺脏娇卫外不固。核心病机是肺气郁闭。本病的治疗以开肺化痰，止咳平喘为主法。

一、西医诊断要点

　　1. 发病较急，轻证仅有发热咳嗽，喉间痰鸣，重证则呼吸急促，鼻翼扇动。

　　2. 病情严重时，常见喘促不安，烦躁不宁，面色苍白，唇口青紫发绀，或高热不退。

　　3. 初生儿患本病时，常见不乳、神萎、口吐白沫，可无上述典型证候。

　　4. 肺部听诊可闻较固定的中细湿啰音，如病灶融合，可闻及管状呼吸音。

　　5. X线检查：见肺纹理增多、紊乱，肺部透亮度降低或增强，可见小片状、斑片状阴影，也可出现不均匀的大片状阴影。

　　6. 实验室检查：细菌引起的肺炎，白细胞总数较高，中性粒细胞增多，若由病毒引起，白细胞总数减少，稍增或正常。

二、中医辨证分型要点

　　1. 风寒闭肺

　　证候：恶寒发热，无汗，呛咳不爽，呼吸气急，痰白而稀，口不渴，咽不红，舌质不红，舌苔薄白或白腻，脉浮紧，指纹浮红。

　　辨证要点：恶寒发热，无汗，口不渴，咽红不著，呼吸气急，痰色白。

　　2. 风热闭肺

　　证候：初起证候稍轻，发热恶风，微有汗出，口渴欲饮，咳嗽，痰稠色黄，呼吸急促，咽红，舌尖红，苔薄黄，脉浮数。重症则见高热烦躁，咳嗽微喘，气急鼻扇，喉中痰鸣，面色红赤，便干尿黄，舌红苔黄，脉滑数。

　　辨证要点：发热较重，或有明显的热证表现，如发热恶风、咽红口渴、舌红苔黄等。

　　3. 痰热闭肺

　　证候：壮热烦躁，喉间痰鸣，痰稠色黄，气促喘憋，鼻翼扇动，或口唇青紫，舌红，苔黄腻，脉滑数。

辨证要点：以发热、咳嗽、痰壅、气急、鼻扇为特征。

4. 毒热闭肺

证候：高热持续，咳嗽剧烈，气急鼻扇，甚至喘憋，涕泪俱无，鼻孔干燥如烟煤，面赤唇红，烦躁口渴，溲赤便秘，舌红而干，舌苔黄腻，脉滑数。

辨证要点：高热不退，咳嗽剧烈，气急喘憋。

5. 阴虚肺热

证候：病程较长，低热不退，面色潮红，干咳无痰，舌质红而干，苔光剥，苔少或无苔，脉细数。

辨证要点：以病程较长、干咳无痰、舌红少津为特征。

6. 肺脾气虚

证候：低热起伏不定，面白少华，动则汗出，咳嗽无力，纳差便溏，神疲乏力，舌质偏淡，舌苔薄白，脉细无力。

辨证要点：以咳嗽无力，动则汗出为特征。

三、中医外治辨证施治

1. 推拿疗法

基础手法：补脾经、清肺经、清天河水、退六腑、运内八卦、推三关、按揉天突、揉膻中穴、揉肺俞各 100 次。

配穴：风寒闭肺者加推三关、掐揉二扇门各 100 次；风热闭肺者加清天河水 100 次、揉太阳、开天门各 50 次；肺脾气虚者加揉关元、足三里各 100 次；阴虚肺热者加揉二马、三阴交各 100 次；久咳体虚喘促者加补肾经 100 次、捏脊 6 遍。每天 1 次，5 天为 1 个疗程。

2. 拔罐疗法

选穴：肺俞穴加阿是穴（听诊啰音较多的部位）

具体操作：患儿取俯卧位，暴露背部，医者使用 95% 酒精棉球，采用闪火法将火罐置于肺俞及啰音明显处，留罐 5 分钟后起罐，每日 1 次。

3. 中药灌肠

适合于风热闭肺、痰热闭肺和毒热闭肺型。

药物组成：黄芩 10g，鱼腥草 15g，桃仁 10g，桑白皮 10g，杏仁 10g，枇杷叶 10g，麦冬 10g，瓜蒌 10g，柴胡 10g。

具体操作：将以上药材用水煎煮至 200mL 备用，每天 2 次保留灌肠，疗程 3~7天。

4. 中药雾化吸入

药物组成：①风邪犯肺型。三拗汤加减：麻黄 4g，杏仁 8g，甘草 3g，防风

10g，生姜10g，连翘10g。②痰热闭肺型。麻杏石甘汤加减：麻黄4g，杏仁10g，甘草3g，石膏18g，知母10g，胆南星10g，竹茹10g，石菖蒲10g，葶苈子12g，苏子10g，浙贝母10g。③肺脾气虚型。人参五味子汤加减：太子参15g，白术12g，茯苓15g，五味子8g，麦冬10g，甘草3g，怀山药15g。

具体操作：将每剂药加水适量，煎取300mL，分为10等份，每次取1份，置于超声雾化器内雾化，口含吸嘴将药物吸入，每次20～25分钟，每日2次，7天为1疗程。

5. 穴位贴敷

（1）适用于肺炎初期

药物组成：麻黄5g，杏仁5g，甘草5g，桔梗5g，前胡5g，桃仁10g，百部6g，僵蚕5g。

具体操作：上述药物研为细末，取适量，用水调成糊状，用贴膏贴敷于肺俞穴、膻中穴、定喘穴，每天1次，连用7天。

（2）适用于肺炎初期、中期

药物组成：当归30g，川芎30g，红花30g，乳香15g，没药15g，肉桂12g，丁香16g，赤芍30g，透骨草30g。

具体操作：研末过筛，混合均匀备用。每次取用约30g，用食醋调成糊状，干湿适中，涂在穴位贴上，药物厚度约2mm，贴敷部位为双侧肺俞穴及背部肺底部湿啰音听诊显著处。4～6小时后取下，如有明显发热及瘙痒者可提前取下，每日1次，7天为1疗程。

（3）适用于肺炎恢复期肺脾气虚证

药物组成：炒白芥子、丁香、前胡、桃仁、肉桂各5g，细辛1.5g。

具体操作：药物研末，凡士林调和，敷于肺俞、膻中等穴。

（4）适用于肺炎初中期

药物组成：大黄、芒硝、少许蒜泥，比例为4:1:4。

具体操作：上述药物研末，加入适量温开水，调成糊状，每次取30～50g，均匀地平摊在敷料上，患儿取俯卧位或侧卧位，暴露敷药部位，将药物敷贴在湿啰音密集的体表部位。贴敷时间30分钟左右，每天1次，连续3天。

6. 中药离子导入

药物组成：①风热闭肺：蜜麻黄8g，杏仁8g，生石膏15g，金银花10g，连翘12g，薄荷10g，桔梗15g，前胡12g，桑叶10g等。②痰湿阻肺：炙麻黄10g，杏仁8g，白前10g，陈皮15g，半夏6g，茯苓15g，甘草5g，苍术10g，厚朴10g，枇杷叶15g等。

具体操作：将中药浓煎剂以棉纱垫浸渗后置于电极片，接通电源，选择导入治疗方式，选择治疗时间 20 分钟，选择温度、强度，然后将电极片固定在双侧肺俞穴上，选择开始即可进行治疗，每天 1 次，3 ~ 7 天为 1 疗程。

第四节　支气管哮喘

支气管哮喘简称哮喘，是儿童期最常见的慢性呼吸道疾病。哮喘是由多种细胞和细胞组分共同参与的气道慢性炎症性疾病，这种慢性炎症导致气道反应性的增加，通常出现广泛多变的可逆性气流受限，并引起反复发作性喘息、气促、胸闷或咳嗽等症状，常在夜间和（或）清晨发作或加剧，多数患儿可经治疗缓解或自行缓解。

本病属于中医"哮喘"范畴，《丹溪心法·喘论》首先命名为"哮喘"。哮喘的病因既有外因，也有内因。内因责之于肺、脾、肾三脏功能不足，导致痰饮留伏，隐伏于肺窍，成为哮喘之夙根。外因责之于感受外邪，接触异物、异味以及嗜食咸酸等。哮喘的治疗，应按发作期和缓解期分别施治。发作期当攻邪以治其标，治肺为主，分辨寒热虚实而随证施治。缓解期当扶正以治其本，调其肺脾肾等脏腑功能，除伏痰夙根。

一、西医诊断要点

参照中华医学会儿科学分会呼吸学组制订的 2016 年版《儿童支气管哮喘诊断与防治指南》。

1. 反复喘息、咳嗽、气促、胸闷，多与接触变应原、冷空气、物理、化学性刺激、呼吸道感染、运动以及过度通气（如大笑和哭闹）等有关，常在夜间和（或）凌晨发作或加剧。

2. 发作时双肺可闻及散在或弥漫性，以呼气相为主的哮鸣音，呼气相延长。

3. 上述症状和体征经抗哮喘治疗有效，或自行缓解。

4. 除外其他疾病所引起的喘息、咳嗽、气促和胸闷。

5. 临床表现不典型者（如无明显喘息或哮鸣音），应至少具备以下 1 项：①证实存在可逆性气流受限：支气管舒张试验阳性：吸入速效 β_2 受体激动剂（如沙丁胺醇压力定量气雾剂 200 ~ 400μg）后 15 分钟第一秒用力呼气量（FEV1）增加 ≥12%；抗炎治疗后肺通气功能改善：给予吸入糖皮质激素和（或）抗白三烯药物治疗 4 ~ 8 周，FEV1 增加 ≥12%；②支气管激发试验阳性；③最大呼气峰流量（PEF）日间变异率（连续监测 2 周）≥20%。

符合第 1 ~ 4 条或第 4、5 条者，可诊断为支气管哮喘。

二、中医辨证分型要点

1. 发作期

（1）寒性哮喘

证候：咳嗽气喘，喉间哮鸣，痰多白沫，形寒肢冷，鼻流清涕，面色淡白，恶寒无汗，舌淡红，苔白滑，脉浮滑。

辨证要点：除喘咳气促、喉间哮鸣痰吼等哮喘发作的表现之外，还有风寒在表之象，如恶寒无汗、鼻流清涕、脉浮紧等。

（2）热性哮喘

证候：咳嗽喘息，声高息涌，喉间哮吼痰鸣，咳痰稠黄，胸膈满闷，身热面赤，口干咽红，尿黄便秘，舌红苔黄，脉滑数。

辨证要点：以咳嗽喘急，声高息涌，咳痰稠黄，身热咽红，舌红苔黄为特征。

（3）外寒内热

证候：喘促气急，咳嗽痰鸣，鼻塞喷嚏，流清涕，或恶寒发热，咳痰黏稠色黄，口渴，大便干结，尿黄，舌红，苔白，脉滑数或浮紧。

辨证要点：以外有风寒之表证，内有痰热之里证为要点。外寒重者见恶寒怕冷，头痛身重，喷嚏，鼻塞流清涕；内热重者见热势较高，口渴引饮，咳痰黏稠色黄，便秘等症。

（4）肺实肾虚

证候：病程较长，哮喘持续不已。喘促胸满，动则喘甚，面色欠华，畏寒肢冷，神疲纳呆，小便清长，常伴咳嗽痰多，喉中痰吼，舌淡苔薄腻，脉细弱。

辨证要点：多见于禀赋不足及哮喘久病不愈患儿，表现正虚邪恋，虚实夹杂，上盛下虚。上盛肺实可见喘促胸满，咳嗽痰鸣；下虚肾亏可见喘息无力，动则尤甚，畏寒肢冷。

2. 缓解期

（1）肺脾气虚

证候：多反复感冒，气短自汗，咳嗽无力，神疲懒言，形瘦纳差，面白少华，便溏，舌质淡，苔薄白，脉细软。

辨证要点：以肺脾两脏气虚诸症为辨证要点；肺虚则气短、咳嗽无力；脾虚则纳差、便溏。

（2）脾肾阳虚

证候：动则喘促咳嗽，气短心悸，面色苍白，形寒肢冷，脚软无力，腹胀纳差，大便溏泄，舌质淡，苔薄白，脉细弱。

辨证要点：偏肾阳虚者动则喘促咳嗽，面色苍白，形寒肢冷，脚软无力；偏阳虚者腹胀纳差，大便溏薄。

（3）肺肾阴虚

证候：咳嗽时作，喘促乏力，咳痰不爽，面色潮红，夜间盗汗，消瘦气短，手足心热，夜尿多，舌质红，苔花剥，脉细数。

辨证要点：见于咳喘久病不愈，肺肾两亏，阴虚内热的患儿。偏肺阴虚者可见干咳少痰，喘促乏力；偏肾阴虚者可见消瘦气短，夜尿多。

三、中医外治辨证施治

1. 穴位敷贴

适用于小儿哮喘各个证型。

药物组成：苏子、细辛各10g，炒白芥子、红花、甘遂各5g。

具体操作：以上药物共研成细末，用温开水调成膏状，加之少许生姜汁，根据不同证型分别敷贴于肺俞、定喘、大椎、肾俞、足三里，每穴贴药时间为3～6小时，5～7天为1疗程。如寒性哮喘取膻中、肺俞、风门、定喘等；热性哮喘取大椎、大杼、膻中、中府等；虚实夹杂哮喘取肺俞、膈俞、脾俞、肾俞、膻中等。

2. 耳穴压豆

适用于哮喘各个证型。

主穴：肝、肺、气管、神门。

配穴：肺脾虚弱者可加脾，肾不足者可加肾。

具体操作：用酒精棉球消毒局部耳郭，然后将王不留行籽粘于小胶布上，按压在上述穴位上，用拇指、食指持续按揉，使局部有明显胀、热、痛感觉为止。每次贴压一侧耳穴，左右耳穴轮流贴压，每次耳穴压豆1周，5～7次为1疗程。

3. 拔罐疗法

适用于各个证型。

部位：背部膀胱经、肺俞。

具体操作：让患儿俯卧，沿督脉及膀胱经行闪罐法，顺背部经脉循行方向走罐3～5次，然后在双肺俞穴位处留罐5分钟，每日治疗1次，5～7天1疗程。

4. 针灸疗法

取穴：①发作期：定喘、天突、内关。咳嗽痰多者，加膻中、丰隆。②缓解期：大椎、肺俞、足三里、肾俞、关元、脾俞。

具体操作：每次取3～4穴，留针5～10分钟，每个穴位灸3～5分钟，隔日1次。

5. 艾灸疗法

主穴：肺俞、风门、足三里。

配穴：肺脾气虚者加中脘、脾俞；脾肾阳虚者加关元、肾俞、脾俞；痰多者加天突、膻中。

具体操作：采用艾条温和灸法，每穴灸 5 分钟，每天 1 次，连续灸治 1~2 周。

第五节　慢性咳嗽

以咳嗽为唯一或主要症状，病程超过 4 周，胸部 X 线片检查无异常者定为慢性咳嗽。常见病因有咳嗽变异性哮喘、上气道咳嗽综合征、（呼吸道）感染后咳嗽、胃食管反流性咳嗽、心因性咳嗽、其他原因（过敏性咳嗽、药物诱发性咳嗽、耳源性咳嗽、非哮喘性嗜酸性粒细胞性支气管炎）等。

中医认为，慢性咳嗽属于"久咳""久嗽"范畴，多为脏腑功能失调，肺、脾、肾虚损最常见。外邪入侵，未及时治疗，或素体脾虚，痰湿内生，痰热互阻，或肾不纳气等，导致肺气不利，肺失宣降，而发生咳嗽、咳痰、喘憋等。《内经》指出，咳嗽的病变在肺而涉及五脏六腑，《素问·咳论》曰："五脏六腑皆令人咳，非独肺也。"《景岳全书》把咳嗽明确分为两类："咳嗽之要，止惟二证，何为二证？一曰外感，一曰内伤。"根据不同证型分别予以泻肺清热、清肺泻肝、燥湿化痰、健脾益气、养阴润肺、温肺化饮等治疗。

一、西医诊断要点

参照中华医学会儿科学分会呼吸学组制订的《儿童慢性咳嗽诊断与治疗指南》（2013 年修订）：咳嗽为主要或唯一表现，咳嗽症状持续 >4 周，胸 X 线片未见异常。

儿童慢性咳嗽常见于以下病证：

1. 咳嗽变异性哮喘（CVA）

CVA 是引起儿童尤其是学龄前和学龄期儿童慢性咳嗽的常见原因。CVA 的临床特征和诊断线索有：①持续咳嗽 >4 周，常在夜间和（或）清晨发作，运动、遇冷空气后咳嗽加重，临床上无感染征象或经过较长时间抗生素治疗无效；②支气管扩张剂诊断性治疗可使咳嗽症状明显缓解；③肺通气功能正常，支气管激发试验提示气道高反应性；④有过敏性疾病史包括药物过敏史，以及过敏性疾病阳性家族史，过敏原检测阳性可辅助诊断；⑤除外其他疾病引起的慢性咳嗽。

2. 上气道咳嗽综合征（UACS）

UACS 是引起儿童尤其是学龄前与学龄期儿童慢性咳嗽第二位的主要病因。

各种鼻炎、鼻窦炎、慢性咽炎、腭扁桃体和（或）增殖体肥大、鼻息肉等上气道疾病均可引起慢性咳嗽。UACS 的临床特点和诊断线索有：①持续咳嗽 >4 周，伴有白色泡沫痰（过敏性鼻炎）或黄绿色脓痰（鼻窦炎），咳嗽以晨起或体位变化时为甚，伴有鼻塞、流涕、咽干并有异物感和反复清咽等症状；②咽后壁滤泡明显增生，有时可见鹅卵石样改变，或见黏液样或脓性分泌物附着；③抗组胺药、白三烯受体拮抗剂和鼻用糖皮质激素对过敏性鼻炎引起的慢性咳嗽有效，化脓性鼻窦炎引起的慢性咳嗽需要抗菌药物治疗 2~4 周；④鼻咽喉镜检查或头颈部侧位片、鼻窦 X 线片或 CT 片可有助于诊断。

3. 感染后咳嗽（PIC）

PIC 是引起幼儿和学龄前儿童慢性咳嗽的常见原因，也是儿童慢性咳嗽病因中诊断修正率最高者。PIC 的临床特征和诊断线索：①近期有明确的呼吸道感染病史；②咳嗽持续 >4 周，呈刺激性干咳或伴有少许白色黏痰；③胸部 X 线片检查无异常或仅显示双肺纹理增多；④肺通气功能正常，或呈现一过性气道高反应；⑤咳嗽通常有自限性，如果咳嗽时间超过 8 周，应考虑其他诊断；⑥除外其他原因引起的慢性咳嗽。

4. 胃食管反流性咳嗽（GERC）

GERC 的临床特征与诊断线索：①阵发性咳嗽最好发的时相在夜间；②咳嗽也可在进食后加剧；③24 小时食管下端 pH 监测呈阳性；④除外其他原因引起的慢性咳嗽。

5. 心因性咳嗽

儿童心因性咳嗽应在除外多发性抽动症，并且经过行为干预或心理治疗后咳嗽能得到改善时才能诊断，常见于学龄期和青春期的儿童。心因性咳嗽的临床特征与诊断线索：①年长儿多见；②日间咳嗽为主，专注于某件事情或夜间休息咳嗽消失，可呈雁鸣样高调的咳嗽；③常伴有焦虑症状，但不伴有器质性疾病；④除外其他原因引起的慢性咳嗽。

6. 非哮喘性嗜酸粒细胞性支气管炎（NAEB）

NAEB 的临床特征与诊断线索：①刺激性咳嗽持续 >4 周；②胸部 X 线片正常；③肺通气功能正常，且无气道高反应性；④痰液中嗜酸粒细胞相对百分数 >3%；⑤支气管舒张剂治疗无效，口服或吸入糖皮质激素治疗有效；⑥除外其他原因引起的慢性咳嗽。

7. 过敏性（变应性）咳嗽（AC）

临床上某些慢性咳嗽患儿具有特应性体质，抗组胺药物、糖皮质激素治疗有效，但其又非支气管哮喘、CVA 或 NAEB 等，这类咳嗽称为过敏性（变应性）咳嗽。AC 临床特征与诊断线索：①咳嗽持续 >4 周，呈刺激性干咳；②肺通气功能正常，支气管激发试验阴性；③咳嗽感受器敏感性增高；④有其他过敏性疾病病史，变应原皮试阳性，血清总 IgE 和（或）特异性 IgE 升高；⑤除外其他原因引起的慢性咳嗽。

二、中医辨证分型要点

1. 痰热壅肺

证候：咳嗽痰多，色黄黏稠，喉间痰鸣，口渴烦躁，大便干，小便赤，舌红苔黄腻，脉滑数。

辨证要点：咳嗽痰多，痰色黄，舌红，苔黄腻。

2. 痰湿蕴肺

证候：咳嗽重浊，痰多壅盛，色白而稀，伴有喉中痰鸣，神乏，纳差，大便不调，舌淡苔白厚腻，脉滑。

辨证要点：咳嗽痰多，痰色白，舌淡苔白腻。

3. 肝火犯肺

证候：咳嗽阵作，气逆，咳时面赤，痰黄黏稠，难以咯出，症状随情绪波动增减，平素急躁易怒，舌质红苔薄黄少津，脉弦。

辨证要点：阵发性咳嗽，痰黄难咯，性情急躁，脉弦。

4. 肺脾气虚

证候：咳嗽反复不已，咳而无力，痰白清稀，纳差，便溏，面色少华，气短懒言，多汗，舌质淡嫩，脉细少力。

辨证要点：反复咳嗽，咳嗽无力，痰白清稀，纳差，乏力。

5. 阴虚肺热

证候：干咳无痰，痰少而黏，或痰中带血，口渴咽干，喉痒，声音嘶哑，午后潮热或手足心热，舌红少苔，脉细数。

辨证要点：咽痒，干咳，口渴咽干，手足心热，舌红少苔。

6. 外寒内饮证

证候：咳嗽气逆，喉中痰鸣，痰白清稀，易咯出，食欲减退，舌淡，苔白腻或白滑，脉弦滑。

辨证要点：咳嗽，痰白清稀，舌淡，苔白腻或白滑。

三、中医外治辨证施治

1. 推拿疗法

慢性咳嗽的病程相对较长，病情反复发作，应选取手太阴肺经、足太阴脾经、足少阴肾经、足厥阴肝经、经外奇穴，以及任、督二脉；非急性期时应该以轻柔手法为主，且重在肺、脾、肾的调整治疗。常规手法选用运法、推法、揉法、掐法、搓法，介质为滑石粉，每日1次。

基本手法：分推膻中、分推肩胛、揉按肺俞各100次。

辨证加减：①痰热壅盛兼咽喉不利者加清肺经、掐揉天突穴、掐揉二马、掐揉小横纹或掌小横纹、揉乳根、揉乳旁各100次；②痰湿蕴阻，肺气不利者加逆运内八卦、掐揉掌小横纹、揉乳根、揉乳旁、揉按丰隆各100次；③肺气亏虚者加补肺经、补脾经、推三关、掐揉掌小横纹、揉乳根、揉乳旁、揉足三里各100次，捏脊6遍；④肺阴亏虚者加补肺经、补肾经、揉天突、掐揉小横纹、掐揉二马各100次，捏脊6遍；⑤肺脾气虚者加补脾经、揉板门、运内八卦、揉按脾俞各100次。

2. 耳穴压豆

适用于慢性咳嗽的各种证型。

取穴：肺、气管、肾、脾、三焦、皮质下、枕。

具体操作：用王不留行籽贴压，以患儿能够承受为宜，每次选取上述3个穴位，按压至耳部发热。3天后再重新贴压其他3个耳穴，9天为1个疗程，疗程间休息2天后继续下1个疗程，一般连续治疗3个疗程。

3. 拔罐疗法

（1）留罐

适合各型咳嗽（阴虚肺热证除外）。

取穴：风门、肺俞、膏肓、脾俞穴。

具体操作：患儿取俯卧位，或家长抱患儿伏于家长膝盖上，充分暴露背部，使用适当口径的玻璃罐先行闪罐，再留罐，或抽气罐留置5分钟，每日或隔日1次，一般做3~5次。

（2）走罐

走罐部位：背部督脉循行部位。

具体操作：按年龄大小选用相应口径的玻璃罐。患者俯卧，先在罐口涂一层凡士林，再用闪火法把罐叩在大椎穴上，然后轻握罐体，沿督脉从上往下轻推至龟尾，再从龟尾推至大椎，往返2~3遍，以皮肤潮红为度。于每年三伏天，即初、中、末伏各走罐1次，并配合穴位贴敷。每次间隔10天左右，连续治疗3次。

4. 针刺疗法

（1）适用于各型咳嗽

取穴：风池、风门、肺俞、定喘等穴。

具体操作：均平补平泻，每日1次，每次留针30分钟。针刺后风门、肺俞、定喘加拔火罐，每日1次，每次留罐5分钟，3天为1个疗程，2个疗程结束即止。

（2）适用于上气道咳嗽综合征

主穴：合谷、大椎、天突、扶突、迎香、鼻通、定喘、咽三针、丰隆、老冲穴。其中咽三针的其中一针于下颌淋巴结旁，下颌角内侧凹陷处起穴，其余两针各旁开一寸；老冲穴位于食指螺纹中央，均为经验用穴。

配穴：痰热壅肺证加肺俞、曲泽；肝火犯肺证加太冲；痰湿蕴肺证加足三里、阴陵泉；阴虚肺热证加太溪、照海。

具体操作：嘱患者张大嘴，用压舌板压舌前2/3处，并发出"啊"音，以充分暴露咽部，用3寸长针在咽喉壁增生的淋巴滤泡或扩张的小血管处刺8~10下，均要速刺疾出，然后嘱患者平坐，辨证取穴，穴位局部常规消毒后用30号1.5寸毫针进针，直刺0.8~1寸（根据患儿年龄及体型选择进针深度），强刺激得气后留针30分钟；中间每隔10分钟捻转1次；针毕后用玻璃罐在大椎穴拔罐，可留罐5~10分钟；最后在老冲穴点刺放血。12岁以下不留针、不拔罐。隔日治疗1次，10次为1个疗程，疗程间休息1周。

5. 雷火灸疗法

适合于痰湿蕴肺、肺脾气虚、外寒内饮证。

具体操作：患儿取坐姿，头向后仰，点燃艾条，距离皮肤2~3cm，灸天突、膻中、肺俞、定喘及合谷等穴。如食滞明显，可加中脘、脾俞、胃俞、足三里。灸至皮肤红热为度，移至下一穴位，时间为15~20分钟。每天1次，9天为1个疗程，视病情轻重和病程长短灸1~2个疗程。

6. 穴位贴敷

（1）适用于各型咳嗽

药物组成：麻黄、皂角刺、石菖蒲、丹参、百部、白芥子、冰片。

具体操作：以上药物醋调为膏，外敷于膻中、天突、心俞、肺俞、膈俞等穴，每日1次，每次3~5小时，5天为1个疗程。偏寒者加细辛、白附子；偏热者加前胡、黄芩等。

（2）适用于感染后咳嗽痰湿蕴肺证

药物组成：白芥子、威灵仙、麻黄、甘遂、细辛、杏仁、厚朴、五味子。

具体操作：以上药物按2∶5∶3∶5∶2∶3∶1∶1比例打粉，取粉末若干用生姜水调匀成面团状备用。贴敷于肺俞、身柱、尺泽、天突、膻中（双侧穴位每次取其中一侧即可）。咳嗽剧烈伴有呕吐或痰多加中脘，咽喉痒加照海，鼻塞加大椎，肺部听诊湿啰音较重加双侧中府穴。初次贴40分钟左右，若耐受良好，未见局部过敏等不良反应，可逐渐增加贴敷时间，前5天每天1次，后5天隔天1次，每次 40 分钟~2 小时。若皮肤不能耐受出现烫伤，可予以复方紫草油、芦荟汁或者烫伤膏外搽。若出现水疱可予以消毒后挑破，避免继续原穴位贴敷。

（3）适用于咳嗽变异性哮喘

药物组成：芥子、延胡索、细辛、苏子、麻黄、莱菔子。

具体操作：以上药物按 2∶2∶2∶1∶1∶1 比例研成细末，每次取 15g 加姜汁调和而成，贴敷于肺俞、膈俞、膻中、定喘等穴。每次贴敷 1~2 小时，连续 3~5 天。

7. 冬病夏治三伏贴

适用于慢性咳嗽痰湿蕴肺、肺脾气虚、外寒内饮证。

药物组成：生白芥子 6g，熟白芥子 6g，苏子、延胡索、细辛、甘遂各 12g。

具体操作：以上药物碾成细末，过 100 目筛，按一定比例混合备用，取适量药末，用鲜姜汁调成厚糊状，做成药饼贴敷于肺俞、大椎、膻中穴。于每年三伏天，即初、中、末伏进行治疗，每次间隔 10 天左右，连续治疗 3 次，每日 1 次，每次 2~4 小时。

8. 伏九贴敷

适用于慢性咳嗽痰湿蕴肺、肺脾气虚、外寒内饮证。

药物组成：芥子咳喘软膏（白芥子、延胡索、冰片等）。

具体操作：以上药物制成约 1.5cm×1.5cm，厚约 0.5cm 的药饼备用。贴敷穴位为定喘（双侧）、肺俞（双侧），适用于因咳嗽变异性哮喘所致的慢性咳嗽。贴敷穴位常规消毒，将药饼贴于穴位上，脱敏胶布固定，每次 2~4 小时，分别在一伏、二伏、三伏、一九、二九、三九的第 1~3 天连续贴敷 3 天。若贴敷后出现皮肤发红、局部疱疹、灼热、奇痒等症状应及时取下。

9. 中药泡洗

适用于过敏性咳嗽。

药物组成：黄芩 10g，连翘、麦冬各 6g，半夏 5g，川贝粉 6g，参须 4g，五味子 6g，葶苈子 5g，苏子、百部、桑白皮、甘草各 6g。

具体操作：以上药物加适量水煎汤，每次浸泡 20 分钟，每日 2 次，连续 5 天。

10. 中药雾化吸入

（1）适合于痰热壅肺证

药物组成：炙麻黄 6g，广地龙 10g，川贝母 5g，黄芪 10g，鱼腥草 12g，金银花 10g，大青叶 10g。

具体操作：煎煮 300mL，每次取 20~30mL 药液，采用医用雾化器雾化吸入，或用痰热清注射液 2~5mL，加生理盐水 10~20mL，每次 15~20 分钟，每天 2

次，连用 10 天为 1 疗程。

（2）适用于上气道咳嗽综合征（鼻后滴漏综合征）

药物制备：30% 鹅不食草液（鹅不食草经水煮后过滤、离心，取上清液，浓缩，定浓度为 30%，灭菌后分装为 10mL/支）。

具体操作：采用医用雾化器雾化吸入，5 岁以下患儿每次 5mL，5 岁以上患儿每次 10mL，每次雾化 3~5 分钟，每周 2~3 次，2 周为 1 疗程。

11. 中药离子导入

（1）适用于上气道咳嗽综合征

具体操作：采用香丹注射液，取患儿一侧中府穴及对侧风池穴，先用 75% 酒精预处理皮肤，再准备 2 块约 5cm×5cm 大小 4 层无菌纱布制成的衬垫，将香丹注射液 2mL 注射于衬垫上，制成药贴，分别固定于治疗仪的两个电极上，然后将贴片置于所选穴位，固定，调整参数，每次 20 分钟。咳甚痰多者，改风池为肺俞穴。每天 1 次，7 天为 1 疗程，共治疗 2 个疗程。

（2）适用于上气道咳嗽综合征（慢性咽炎）

药物组成：冰片 6g，酒大黄 10g，薄荷 5g，姜黄 15g，防风 10g，青黛 10g。

具体操作：煎煮 3 次，过滤去渣备用，制成药贴，贴在在双侧人迎穴附近颌下腺下区，中频交流电离子导入，每天 1 次，7 天为 1 个疗程。

第六节　扁桃体炎

扁桃体炎有急性扁桃体炎与慢性扁桃体炎之分，急性（腭）扁桃体炎是指腭扁桃体的急性非特异性炎症，通常简称急性扁桃体炎，是上呼吸道感染的一种类型，多同时伴有程度不等的咽部黏膜和淋巴组织的急性炎症，临床表现以发热、咽痛、扁桃体肿大甚则化脓为特点。该病在春、秋两季及气温变化时容易发生，可发生在任何年龄，多见于学龄前期和学龄期儿童。慢性扁桃体炎由急性扁桃体炎反复发作，或因扁桃体隐窝引流不畅，窝内细菌、病毒滋生繁殖而演变为慢性炎症。亦可继发于某些急性传染病如猩红热、流行性感冒、麻疹之后。

急性扁桃体炎相当于中医的"急乳蛾""风热乳蛾"，正如《疡科心得集》说："夫风温客热，首先犯肺，化火循经，上逆入络，结聚咽喉，肿如蚕蛾，故名乳蛾。"多因气候骤变，寒热失调，肺卫不固，致风热邪毒乘虚从口鼻而入侵喉核，或因多食煎炸等，脾胃蕴热，热毒上攻，搏结于喉核，或因外感风热失治，邪毒乘机内传肺胃，上灼喉核而发病。慢性扁桃体炎相当于中医的"慢乳蛾""虚火乳蛾"，其发病与肺脾肾的关系密切，多因风热乳蛾或温病之后余毒未清，邪热耗伤肺阴，津伤则咽窍少濡，炼津为痰，痰热结聚喉核，故喉核红肿为病，或因素体阴虚，加之劳倦过度，肾阴亏损，虚火上炎，熏蒸喉核而发病。治疗以清热解毒、利咽散结为基本原则。

一、西医诊断要点

1. 急性扁桃体炎

①全身症状：可有畏寒、高热、头痛、食欲下降、疲乏无力、周身不适等表现，有时可因高热而引起抽搐、呕吐及昏睡等。婴幼儿可因肠系膜淋巴结受累而出现腹痛及腹泻。②局部症状：剧烈咽痛为其主要症状，常放射至耳部，多伴有吞咽困难，婴幼儿常表现为流涎、拒食。部分下颌和（或）颈部淋巴结肿大，可出现转头受限，炎症波及咽鼓管时则出现耳闷、耳鸣、耳痛甚至听力下降。扁桃体肿大较显著，在婴幼儿还可引起呼吸困难。③体征：咽部黏膜呈弥漫性急性充血，以扁桃体及两侧腭弓最为严重，腭扁桃体肿大，部分病例扁桃体表面可见黄白色脓点，或在隐窝口处有黄白色或灰白色豆渣样渗出物，可连成一片，形似假膜，但不超出扁桃体范围，易拭去且不遗留出血创面。下颌和（或）颈部淋巴结常肿大伴压痛。根据临床症状及体征，很难区分出是急性病毒性扁桃体炎还是急性细菌性扁桃体炎。一般而言，病毒性扁桃体炎常表现为扁桃体充血、肿大等，同时还常伴有咳嗽、声嘶和流涕等卡他症状；而细菌性扁桃体炎则更多伴有扁桃体渗出。④实验室检查：细菌性者常伴有外周血白细胞计数增高，中性粒细胞百分比增高和 C 反应蛋白增高。病原学检测主要是咽拭子培养和药物敏感试验。

2. 慢性扁桃体炎

诊断标准参照田勇泉主编之《耳鼻咽喉头颈外科学》规定制订。

①病史：有急性扁桃体炎反复发作史，每年至少发作 5 次以上。②自觉症状：咽部不适、咽痒、咽干、异物感，可有刺激性咳嗽、口臭、易感冒，或伴全身纳差、乏力、头痛、低热等。③咽部检查：挤压舌腭弓自隐窝内有分泌物排出；扁桃体表面不平，有瘢痕及表面角化物；扁桃体与周围组织包括舌腭弓及咽腭弓粘连；扁桃体及舌腭弓边缘慢性充血；患侧下颌角下淋巴结反复肿大。④实验室检查：血沉、抗链球菌溶血素"O"、血清黏蛋白等有助进一步诊断。

凡具有第①项或②、③、④项中一项以上即可做出诊断。

二、中医辨证分型要点

（一）急性扁桃体炎

1. 风热袭咽

证候：疾病初起，咽部干燥灼热，疼痛逐渐加剧，吞咽时疼痛尤剧。扁桃体红肿，伴有发热恶风，头痛，咳嗽，舌淡红，苔薄黄，脉细数。

辨证要点：发热，咽部不适，疼痛，扁桃体红肿，尚未化脓。

2. 胃热熏咽

证候：咽喉疼痛剧烈，痛连耳根，吞咽困难，口臭，咳吐黄痰，小便黄，大便秘结，扁桃体红肿，有黄白色脓点，或连成假膜，下颌角淋巴结肿大、压痛，舌红，苔黄，脉洪数。

辨证要点：咽痛剧烈，扁桃体红肿明显，表面有脓点，高热，口臭，便干。

（二）慢性扁桃体炎

1. 肺肾阴虚，火炎喉核

证候：咽部不适，微痒微痛，灼热干燥，午后症状加重。扁桃体肥大或萎缩，表面不平，色暗红，或有黄白色脓点；扁桃体被挤压时，有干酪样物溢出，伴有咳嗽少痰，午后颧红，手足心热，耳鸣眼花，口干舌燥，腰膝酸软，大便干等症，舌红少苔，脉细数。

辨证要点：咽干咽痒，扁桃体肥大，口干舌燥，大便干，手足心热，舌红少苔。

2. 脾胃虚弱，喉核失养

证候：咽部不适，微痒微干，异物梗阻感，扁桃体肥大，色淡红或微暗，挤压扁桃体肿时有白黏脓溢出。伴咳嗽痰白，倦怠纳呆，胸脘痞闷，口淡不渴，易恶心呕吐，大便时溏，舌质淡，苔白腻，脉缓弱。

辨证要点：咽部不适，咳嗽痰白，扁桃体肥大，口不渴，舌淡苔白腻。

3. 痰瘀互结，凝聚喉核

证候：咽干不利，或刺痛胀痛，异物梗阻感，迁延不愈，扁桃体肥大质硬，表面凹凸不平，色暗红，下颌角淋巴结肿大，舌质暗有瘀点，苔白腻，脉细涩。

辨证要点：咽干，有异物感，扁桃体肥大色暗红，舌质暗，苔白腻。

三、中医外治辨证施治

1. 推拿疗法

适用于慢性扁桃体炎。

揉按角孙、风池、扁桃体穴（为扁桃体体表投影部位）、足三里穴，每穴400次，掐少商、商阳穴各100次，提捏肩井穴5次，清水漱口。第1周每天治疗1次，后3周每周治疗2次，1个月为1疗程。

2. 刺络及针刺疗法

（1）刺络

适用于急性扁桃体炎。

具体操作：用三棱针或一次性采血针点刺双手少商或商阳穴，放血，每日1次，一般1~3次。如热势明显，可在大椎穴刺络拔罐，放血2~3mL。亦可于耳尖或耳背静脉刺络放血。

（2）毫针刺

适用于慢性扁桃体炎各型。

选穴：合谷、曲池、足三里、颊车、太溪、三阴交、肺俞、肾俞等。

具体操作：每次选2~3个穴位，轻刺激，用平补平泻法，或留针20~30分钟，每日针1次。

3. 刮痧疗法

适用于急性扁桃体炎。

具体操作：持刮痧板沿双侧膀胱经由大椎至三焦俞，由上向下单方向刮，沿前臂手厥阴心包经由上至下刮痧，均以操作部位发红出痧为宜。一般治疗1次。

4. 耳穴压豆

适用于急性扁桃体炎。

取穴：耳尖、扁桃体、肾上腺、轮1、轮2。

具体操作：用酒精棉球消毒耳郭，然后将王不留行籽粘于小胶布上，按压在上述穴上，用拇指、食指持续按揉，使局部有明显胀、热、痛感觉为止。每次贴压一侧耳穴，左右耳穴轮流贴压，耳豆2~3天更换1次。留置期间，嘱患儿或家长每日按压3~4次，以局部有明显胀、热、痛感觉为度。

5. 天灸

适用于急性扁桃体炎。

具体操作：将大蒜、百草霜按10:1的比例捣碎混合，取6g贴敷在双侧太渊穴24小时，一般治疗1次。

6. 穴位贴敷

（1）适用于慢性扁桃体炎各型

①药物组成1：吴茱萸15g，胡黄连6g，胆南星、生大黄各3g。

具体操作：以上4味药共研成细末，用瓶或罐装好密封，使用时用陈醋调成糊状，睡前用温开水泡脚后，涂敷于涌泉穴。用纱布包扎，胶布固定，于次日早晨取下，每天1次，10天为1疗程。

②药物组成2：冰片、玄参、大黄、赤芍、制乳香、制没药各适量。

具体操作：以上药物混合研细末，装瓶备用，清洁天容穴皮肤，待干后，用黄酒将药物调成糊状，摊于2cm×2cm胶布上，药1cm×1cm大，撒少许发泡剂，贴于天容穴处，4小时后取下，局部红，甚至有小水疱，黄豆大小，1~2天去痂，7天后恢复再贴，4次为1疗程。皮肤敏感者慎用。

（2）用于急性扁桃体炎胃热熏咽型

药物组成：生大黄、吴茱萸各3g。

具体操作：以上药物共研细末，加入食醋适量调成软膏。清洁涌泉穴的局部皮肤，取配置好的膏药分别涂于两块纸棉上，然后敷于涌泉穴，外用纱布包扎固以防脱落。每日敷1次，每次不少于8小时。5天为1个疗程。

7. 灌肠疗法

（1）适用于急性扁桃体炎胃热熏咽型

药物组成：大黄、柴胡、青蒿、黄芩各10g，葛根、赤芍、蒲公英、银花、连翘各15g，生石膏30g（先煎）。

具体操作：采用常规煎法，煎煮后取汁200mL，每天灌肠1~2次。

（2）适用于急性扁桃体炎风热袭咽型

药物组成：金银花30g，蒲公英30g，牛蒡子15g，淡豆豉15g，大黄6g。

具体操作：以上药物常规煎煮后，浓缩为60mL，每日分2次保留灌肠，疗程2天。

8. 中药泡洗

（1）适用于急性扁桃体炎各型

药物组成：桂枝15g，柴胡15g，陈艾10g，石菖蒲10g，青蒿15g，荆芥15g，薄荷10g。

具体操作：以上药物煎煮15分钟，水温37~40℃，泡脚10分钟，微微出汗为度。

（2）适于急性扁桃体炎风热袭咽型

药物组成：艾叶、荆芥、大青叶、金银花各15g。

具体操作：以上药物加水3000mL，浸泡30分钟，武火煮沸后，再以文火煎煮15分钟，去渣，取汁2000mL备用，取适量药液，足没过足踝为度，将温度调至37~40℃，让患儿泡脚15分钟。体温不降可4小时后重复足浴一次。

9. 中药雾化吸入

适用于急性扁桃体炎。

（1）痰热清注射液0.3~0.5mL/kg/天（每次不超过10mL），加生理盐水20mL，每天1~2次超声雾化吸入，7天为1疗程。

（2）野菊花注射液2mL，加生理盐水10mL配制雾化液，1次/日，15~20分钟/次，5天为1疗程。

（3）双黄连粉针0.3~0.6g，加入生理盐水20mL雾化吸入，1~2次/日，3日为1疗程。

（4）中药制剂：蝉衣6g，浙贝母、木蝴蝶各10g，蒲公英、鱼腥草、板蓝根各20g，煎煮300mL，每次取20mL，2次/日，雾化吸入。

10. 中药漱口

（1）适用于急性扁桃体炎

药物组成：金银花10g，生甘草3g，桔梗5g，薄荷5g，菊花10g。

具体操作：以上药物煎药汁至100mL，晾至常温后含漱。

（2）适用于慢性扁桃体炎

药物组成：菊花10g，红花3g，陈皮6g，荆芥6g。

具体操作：以上药物煎药汁至100mL，每次取适量，煎水含漱，每日数次。

第七节 咽 炎

咽炎是咽部黏膜、黏膜下组织的炎症，依据病程的长短和病理改变性质的不同，分为急性咽炎、慢性咽炎两大类。急性咽炎是咽黏膜，并波及黏膜下及淋巴组织的急性炎症，常继发于急性鼻炎或急性扁桃体之后，或为上呼吸道感染的一部分。亦常为全身疾病的局部表现或急性传染病的前驱症状。当小儿因受凉等全身或局部抵抗力下降，病原微生物乘虚而入引发急性咽炎。急性咽炎中，90%以上为病毒感染。慢性咽炎为咽部黏膜、黏膜下及淋巴组织弥漫性炎症，主要症状有咽干、咽部不适、异物感、咽痒、咽部疼痛等，部分患者可出现晨起刺激性咳嗽。常因受凉、感冒、疲劳、多言等原因导致该病的发作，若感染向上蔓延，波及耳、鼻，导致急性鼻炎、鼻窦炎、急性中耳炎；向下发展，可侵犯喉、气管等下呼吸道，引起急性喉炎、气管炎、支气管炎及肺炎。

本病属于中医"喉痹"的范畴，分为急喉痹和慢喉痹两类。急喉痹系因外邪客于咽部所致，证属肺胃实热，治宜清泄肺胃之火，利咽消肿。慢喉痹系因脏腑之阴阳气血津液失调，咽喉失养，气血痰浊郁滞所致，以咽部微干、痒、痛不适等为主要表现的常见咽部疾病。证属阴虚肺燥，治宜养阴清肺润燥。

一、西医诊断要点

1. 急性咽炎

（1）病史

有病毒和细菌的感染因素，或非感染因素如粉尘、烟雾和刺激性气体等。

（2）症状

起病较急，先有咽干，继之咽痛，可伴有发热，头痛、四肢酸痛、食欲不振等全身症状。

（3）体征

咽黏膜充血，肿胀；咽后壁淋巴滤泡增生，表面可见黄白色分泌物，可伴有颈部淋巴结肿大、压痛。

（4）辅助检查

血常规检查、咽拭子培养和抗体测定。

2. 慢性咽炎

（1）病史

常有急性咽炎反复发作史，或因鼻病长期张口呼吸、鼻涕倒流刺激咽部；环境空气干燥、粉尘和刺激性气体污染；嗜食辛辣刺激性食物；胃食管反流；学习压力、情绪紧张等。

（2）症状

年长患儿诉咽痒不适，咽异物感，咽干燥感，间有咽痛；年龄较小的患儿常会清嗓子，喉咙有痰，晨起偶有咳嗽，或易恶心、呕吐。多无发热等全身症状。

（3）体格检查

咽部黏膜充血，咽后壁有少许淋巴滤泡，有少量黏稠分泌物附在表面。肥厚性咽炎黏膜充血增厚，咽后壁淋巴滤泡显著增生，咽侧索肿厚；萎缩性咽炎与干燥性咽炎黏膜干燥，萎缩变薄，色苍白发亮，常附有黏稠分泌物或带臭味的黄褐色痂皮。

（4）辅助检查

纤维喉镜可明确是否与鼻腔或鼻窦疾病有关，必要时可做病理检查及 24 小时胃食管 pH 值测定。

二、中医辨证分型要点

（一）急性咽炎

1. 风寒外袭型

证候：咽痛不甚严重，常伴有恶寒，发热，头痛，鼻塞，流清水涕，喷嚏，咳嗽，咳痰白稀，舌淡红，苔薄白，脉浮紧；检查可见咽部黏膜淡红。

辨证要点：咽痛不重，咽部黏膜淡红，伴有风寒感冒症状，舌淡红，苔薄白。

2. 风热外侵型

证候：咽痛较重，发热，恶风，头痛，咳嗽，咳痰黄稠，口渴，流黄涕，便秘，舌尖红，苔薄黄，脉浮数；检查可见咽部黏膜鲜红、肿胀，或颌下淋巴结肿大。

辨证要点：咽痛明显，咽部黏膜鲜红肿胀，伴有风热感冒症状，舌红，苔薄黄。

3. 肺胃实热型

证候：咽痛较剧，吞咽困难，咽部鲜红，发热，口渴喜饮，口气臭秽，大便干，小便短赤，舌质红，舌苔黄，脉洪数有力。

辨证要点：咽痛较剧，吞咽困难，咽部鲜红，口渴，大便干，舌红，苔黄。

（二）慢性咽炎

1. 湿热型

证候：自觉咽部痰粘不易咯出，兼慢性咳嗽，痰黄黏稠，不易咯出，胸闷喜出大气，咽部黏膜充血，或滤泡增生，舌质红苔黄腻，脉滑数。

辨证要点：咽部痰黏不易咯，咽部黏膜充血或滤泡增生，舌红苔黄腻。

2. 痰气郁结型

证候：咽部异物阻塞感，胸闷喜叹息，口淡不渴，舌质淡红，舌苔白厚，脉滑。患儿平素可有食少纳呆，性格内向等表现。

辨证要点：咽部异物阻塞，胸闷喜叹息，舌淡，苔白厚。

3. 肺热津伤型

证候：咽干咽痛，口渴思饮，大便干，小便黄，咽部充血明显，舌红苔少，脉细数。

辨证要点：咽干咽痛，口渴，咽部充血，舌红苔少。

4. 肺脾气虚型

证候：咽部不适感，短气，乏力，面色萎黄，纳少便溏，咽喉黏膜淡白，舌淡苔白，脉细弱无力。

辨证要点：咽部不适，咽喉黏膜淡白，短气乏力，纳少，舌淡苔白。

5. 肺肾阴虚型

证候：咽喉干燥，口干不思饮，潮热盗汗，干咳无痰，舌红乏津，苔少、无苔或花剥无苔，脉细数无力。

辨证要点：咽喉干燥，口干不思饮，潮热盗汗，舌红少苔或花剥无苔。

三、中医外治辨证论治

1. 推拿疗法

适用于急性咽炎。

具体操作：开天门、推坎宫、揉太阳、揉耳后高骨、清天河水各 100 次，揉大椎穴、揉风门穴、揉肺俞穴、揉足三里、推涌泉穴各 50 次，捏脊 6 遍。每日 2 次，每次 30 分钟，10 次为 1 疗程。

2. 穴位贴敷疗法

（1）适用于咽炎各型

药物：吴茱萸。

具体操作：取吴茱萸粉少量，以温开水调和成糊状，敷贴于双侧涌泉穴，胶布固定。一般睡前贴，晨起揭去。每日 1 次，10 天为 1 疗程。

（2）适用于慢性咽炎各型

①药物组成 1：白芥子、细辛、甘遂、延胡索（适用于痰气郁结型和肺脾气虚型）。

具体操作：以上药物按 2∶2∶1∶1 的比例加工成粉末，贮藏于瓷瓶中备用。用时以生姜汁调匀，分别制成 1cm×1cm 大小的药饼。取天突、廉泉、天容（双），用胶布将药饼固定于穴位上，贴敷 2~3 小时。如果有明显烧灼感，可提前取下，并湿敷以消炎药水。每 10 天 1 次，连续 5 次。

②药物组成 2：紫草、全蝎、龙脑片。

具体操作：以上三味中药共研成细粉，加入凡士林和紫草油混合调成糊状，用瓶罐封闭备用。每次取适量制好的中药，均匀地揩拭在纱布上，将纱布贴于廉泉穴（位于颈部，前正中线上，结喉上方，舌骨上缘凹陷处），外面用胶布牢固粘紧。每天 1 次，每次 1~2 小时（儿童可适当减少贴敷时间），10 天为 1 个疗期，共 2 个疗程。

（3）适用于急慢性咽炎（除风寒外袭型）

药物组成：青黛 20g，冰片 20g，射干 20g，木蝴蝶 20g，重楼 20g，挂金灯 20g。

具体操作：烘干后研细末，取适量以醋调糊，贴敷于天突、大椎穴；还可以选廉泉、扶突、涌泉、风池及阿是穴等穴位。上述穴位可以交替取穴。每日 1 次，每次 3~5 小时，连续贴敷 4 周。

3. 刺络放血

适用于急性咽炎。

具体操作：取耳背上部静脉，先用手轻轻揉一侧耳朵，使其局部充血，再于耳后寻找静脉，局部常规消毒后，用三棱针于耳后静脉点刺，挤出 3~5 滴血后用消毒棉球按压针孔，每日 1 次（每次在前一次的下方点刺放血）。也可以用三棱针点刺少商穴（拇指末节桡侧，距指甲角 0.1 寸）放血，每日 1 次。

4. 中药雾化吸入

（1）急性咽炎（除风寒袭咽型）

具体操作：用双黄连针剂 1 瓶（每瓶 0.6g），用 0.9% 氯化钠约 15mL 溶化后，放入医用超声雾化器雾化，每次 20 分钟，每日 1 次，5 天为 1 疗程。

（2）适用于慢性咽炎

①湿热型

药物组成：金银花 15g，连翘 10g，黄芩 10g，薄荷 10g，栀子 5g，玄参 10g，芦根 10g，牛蒡子 10g，藿香 10g。

具体操作：将所用的中草药浸泡并煎煮半小时后滤出药液 50mL，沉淀冷却后加入超声雾化器中，开机后药液雾化成水汽排出，患儿把吸管放入口中，雾化 20 分钟，每日 1 次，7 次为 1 个疗程。

②肺热津伤型

药物组成：生地黄 15g，牡丹皮 15g，沙参 10g，麦门冬 10g，玄参 10g，薄荷 10g，知母 10g，蝉蜕 5g。

具体操作：将所用的中草药浸泡并煎煮半小时后滤出药液 50mL，沉淀冷却后加入超声雾化器中，开机后药液雾化成水汽排出，患儿把吸管放入口中，做轻微加深的呼吸运动，20 分钟可把药液吸完，每日 1 次，7 次为 1 个疗程。

（3）适用于慢性咽炎各型

药物组成：冬夏利咽合剂（冬凌草 30g，玄参 25g，金银花 30g，麦冬 20g，川贝母 20g，蝉蜕 25g，山豆根 15g，香附 20g，山楂 30g，薄荷 15g，僵蚕 15g，桔梗 20g，甘草 10g）。

具体操作：上方 1 剂，加水煎制 30 分钟，制成 250mL 浓缩中药液，放入冰箱备用，取 20mL 加入医用超声雾化仪中雾化吸入，每日 2 次，每次雾化吸入 20 分钟，疗程为 7 天。

第八节　变应性鼻炎

变应性鼻炎是指特应性个体接触致敏原后导致的包含 IgE 介导的炎症介质释放和多种免疫活性细胞、细胞因子参与的鼻黏膜慢性反应性疾病，其典型症状是喷嚏、流涕、鼻痒、鼻塞，昼夜交替。流行病学研究报道变应性鼻炎在世界范围内的平均发病率在 10%～20% 之间，部分国家高达 40%。在儿童时期，变应性鼻炎是常见的呼吸道疾病，不仅严重影响儿童生理、心理健康、社会功能和生活质量，还可能引起其他疾病，如支气管哮喘、分泌性中耳炎、上气道咳嗽综合征、睡眠呼吸障碍等。

中医谓之"鼻鼽"，如《素问·脉解》："所谓客孙脉，则头痛、鼻鼽、腹肿者，阳明并于上，上者则其孙络太阴也，故头痛、鼻鼽、腹肿也。"其病因病机为内有肺、脾、肾功能失调，外有感受风邪所诱发。小儿腠理疏松，卫表不固，外邪乘虚而入，犯及鼻窍，邪正相搏，肺气不得通调，津液停聚，鼻窍壅塞，遂致喷嚏、流涕。发作期以祛邪、控制局部症状为主，缓解期宜调理体质，补益肺脾肾，预防并减少发作。

一、西医诊断要点

参考中华耳鼻咽喉科杂志编委会和中华医学会耳鼻咽喉科学分会共同制订的

2010 年版《儿童变应性鼻炎诊断和治疗指南》。

1. 症状

清水样涕、鼻痒、鼻塞、喷嚏等症状出现 2 项以上（含 2 项），每天症状持续或累计约 1 小时以上。可伴有眼痒、结膜充血等眼部症状。症状严重的患儿可有所谓的"变应性敬礼"（allergic salute）动作，即为减轻鼻痒和使鼻腔通畅而用手掌或手指向上揉鼻。

2. 体征

常见鼻黏膜苍白、水肿，鼻腔水样分泌物。症状严重的患儿可出现：①变应性黑眼圈：由于下眼睑肿胀而出现的下睑暗影；②变应性皱褶：由于经常向上揉搓鼻尖而在鼻部皮肤表面出现横行皱纹。

3. 皮肤点刺试验

在停用抗组胺药物至少 7 天后进行。使用标准化变应原试剂，在前臂掌侧皮肤点刺，20 分钟后观察结果。每次试验均应进行阳性和阴性对照，阳性对照采用组胺，阴性对照采用变应原溶媒。按相应的标准化变应原试剂说明书判定结果。

4. 血清特异性 IgE 检测

适用于任何年龄，是诊断儿童变应性鼻炎重要的实验室指标之一。

具有上述临床表现（症状、体征），并同时具备皮肤点刺试验或血清特异性 IgE 检测 2 项中任何一项的阳性结果，方能确诊儿童变应性鼻炎。

二、中医辨证分型要点

1. 风寒袭肺

证候：见于过敏性鼻炎初期阶段，表现为鼻塞遇冷加重，打喷嚏，鼻涕清稀，量多，头昏头痛，舌质淡红，苔薄白，脉浮紧。

辨证要点：鼻塞遇寒冷加重，喷嚏，流清涕，舌质淡红，苔薄白。

2. 痰饮蕴肺

证候：由于先天禀赋或后天饮食环境的影响，素体气虚，寒饮内生，多见伴有哮喘的患儿，面色苍白，形体肥胖，动则气喘，喉间有痰鸣音，鼻塞，张口呼吸，喷嚏不多，鼻流清涕，时流浊涕，纳呆，眠可，大便溏，小便清，舌淡胖，苔白腻，脉沉。

辨证要点：鼻塞，喷嚏不多，鼻流浊涕，喉间痰鸣，舌淡胖，苔白腻。

3. 湿热内壅

证候：由于胎热、胎毒等先天因素，导致体秉湿热内盛即湿热体质，在临床上表现为一派热象或湿热征象，患儿常常出现间断性鼻塞、喷嚏、流清涕，伴咽红，饮食可，二便正常，舌质偏红、苔黄厚，脉数。

辨证要点：间断鼻塞，喷嚏，流清涕，咽红，舌红，苔黄厚。

4. 肺脾气虚

证候：以鼻塞、鼻痒、喷嚏频作、流清涕为主症，每遇冷空气，感受风寒、花粉、粉尘等刺激而发。伴面色白，纳呆便溏，口不渴，疲乏无力，舌质淡，苔薄白，脉细缓。

辨证要点：以鼻塞、鼻痒、喷嚏频作、流清涕为主症。面色白，纳呆便溏，舌淡，苔薄白。

5. 脾肾亏虚

证候：见于鼻病屡次发作者，鼻塞为间歇性，时通时塞，晨起鼻痒，喷嚏阵作，鼻涕色白而稀、量多，遇寒加重，平时神疲乏力，胸闷气短，食欲减退，眠少易醒，舌淡红，苔薄，脉细弱。

辨证要点：间歇性鼻塞，鼻涕色白而稀，量多，遇寒加重。神疲乏力，纳差，舌淡红，苔薄。

三、中医外治辨证论治

1. 推拿疗法

基础操作：开天门、推坎宫、揉太阳、揉耳后高骨、黄蜂入洞各50次，推上三关、擦鼻旁、掐揉二扇门、揉外劳宫各100次，拿肩井、按揉足三里各50次，补肺经、补脾经、补肾经各300次，擦肺俞200次，捏脊5遍，7次为1个疗程。

随症加减：痰多，涕黏稠加揉丰隆100次；涕黄，舌红加推天河水，清大肠经100次；涕多稀白，神疲乏力，可在推拿结束后，艾条悬灸神阙，至局部发热微红。

2. 穴位贴敷

（1）伏九贴敷

药物组成：白芷、白芥子、细辛、黄芪、白术、防风等。

取穴：大椎、肺俞、脾俞、肾俞、膻中、天突等。

具体操作：以上药物研细末备用，贴敷时用醋等调成膏状做成直径0.6cm的药饼。常规消毒，取上述穴位，用胶布固定药饼贴于所选穴位上，每次贴15分钟~1.5个小时。贴敷时间为每年农历第一、二、三伏的前3天，连贴3次，每隔7天贴一次；每年农历第一、二、三九的前3天，连贴3次，每隔6天贴一次，九次为1疗程。

（2）三伏贴

药物组成：炒白芥子、延胡索、生甘遂、细辛、丁香、肉桂。

取穴：第一组取肺俞、心俞、膈俞、足三里穴；第二组取风门、厥阴俞、膈俞、脾俞穴。

具体操作：药物采用地道药材，将上药按2:2:1:1:1:1的比例混合研成120目粉末，用姜汁调成稠膏状备用。上述穴位均取双侧，每次选取一组，两组轮换选用。先将贴敷部位用75%酒精或碘伏常规消毒，然后取直径1cm左右大小的药膏，将药物贴于穴位上，用3cm×3cm的脱敏胶布固定。

注意事项：贴药后皮肤局部感到麻、凉、温、微痒属正常反应。每次贴敷时间一般为1~2小时，具体贴敷时间根据患者皮肤反应而定，如发痒、灼热感不甚明显者可敷贴较长时间，但最长不超过4小时。夏季时间宜短，一般在农历三伏天的初、中、末伏的第1天进行贴敷治疗，两伏之间可加贴1次，每年共3~6次。连续贴敷3年为1个疗程。

3. 耳穴压豆

取穴：神门、内分泌、内鼻、外鼻、肾上腺等。

具体操作：用王不留行籽埋穴，每次埋穴前每个耳部穴位均应用探针寻找最敏感的痛点为埋籽点，并嘱患者每天坚持按压4~5次，每次按压以有痛、胀、麻等感觉为度。一般每周1次，5次为1疗程。

注意按压力度，以防埋籽点的改变或损伤耳部皮肤，造成感染。

4. 艾条灸

取穴：百会穴。

具体操作：取百会穴，患儿取坐位，双手下垂，全身放松状态，艾灸点燃放入灸盒后对百会穴进行熏烤，施灸的距离要以患儿的忍受程度为主，感觉舒适为宜，每天1次，时间为30分钟，连续治疗10天为1个疗程，一般为3个疗程。同时配合按摩迎香穴，将食指的指尖放于迎香穴，进行旋转揉搓，叮嘱患儿鼻吸口呼，吸气时稍向外上方揉搓，呼气时则向内下方揉搓，连续进行10~20次。

5. 雷火灸

主穴：上星、素髎、睛明、印堂、迎香、列缺、合谷。

灸疗部位：上星至素髎部、印堂至迎香部、耳部、额部。

辨证加减：①风寒袭肺证：加风门、肺俞；②肺脾气虚证：加肺俞、脾俞、双侧足三里；③痰湿蕴肺证：加丰隆，脾俞；④脾肾亏虚证：加肾俞、肺俞、脾俞、命门。

具体操作：①患儿取坐势（头直立勿仰，以免火灰掉入眼内），用纵行法灸上星至素髎部，火头距离皮肤2~3cm，上下灸6次为1壮，灸8壮，每壮灸完后用手按一下。②用斜行法灸印堂至迎香部：做"八"字斜行灸，操作方法同上。③用横行法灸额部，火头距离皮肤2~3cm，在额部发迹与眉部边缘之间做横行移动，横行 6 次为 1 壮，灸 8 壮。④用雀啄法灸印堂、睛明、迎香、上星，火头距离皮肤 2～3cm，雀啄 8 次为一壮，每壮之间用手按压一下，每穴各 8 壮，12 岁以下的患儿每穴灸 6 壮。⑤用螺旋法灸耳郭正面、背面，火头距离皮肤 2～3cm，螺旋 6 次为一壮，灸 8 壮。⑥用雀啄法灸外耳道口，牵拉耳郭，使外耳道口充分暴露，雀啄 6 次为一壮，每壮之间用手压一下，两外耳道口各灸 3～5 壮。⑦用雀啄法灸鼻孔，指压上唇，火头距离鼻孔 2～3cm，同时让病人头后仰做深呼吸，雀啄 6 次为 1 壮，共灸 8 壮，12 岁以下者可灸 6 壮。⑧用雀啄法灸列缺、合谷，火头距离皮肤 2～3cm，雀啄 6 次为 1 壮，每壮之间用手压一下，每穴灸 8 壮。

根据患儿年龄选择灸治时间，年龄小可以适当减少所灸次数，局部以微红发热，且患儿能耐受为度。

6. 针刺疗法

（1）平衡针刺疗法

适用于所有型。

主穴：过敏穴（交叉取穴），鼻炎穴（左右对应取穴）。

配穴：升提穴（定位取穴），感冒穴（交叉取穴），肺病穴（交叉取穴）。

定位：过敏穴位于屈膝位的髌骨上角上 2 寸处，股四头肌内侧隆起处；鼻炎穴位于颧骨下缘的中点；升提穴位于头顶前发际正中直上 10cm 处（5 寸）；感冒穴位于半握拳状，中指与无名指指掌关节之间凹陷处；肺病穴位于前臂掌侧，腕关节至肘关节上 1/3 处，掌长肌腱与桡侧腕屈肌腱之间。

具体操作：①过敏穴：刺进针 2～3 寸，以出现局部酸麻胀为宜，上下提插，依据患儿体质可配合捻针或滞针。②鼻炎穴：平刺进针 1.5 寸，局限性针感出现酸麻胀为主，提插、不捻转自行将针退出。③升提穴：沿皮下骨膜外向前平刺 2 寸左右，以局部强化性针感出现麻胀紧沉为主，采用滞针手法，顺时针捻转 1～3 圈，然后再按逆时针捻转 3～6 圈后即可将针退出。④感冒穴：刺进针 1.5～2.0 寸，以局部酸麻胀为主，上下提插，向左向右各提插一次，可采用滞针手法。⑤肺病穴：上斜刺进针 1.5～2 寸，以酸麻胀为主，采用上下提插法，以出现相应的针感为宜。

以上穴位采用平衡针刺法进行治疗，每天 1 次，7 天为 1 个疗程，治疗观察 2 个疗程。

（2）揿针

适用于各型。

取穴：鼻通穴。

具体操作：局部常规消毒，取揿针贴于双侧鼻通穴，留针 3 天，然后揭掉，间隔 3 天后再贴。急性鼻炎贴一般贴 4~8 次。

附录：鼻－鼻窦炎

鼻－鼻窦炎是儿童常见的疾病，多继发于上呼吸道感染所致。急性感染性鼻－鼻窦炎是指由病毒、细菌等病原微生物所引起的鼻腔和鼻窦黏膜部位的急性感染，症状持续但不超过 12 周或脓涕伴有高热（体温 ≥39℃）持续至少 3 天，但需排除其他因素（特别是下呼吸道感染）所导致的发热，也有非感染因素引起的急性鼻－鼻窦炎。儿童慢性鼻－鼻窦炎是指鼻腔及鼻窦黏膜的慢性炎症，鼻部症状持续超过 12 周，症状未完全缓解甚至加重，大多由于急性鼻窦炎反复所致。临床上以鼻塞、流脓性或黏液性鼻涕为主要症状；病重者可表现精神不振、胃纳差、体重下降或低热，可能伴有腺样体肥大、急慢性扁桃体炎、急慢性中耳炎等。

小儿急性鼻炎中医称为"伤风鼻塞"，多由外感、肺热所致。小儿慢性鼻炎属中医"鼻窒""鼻齆"范畴，《素问玄机原病式·六气为病》曰："鼻窒，窒，塞也。"小儿为稚阴稚阳之体，肺为娇脏，上连咽喉开窍于鼻，外合皮毛，卫表不固，外邪或污染、花粉等易从口鼻而入，犯及鼻窍，邪正相搏，肺气不得宣畅，津液停聚，鼻窍壅塞，致鼻塞不通、流涕，邪客肺系，失治或正虚邪恋，久则嗅觉减退，不闻香臭，亦有鼻痒、鼻干燥等不适。治疗重在通窍，急性鼻炎风寒者，疏风散寒，风热者疏散风热；慢性鼻炎虚证宜补益肺脾，祛风鼻窍，实证宜清肺泻热，活血化瘀。

一、西医诊断标准

1. 急性鼻－鼻窦炎

（1）症状

鼻塞、黏（脓）性鼻涕、颜面部疼痛或头痛，严重者多伴发热。年龄越小则全身症状越明显，病毒性鼻－鼻窦炎者鼻部感染症状一般在 10 天之内缓解；细菌性则症状通常持续 10 天以上仍无改善，且在疾病初期多出现严重症状包括脓涕、高热（体温 ≥39℃）和头痛等。症状一般持续时间少于 12 周。临床有三种症状一般提示本病：①感冒持续 10 天以上；②感冒比以前加重；③感冒好转几天再次加重。

（2）体征

鼻甲黏膜充血肿胀、鼻腔及鼻道有黏（脓）性分泌物、并可见咽后壁黏（脓）性分泌物附着，颜面部鼻窦部位压痛等。

（3）辅助检查

①鼻内镜检查：鼻内镜检查是诊断的重要手段，适用于任何年龄段的儿童。镜下

可见下鼻腔黏膜充血与肿大，总鼻道、鼻底、后鼻孔及下鼻甲表面有黏性或脓性分泌物，来源于中鼻道或嗅裂，部分患者可见腺样体增大。②鼻窦 CT 扫描：T 扫描显示窦口鼻道复合体或鼻窦黏膜病变。不建议常规进行鼻窦 CT 扫描，特别是小年龄患儿（<6 岁），但有以下情况可考虑检查：有颅内、眶内或软组织脓肿等并发症征象者；足量抗菌药物按疗程治疗效果不佳者；反复发作者；怀疑鼻－鼻窦部有良性或恶性新生物。③病原菌检测：诊断急性细菌性鼻窦炎的金标准是鼻窦穿刺液菌群浓度达 10000 单位/mL 以上，不列作儿童鼻－鼻窦炎的常规检查手段。

2. 慢性鼻－鼻窦炎

鼻部症状持续 12 周，症状未完全缓解甚至加重。

（1）症状

主要症状包括鼻塞，黏性、脓性鼻涕；次要症状包括头面部胀痛，嗅觉减退或丧失。诊断以上述两种或两种以上相关症状为依据，其中主要症状必须具备其一。患儿常出现咳嗽，听力下降，甚至出现注意力下降，易烦躁、易激惹等行为变化。

（2）体征

专科检查：①鼻腔黏膜状态：充血，肿胀或水肿，或黏膜干燥、出血等，红色或暗红色。②鼻腔分泌物：有较多清水样分泌物或黏脓性分泌物。③鼻腔新生物：鼻腔是否有息肉或其他新生物，鼻腔后部是否伴有腺样体肥大。④咽部检查：扁桃体是否增生肥大，或伴有感染，咽后壁是否有增生淋巴组织或分泌物自鼻咽部倒流至口咽等。⑤耳部检查：膜是否完整或内陷，伴分泌性中耳炎可有鼓膜内陷、呈橘黄色，有积液征。

（3）辅助检查

①鼻通气功能检查：阻塞性改变可有鼻阻力增高，萎缩性鼻炎阻力下降。②嗅觉功能及听力检查。③过敏原检查明确是否与过敏有关。④影像学检查：X 线检查不能准确定位鼻腔和鼻窦病变部位，临床目前少用。鼻窦 CT 扫描可明确是否存在黏膜炎症或骨结构异常，但不是诊断的金标准，诊断应结合病史、临床表现、专科检查和必要的辅助检查进行诊断。

二、中医辨证分型要点

（一）急性鼻炎

1. 外感风寒，邪滞鼻窍

证候：鼻塞，喷嚏，流鼻涕，鼻音重，鼻黏膜色略红，或下鼻甲淡红带紫，鼻涕清稀，伴头痛，周身不适，微恶寒发热，口淡不渴，舌质淡，苔薄白，脉浮紧。

辨证要点：鼻塞，鼻涕清稀，微恶寒，口淡不渴，鼻黏膜略红，舌淡，苔薄白。

2. 外感风热，邪犯鼻窍

证候：鼻塞，头痛，鼻息气热，喷嚏，涕黏或黏黄。鼻黏膜红肿，下鼻甲肿大，伴发热恶风，微汗出，或有咽痛，咳嗽不爽，口微干渴。苔薄白或薄黄，脉浮数。

辨证要点：鼻塞，涕黏或黏黄，口干，鼻黏膜红肿，苔薄黄。

（二）慢性鼻炎

1. 肺经郁热，邪犯鼻窍

证候：间歇性或交替性鼻塞，涕稍黏黄，有时鼻内灼热感，或有嗅觉减退、头额胀痛。鼻黏膜暗红，下鼻甲肥厚肿胀。全身或见口微干渴，小便黄，大便干，舌质红胖，苔微黄，脉略数或洪而有力。

辨证要点：间歇性或交替性鼻塞，涕稍黏黄，鼻黏膜暗红，下鼻甲肥厚肿胀。大便干，舌红，苔微黄。

2. 肺脾气虚，邪滞鼻窍

证候：间歇性或交替性鼻塞，受凉益甚，涕稍黏白，或有嗅觉减退、头昏沉重。下鼻甲肿胀，色淡暗。或见体倦乏力，面色不华，舌质淡胖，边有齿痕，苔白，脉缓弱。

辨证要点：间歇性或交替性鼻塞，受凉益甚，涕稍黏白，下鼻甲肿胀，乏力，面色不华。

3. 邪毒久留，瘀阻鼻窍

证候：病程长，持续性鼻塞，嗅觉明显减退，闭塞性鼻音，或有少量黏涕。鼻甲肿胀硬实，表面不平，或鼻甲呈桑葚样变，收缩反应差，舌质暗，或有瘀点。

辨证要点：持续性鼻塞，鼻甲肿胀硬实，舌暗，或有瘀点。

三、中医外治辨证施治

1. 推拿治疗

（1）适用于急慢性鼻炎各型

①基础手法：开天门、推坎宫、揉太阳各1分钟，黄蜂入洞30次，按揉治鼻穴（下关穴前1寸凹陷中）、迎香穴、山根穴各1分钟，振揉鼻通（鼻骨与鼻翼交界处）2分钟，揉3振1，擦鼻根至迎香，以透热为度；捏脊5遍。②加减：邪实清肺经2分钟，正虚补脾经2分钟，摩百会、擦涌泉各2分钟。拿肩井5遍收式。推拿每日1次，10天为1疗程，连续治疗1~4个疗程。

②基础手法：头面四大手法（开天门24次，推坎宫24次，揉太阳24次，掐耳后高骨约24次），黄蜂入洞（以食、中二指指端置于两鼻孔下揉30~40秒），揉迎香穴（揉3次向上方提拉1次，局部可有酸胀感，操作2分钟），揉上

迎香穴（以两手中指指腹内上方交替揉按，揉 3 振 1，操作 1～2 分钟），扳鼻梁（两手拇指分别置于一侧鼻根部和另一侧鼻翼部，两手一上一下同时协调用力扳动鼻梁，操作 20～30 次），擦鼻旁（用一手食中二指擦鼻之两旁，从鼻根至迎香，透热为度）。

（2）适用于慢性鼻炎

主穴：神庭、印堂、迎香、攒竹、鼻通、风府、大椎、风门、肺俞、肾俞、脾俞、足三里。

具体操作：仰卧体位，首先术者使用右手拇指对患儿印堂穴按揉 2 分钟，并用两手拇指桡侧在患儿神庭穴和印堂穴之间连续回推 50 余次，在进行回推时切忌力量过重，力量适中即可；然后再用两手中指指腹沿迎香穴推至攒竹穴，如此反复 20 次；术者将手掌搓热，使用手掌小鱼际部对患儿鼻唇沟反复擦 10 次；术者使用食指对患儿迎香穴、鼻通穴按揉 2 分钟。患儿取俯卧体位，术者使用拇指依次按揉风府、大椎、风门以及肺俞等穴位，每个穴位 5 分钟，然后从患儿胸椎至腰椎，对督脉进行直推；最后对肾俞、脾俞、足三里等穴位按揉 2 分钟。每天治疗 1 次，20 天为 1 个疗程，连续治疗 2 个疗程。

2. 刮痧疗法

适用于慢性鼻炎。

具体操作：患儿取俯卧位或坐位，涂适量甘油润滑风池至脾俞穴的皮肤。医者位于其身后，以脊柱为中心轴，沿两侧旁开 1.5 寸，用刮痧板（质地为水牛角）从风池刮至脾俞，重点刮风池、定喘、肺俞、脾俞及督脉。因小儿皮肤柔嫩，不宜大面积刮拭，手法用力适中、柔和，不必强求出痧，至皮肤潮红或出现片状痧斑即可。每 4 天刮 1 次，10 天为 1 疗程，连续治疗 40 天。

3. 拔罐疗法

适用于急性鼻炎。

选适宜火罐，用闪火法于背部肺俞、大椎拔罐 4～5 分钟，年长儿可稍延长时间。每天 1 次。治疗结束后，患儿汗孔开泄，邪气外排，消耗体内津液，宜予温开水一杯，休息片刻。

4. 针刺疗法

（1）适用于急性鼻炎外感风热证

主穴：大椎、曲池、外关、合谷。

配穴：鼻塞者取迎香、印堂；头痛者加合谷、太阳、风池；咽痛者加少商；用泻法，留针 10～15 分钟，每日 1～2 次。

（2）适用于慢性鼻炎

主穴：百会、上星、脾俞、肺俞、合谷、足三里。

具体操作：针具选择 0.3 × （20~40） mm 的一次性针，百会穴和上星穴采用平刺的方式进针，进针 0.5 寸；脾俞穴和肺俞穴斜刺，进针 0.7 寸；合谷穴和足三里直刺，分别进针 0.5 寸和 1 寸；所有穴位进针后均采用转捻法和提插法以使之得气，然后进行 2 分钟的平补平泻，留针 25 分钟。两天治疗 1 次，20 天为 1 疗程，连续治疗 2 个疗程。

5. 耳穴压豆

适用于慢性鼻炎。

具体操作：取鼻、内鼻、肺、脾、胃，王不留行籽贴压，每日自行加压按摩 2~3 次，5 天 1 疗程，疗程间歇休息 2~3 天。

6. 灸法

（1）艾条灸

①适用于急性鼻炎外感风寒证。具体操作：取大椎、风门、肺俞。用艾炷 1~2 壮，依次灸治，每穴 5~10 分钟，以皮肤表面潮热为宜。清涕多者，取迎香或上星穴悬灸 10~15 分钟，每日 1~2 次。

②适用于慢性鼻炎。具体操作：虚寒证取人中、迎香、风府、百会，肺虚加肺俞、太渊，脾虚加脾俞、胃俞、足三里，艾条灸，每次 15~20 分钟，1~2 日 1 次。小儿可用天南星研末，炒热后纱布包裹，温灸囟门 20~30 分钟，每日 1~2 次。

（2）隔物灸

适用于慢性鼻炎。

药物组成：用辛夷、苍耳子、白芷、薄荷等分醋调。

具体操作：上述药物敷于百会，艾条隔物灸 30 分钟，灸条与皮肤距离以患儿耐受为度，3 天为 1 疗程。

7. 中药雾化

适合于慢性鼻 - 鼻窦炎。

药物组成：苍耳子 10g，薄荷 12g，桔梗 10g，白芷 10g，辛夷 10g，黄芪 12g，白术 9g，炙甘草 3g。

具体操作：以上药物，煎成 200mL 药液，每次取 50mL 放入超声雾化器，每次雾化时间 20 分钟，雾化管口对准双侧鼻孔，雾化流量选择中档，每日 2 次，10 天为 1 疗程。

8. 中药熏治

适用于 8 岁以上急慢性鼻窦炎。

药物组成：细辛 10g，生麻黄、辛夷各 15g，香白芷 12g，蔓荆子、苍耳子、薄荷各 20g，为 8~12 岁儿童用量，根据年龄可酌情增减。

具体操作：上述药物用纱布包裹，放入陶瓷或不锈钢容器中，加入 2000mL

凉水，浸泡 30 分钟后，加盖武火煎开，文火再煎 15 分钟，然后将面部置于容器上方，调整到适当高度以谨防烫伤，然后均匀呼吸吸入蒸汽。每日 2~3 次，煎煮法同前；若煎煮药液减少，可以再次加入适量凉水煎开后再用。用浴巾盖住头部效果更佳。

9. 鼻腔外用中药

适用于慢性鼻炎。

具体操作：以中药儿茶加工为粉与等量医用凡士林混合均匀，每日以儿茶粉膏涂于鼻腔内，每次 1~2g，1 日 3 次，两周为 1 疗程。

第九节　反复呼吸道感染

反复呼吸道感染是指小儿发生上、下呼吸道感染过于频繁，一年内发病次数超过 5~6 次的一种临床综合征，亦简称复感儿或易感儿。现代医学认为，本病是一种非特异性感染，主要见于幼儿期及学龄前期，部分与鼻炎、鼻窦炎、扁桃体肥大、腺样体肥大、慢性扁桃体炎等慢性病灶有关。病毒、细菌感染可致免疫异常，多次大量病毒抗原的刺激可使部分患儿免疫疲惫，因而出现免疫系统对感染源刺激的反应低下，形成"感染－免疫疲惫（免疫紊乱－感染）"的恶性循环。

中医认为，本病不在邪多，而在正虚，与肺、脾、肾三脏不足有关。另外，由于营养过度、衣被过暖、摄水不足等多种因素致肺胃积热等实证也不少，而复感儿屡遭外感，易正虚邪恋、邪毒留伏为患，瘀血、瘀热同样是反复呼吸道感染反复发作的关键。本病以扶正祛邪为治疗原则。

一、西医诊断标准

参照 2008 年中华医学会儿科学分会修订的"反复呼吸道感染的临床概念和判断条件"。

表 1-1　反复呼吸道感染判断条件

年龄（岁）	反复上呼吸道感染（次/年）	反复下呼吸道感染（次/年）	
		反复气管支气管炎	反复肺炎
0~2	7	3	2
2~5	6	2	2
5~14	5	2	2

注：①两次感染间隔至少 7 天以上。②若上呼吸道感染次数不够，可以将上、下呼吸道感染次数相加，反之则不能，但若反复呼吸道感染是以下呼吸道为主，则定义为反复下呼吸道感染。③确定次数需连续观察 1 年。④反复肺炎是指 1 年内反复患肺炎 2 次，肺炎需由肺部体征和影像学证实，两次肺炎诊断期间肺炎体征和影像学改变应完全消失。

一、中医辨证分型要点

1. 肺脾气虚

证候：反复外感，面黄少华，形体消瘦，肌肉松软，少气懒言，气短，食少纳呆，口不渴，多汗，动则汗出，大便溏薄，舌质淡，苔薄白，脉无力，指纹淡。

辨证要点：反复外感，气短多汗，食少便溏。

2. 营卫失调

证候：反复外感，恶风畏寒，平时多汗，汗出不温，肌肉松弛，面色少华，四肢不温，舌淡红，苔薄白，脉无力，或指纹淡红。

辨证要点：反复外感，汗出不温，肌肉松弛，手足不温。

3. 脾肾两虚

证候：反复外感，面色萎黄或面白少华，形体消瘦，肌肉松软，鸡胸龟背，腰膝酸软，形寒肢冷，四肢不温，发育落后，喘促乏力，气短，动则喘甚，少气懒言，多汗易汗，食少纳呆，大便溏烂，或五更泄泻，夜尿多，舌质淡，苔薄白，脉沉细无力。

辨证要点：反复外感，发育落后，气短乏力，多汗，食少便溏，夜尿多。

4. 肺脾阴虚

证候：反复外感，面白，颧红少华，食少纳呆，口渴，盗汗自汗，手足心热，大便干结，舌质红，苔少或花剥，脉细数，指纹淡红。

辨证要点：反复外感，口渴，大便干，手足心热，舌红少苔或花剥。

三、中医外治辨证施治

1. 推拿疗法

（1）常规推拿

①基础手法1：1~3岁：平肝清肺8分钟，清补脾4分钟，运内八卦4分钟，按揉足三里2分钟，捏脊3遍；3~6岁：平肝清肺10分钟，补脾5分钟，运内八卦5分钟，按揉足三里3分钟，捏脊5遍。随症加减：发热加退六腑；恶寒无汗、四肢不温加推三关；痰多加揉小横纹；积滞加清胃经；便秘加清大肠；便溏加补脾经；五更泄泻加补肾经；夜睡不安加捣小天心；烦躁加清天河水；多汗加揉肾顶。以上穴位1~3岁操作3分钟，3~6岁操作5分钟。

②基础手法2：开天门100次，分推坎宫100次，揉太阳、揉耳后高骨、拿风池、揉天突、揉膻中、分推胸八道各1分钟，顺、逆时针摩腹各5分钟，揉肺俞、脾俞、肾俞各1分钟，分推肩胛骨1分钟，捏脊5遍。随证加减：营卫失

和、邪毒留恋者加推三关300次,揉外劳宫1分钟;肺脾气虚者加运内八卦、揉脾俞、揉足三里各1分钟;脾肾两虚者加揉肾经、揉肾俞、掐揉二马各1分钟。以上操作每日1次,10次为1个疗程,1疗程结束后间隔2天继续下1疗程,共做3个疗程。

(2)四时辨体捏脊法

适用于各个证型。

在常规捏脊的基础上,根据四时节气变化和儿童体质不同,增加相应穴位的推拿治疗。立春加肝俞、胆俞;立夏加心俞、小肠俞、脾俞、胃俞;立秋加肺俞、大肠俞;立冬加肾俞、膀胱俞。体质为痰湿质的加揉三焦俞、脾俞;偏内热的体质加揉肝俞、心俞、大椎;气虚质加揉脾俞;气阴两虚质的加揉脾俞、肝俞。

具体操作:先推脊100遍,然后自尾椎长强穴沿督脉到大椎穴捏脊(捏三提一)3～5遍,摩腹100遍,补脾经100～200遍,补肾经100～200遍,揉外劳宫100～200遍,揉足三里3～5分钟,继之根据节气和体质进行推拿。每天1次,6天为1个疗程,休息1天后再开始下1个疗程,每个节气连续治疗2个疗程。

2. 拔罐疗法

适合于肺脾两虚、营卫失调和脾肾两虚型。

具体操作:在督脉及膀胱经走罐,以闪火法对大椎穴闪罐,继而在肺俞、脾俞、肾俞留罐3分钟,注意避免起水疱。

如走罐或者拔罐后皮肤瘀印明显,则等瘀印基本消退后再行走罐或拔罐治疗。10次为1个疗程,1疗程结束后间隔2天再继续下1疗程,共做3个疗程。

3. 艾条灸

适合于肺脾两虚、营卫失调和脾肾两虚型。

主穴:身柱。偏于肺气不足者加灸肺俞;偏于脾气不足者加灸中脘;偏于肾气不足者加灸关元。

具体操作:左手中、食二指放于身柱(第3胸椎棘突下)两旁,以便测知艾条的热度,以防灼伤患儿皮肤。右手持点着的艾条,垂直地悬于穴位上,在距离穴位皮肤3～4cm处缓慢施灸。由于小儿不会准确地反映灼热程度,故要求施灸者细心观察,艾火的距离可随时微调,以皮肤出现红晕为度,以不烧伤而又达到治疗目的为原则。一般每次灸5～10分钟,开始时可隔日1次,10次以后改为每周灸2次,15次为1个疗程。

4. 雷火灸

适用于肺脾气虚证、营卫失调和脾肾两虚型。

操作方法：患儿取卧位或坐位。点燃灸条，距离皮肤2~3cm，分别悬灸身柱、双侧肺俞、脾俞、肾俞、足三里穴，每穴灸至皮肤呈现红晕，约30秒，再移至下一穴位；待上一穴位红晕消退，再移至该穴；悬灸，每穴灸约1分钟。上述穴位灸治完成后，距离督脉1.5寸，灸背部膀胱经，沿大杼至胃俞，灸1个来回为1壮，每侧膀胱经灸10壮，每次灸治时间约15分钟。如食欲不振，加灸中脘；鼻塞流涕，加灸迎香、印堂；大便不调或腹痛，加灸天枢，气海，灸法同上。隔日1次，共灸2个月。

5. 耳穴压豆

用于发作期和缓解期治疗。

①发作期取穴：肺、大肠、咽喉、气管、支气管、肾上腺。②缓解期取穴：肺、脾、肾、三焦、皮质下。

具体操作：常规消毒耳郭皮肤后，将粘有王不留行籽的胶布贴在耳穴上，采用双侧耳穴贴压，均保留2天，用手指轻按压至耳部发热即可。6天为1个疗程（3次），治疗时间为6个月。

6. 刮痧疗法

适用于各型。

（1）刮痧

取穴：头面部选太阳、印堂、天门；背部选大椎、脊柱两侧膀胱经、颈部夹脊穴；上肢选三关、六腑、天河水。

操作方法：选用水牛角刮痧板、凡士林油。选择合适体位，运用腕力，刮痧板与皮肤呈45°夹角。用刮痧板后1/2的部分刮，刮前先涂润滑剂，用刮痧板拉匀。刮时刮拭面积应尽量拉长，采用单向反复刮动，由上而下，由内而外（胸部、腹部、肩部），力量均匀、适中，头面部穴位以皮肤鲜红为度，其他穴位由于患儿的反应和刮拭部位的不同，刮后未出痧的切不可强求出痧，可在重点穴位和压痛点用刮痧板棱角按压。每周1次，连续8次为1疗程。

（2）枢经刮痧

刮痧部位：为手少阴心经及手少阳三焦经循行路线之前臂段，内侧即少海至神门一段；外侧即肘髎至阳池一段。

操作方法：充分暴露刮痧部位，刮痧板与皮肤角度在45°左右，涂上介质后，用较厚的一面在刮拭部位从上向下刮拭，力度要轻柔均匀，每个部位均以出现淡红色斑点或斑块为度。每次治疗大约10分钟，3天1次，共治疗10次。

7. 穴位贴敷法

（1）三伏贴

适合于肺脾气虚型、营卫失调和脾肾两虚型。

取穴：天突、定喘、肺俞（双侧）、膏肓（双侧），共7个穴位。

药物组成：肺脾气虚方（白芥子、延胡索、甘遂、肉桂、细辛、黄芪，按1:1:1:1:1:1的比例配伍）。

操作方法：将药物烘干，粉碎，研细末，过100目筛，用姜汁、水（1:3的比例）和凡士林调成稠膏状。采用5cm×5cm专用防过敏贴剂，将适量药物涂抹在贴剂正中直径1.5cm的圆心上，然后贴于穴位上。贴敷时机和时间：农历"三伏"中每一伏的第1天，贴药时间为2~4小时。具体贴药时间，应根据患儿皮肤反应而定。同时考虑患儿的个人体质和耐受能力，一般以患者能够耐受为度，病人如自觉贴药处有明显不适感，或贴敷时、贴敷后局部皮肤出现灼热、疼痛、红肿、起泡等情况，可自行提前取下。

（2）辨体质贴敷

药物组成：白芥子、皂荚、五倍子、肉桂，均为颗粒剂型。使用时用白醋调成糊状，涂在纱块上，贴于相应穴位上，胶带外固定即可。

具体操作：体质为痰湿内蕴者，使用白芥子、皂荚各5g，选双侧肺俞穴，隔日1次，白天使用。体质为气阴不足者，使用五倍子10g，选神阙穴，隔日1次，白天使用。体质为阴虚火旺者，使用肉桂5g，选双足涌泉穴，隔日1次，睡前使用。1个月为1个疗程。

（3）穴位贴敷

适合于营卫失调和肺脾气虚型。

药物组成：黄芪2份，白术、防风、黄精、延胡索、山楂、酒大黄各1份。

具体操作：上述药物共研细末，装入匀装瓶内密闭保存并备用。在使用前，利用鲜姜汁将药粉末调成饼状，做成直径为1cm、厚度为0.1cm的小药饼。选取肺俞、膈俞、膻中为主穴，将上述方药饼贴敷在以上各穴，用医用纳米穴位贴固定，2~6岁贴敷10小时/次，7~14岁贴敷12小时/次，每2周贴敷1次，连贴3天，疗程2个月。如果贴敷部位有烧灼感，应及时揭掉。

（4）伏九贴敷

姜汁制备：选用生姜，洗净，粉碎，3层无菌纱布按压取汁，加入煮沸10分钟，放置备用。

膏药制备：药物成分为白芥子、细辛、甘遂、延胡索、防风，药物比例为4:1:1:2:2，混合共研细末，过100目筛，药粉加入甘油混合，再加入温热姜汁调成稠膏状，制成1cm×1cm大小，厚度为3mm左右的方药块。

三伏及三九选穴：①"初伏"及"一九"：定喘、肺俞、膏肓、大椎、天突；②"中伏"及"二九"：风门、膻中、膈俞、脾俞；③"末伏"及"三九"：双关元、肾俞、足三里、丰隆。

具体操作：贴膏贴敷于穴位上，外用6cm×6cm大小的胶布固定。通常6岁以下者贴敷1~2小时，6岁及以上者贴敷2~6小时，以贴药处皮肤潮红为度。夏季在初伏、中伏、末伏的第1天分别治疗1次；冬季于一九、二九、三九的第1天分别治疗1次，每年共6次，为1个疗程，连续治疗3年，共治疗3个疗程。

8. 敷脐法

适合各种证型。

药物组成：白胡椒、丁香、苍术、吴茱萸、五倍子按4∶2∶2∶1∶1的比例，共研细末，过筛，消毒备用。

具体操作：取药物3~5g，用藿香正气水调和做饼，置于6×7cm的自粘性无菌敷料上，每晚睡前敷脐，次日晨起取下，每月连用10天，连续用3个月。

9. 中药泡洗

适用于各型（除肺脾阴虚型）。

药物组成：黄芪20g，白术20g，升麻10g，柴胡10g，陈皮20g，桂枝20g，甘草10g，当归20g。

具体操作：将上述药物煎500~600mL，每日1剂，倒入盆内，待水温适中后，将患儿双手放入盆内浸泡10~15分钟，浸后把双手擦干，再把药汁加热后如上法浸泡双足，4小时后原药再煎一次，如上法再浸双手、双足，连浸60天。

10. 中药熏治

适用于肺脾气虚型。

药物组成：黄芪、白术、防风、苍耳、辛夷、山楂等。

具体操作：上述药物制成颗粒，熏治时将药包放入儿童医用智能治疗仪加热系统，调至中水位，患儿全身裸露平躺于治疗槽内，仅露出头部。当药物有效成分形成气雾后，通过热效能传递作用熏蒸全身。每次时间30分钟，温度40~48℃。每日1次，l周3次，4周为1个疗程。每袋可重复使用2~3次。

11. 香囊

适用于所有证型。

药物组成：苍术100g，薄荷100g，白芷100g，艾叶100g，荷叶100g，贯众100g，甘松100g，冰片15g。

具体操作：除冰片研细外，余药烘烤后粉碎，与冰片粉混匀，取20g放于棉布袋中，密封后放于彩色小袋中，挂于胸前，夜间放置于枕边。佩带10天为1疗程，每疗程更换1次，共治疗3个疗程。

第十节 腺样体肥大

腺样体反复受到炎症刺激而发生病理性增生，引起相应症状者，称为腺样体肥大，是 3～5 岁儿童常见疾病，常表现为反复持续性鼻塞、夜间睡眠时张口呼吸或打鼾，部分患儿可形成慢性炎症，导致咽鼓管水肿、慢性鼻窦炎和分泌性中耳炎，严重者可出现听力减退、生长发育迟缓、注意力不集中、"腺样体面容"及阻塞性睡眠呼吸暂停综合征等并发症。

中医对本病诊断及病名尚无统一定义，常归属于"鼾眠""鼻窒""颃颡""痰核""乳蛾"等范畴，多与肺、脾、肾三脏有关，病机关键为虚、痰、瘀。中医认为，"咽为肺胃之门户""肺开窍于鼻"，外邪犯肺，首犯鼻咽。小儿肺为娇脏，为稚阴稚阳之体，而且寒暖不知自调，风寒之邪从口鼻或皮毛而入，侵犯于肺卫，病邪郁久化热，循经蒸灼于咽喉，或者外感风热之邪，侵犯肺卫，肺经蕴热，清宣肃降功能失常，夹热循经，蒸灼咽喉而致咽喉受累；"小儿脾常不足"，易化湿生痰，上贮于肺，素有"脾为生痰之源，肺为贮痰之器"之说，肺失清肃，痰液上泛于咽喉，导致咽喉开合不利；小儿阳常有余，肾常不足，外邪侵犯，易入里化热，内蒸津液，痰瘀互结，搏结于咽喉而致本病。可根据不同的证型，分别予以健脾益气、滋阴降火、行气活血、化痰祛瘀治疗。

一、西医诊断要点

1. 主症

鼻塞、张口呼吸、睡眠时打鼾。

2. 兼症

听力减退、耳鸣；流涕、鼻音；咽喉异物感、咳嗽；营养不良、腹痛；反应迟钝、注意力不集中、夜惊、磨牙、遗尿。

3. 鼻内窥镜检查

①Ⅰ度阻塞：腺样体阻塞后鼻孔 25% 以下；②Ⅱ度阻塞：腺样体阻塞后鼻孔 26%～50%；③Ⅲ度阻塞：腺样体阻塞后鼻孔 51%～75%；④Ⅳ度阻塞：腺样体阻塞后鼻孔 76%～100%；⑤Ⅲ度以上伴有临床症状为腺样体肥大。

符合 1、3 项者即可诊断为本病。

4. 影像学检查

以腺样体最突出点至颅底骨面的垂直距离为腺样体厚度 A，硬腭后端至翼板与颅底交点间的距离为鼻咽部的宽度 N。A/N≤0.60 属正常范围；A/N 在 0.6～0.7 之间属中度肥大；A/N≥0.71 即为病理性肥大。

二、中医辨证分型要点

1. 肺脾气虚证

证候：交替性、间断性鼻塞，涕清稀或黏白，咳嗽，无痰或少量白痰，多汗，倦怠，气短懒言，声音低怯，纳少腹胀，大便溏泄，睡眠时有鼾声，可见张口呼吸；腺样体肿大色淡，多伴有鼻黏膜苍白；舌淡胖有齿痕，苔白，脉缓弱。

辨证要点：交替性、间断性鼻塞，涕稀白或黏白，腺样体肿大色淡，鼻黏膜苍白，倦怠，纳少，舌淡胖有齿痕。

2. 肺肾阴虚证

证候：交替性、间断性鼻塞，涕黄白，量不多，颜额不适，口咽干燥，偶有咽痛，咳嗽，少量黄黏痰，体弱多病，形体消瘦，学习能力差，睡眠时有鼾声，可见张口呼吸，夜卧不宁；腺样体肿大色红或暗红，舌红少苔，脉沉细弱或细数。

辨证要点：交替性、间断性鼻塞，涕黄白，口咽干燥，腺样体肿大色红或暗红，舌红少苔。

3. 气血瘀阻证

证候：鼻塞日久，持续不减，少量白黏涕，咳嗽，少量白黏痰，耳内闷胀，听力下降，睡眠中鼾声时作，张口呼吸；腺样体肿大暗红，上布血丝，舌质暗红或有瘀斑，脉涩。

辨证要点：鼻塞日久不减，腺样体肿大暗红，上布血丝，舌质暗红或有瘀斑，脉涩。

4. 痰凝血瘀证

证候：鼻塞日久，持续不减，痰涕黏稠，色黄，咳嗽，或咯痰，痰白黏，量不多，咽痛，尿床，听力下降，睡眠中鼾声时作，张口呼吸；腺样体肥大，表面凹凸不平，呈明显分叶状，色红或暗红，表面可附有分泌物；舌红或紫暗，苔腻，脉滑或涩。

辨证要点：鼻塞日久不减，痰涕黏稠，腺样体肥大，表面凹凸不平，呈明显分叶状，色红或暗红，表面可附有分泌物；舌红或紫暗，苔腻，脉滑或涩。

三、中医外治辨证施治

1. 推拿疗法

适用于小儿腺样体肥大各型。

基础手法：开天门 50 次，推坎宫 1 分钟；补肺经、补脾经、补肾经各 300 次；按揉迎香、合谷、足三里各 300 次；擦肺俞、肾俞、脾俞，以透热为度；捏脊 3～5 遍。每日治疗 1 次，5 次为 1 个疗程，共治疗 2 个疗程，合计 2 周。

2. 刺络及针刺疗法

适用于各型。

（1）刺络

辨证取用少商、商阳、中冲、耳尖、大敦、隐白、厉兑等穴行刺络放血法，每次 2～3 穴，交替使用。出血量以染红一支棉签为度。

（2）针刺

①取穴 1：上星、印堂、迎香、曲池、合谷、足三里、丰隆、厉兑、行间。

具体操作：在针具的选用上，根据患儿年龄选用 0.5～1 寸的短针，直径小于或等于 30mm；取穴宜少不宜多，每次选用 3～4 穴，一般每次不超过 5 个穴位；针刺手法宜轻宜快，避免大幅度地捻转提插，不强求得气感，不予电针刺激。留针时间根据患儿耐受程度，15～30 分钟不等。每日 1 次，10～15 次为 1 疗程。治疗前需与患儿家长说明情况，与患儿做好沟通，避免发生拒针、哭闹或针时乱动等情况。

②取穴 2：百会、上星、印堂、双迎香、双合谷、双列缺。

具体操作：双列缺均斜刺，双合谷直刺。其中百会、上星一组，双迎香一组，分别通电针 30 分钟；其余穴位针刺留针 30 分钟。每日 1 次，10 次一个疗程，休息 3 日，继续下 1 疗程，2～4 个疗程即止。针刺期间，嘱家长预防患儿感冒。

3. 拔罐疗法

适用于各型。

具体操作：取其背部的风门穴、肺俞穴、脾俞穴、胃俞穴、肝俞穴、胆俞穴、大肠俞穴，以闪罐法进行治疗，每穴 3 次，再留罐 5～8 分钟。

4. 耳穴疗法

适用于小儿腺样体肥大各种证型。

取穴：内鼻、外鼻、咽、肺、脾、胃、肝、肾。

具体操作：以王不留行籽贴压双侧耳穴，每周贴 1 次，每天揉捏数次。疗程为 2 个月。

5. 熏鼻法

药物组成：黄芪 6g，防风 6g，鱼腥草 9g，鹅不食草 9g，薄荷 3g（后下），连翘 6g，菊花 6g，大青叶 6g，蝉蜕 6g，苍耳子 3g。每日 1 剂。

具体操作：先用汤药熏蒸鼻腔，蒸汽的温度在 40℃以上。为方便操作且不烫伤患儿的皮肤和黏膜，并减缓药液的降温，可将药液置于保温杯内，并制作卷筒，罩于杯口上方，缓缓吸入蒸汽，使挥发油与鼻黏膜充分接触，熏蒸时间为 10～15 分钟。如患儿小不配合，可在煎煮中药时，以中药药汽熏蒸房间，令患儿在房间内呼吸。在煎药过程中，收集煎药锅锅盖上药气冷凝后的蒸馏液，与生理盐水按照一定的比例配成滴鼻剂滴鼻。每侧鼻孔每次 2 ~ 3 滴，每日 2 ~ 3 次为宜。

6. 艾条灸

适用于小儿腺样体肥大肺脾气虚证。

具体操作：选取钟罩灸法，温灸中脘穴 15 ~ 30 分钟；再以麦粒灸法，温灸其迎香穴、鼻通穴、印堂穴。隔日灸 1 次，连续灸 1 个月。

7. 雷火灸

采用赵氏雷火灸治疗。

灸疗部位：上星至素髎、双耳部、双耳孔、额部。

取穴：囟会、百会、上星、素髎、印堂、大椎、双侧睛明、迎香、列缺、合谷、足三里。

具体操作：取坐位，头勿后仰。点燃 1 支雷火灸条，悬灸上星至素髎，10 次 ×6 壮；印堂至左右两侧迎香，做八字斜行悬灸，两侧各灸 10 次 ×6 壮；S 形灸额部 10 次 ×6 壮；雀啄灸百会、囟会、上星、印堂、大椎、双睛明、双迎香各 10 次 ×3 壮；灸耳部，至耳部发红、深部组织发热，每壮间按压 1 次灸处；雀啄灸耳心，两侧各 10 次 ×3 壮。患者头后仰，深呼吸，用手指压上唇，雀啄灸鼻孔（距离 2cm），10 次 ×3 壮，每壮间歇一会；每壮间按压 1 次灸处。如痰瘀互结证则重点灸合谷、列缺、大椎；肺脾气虚及肺肾阴虚则雀啄灸双合谷、列缺、足三里，各 10 次 ×3 壮。每日 1 次，灸 15 ~ 30 天。

8. 穴位贴敷疗法

①药物组成 1：辛夷、生麻黄、徐长卿、细辛、升麻、川芎、羌活、藿香各等分。

具体操作：药物研粉过 100 目筛后，以鲜姜汁调为稠糊状，放置容器内密封待用。治疗时，取黄豆粒大小生药约 0.5g，压成饼状，取穴迎香（双）、天突、大椎、风门（双）、肺俞、神堂、膏肓、脾俞，每次取 3 ~ 4 个穴位，用 2cm × 2cm 大小的透气胶布固定。

②药物组成 2：冰片 3g，白芷 10g，细辛 6g，炒白芥子 3g，延胡索 10g，路路通 10g，辛夷 10g。

具体操作：混合后研末，调成糊状，贴于天突、膻中、肺俞（双）、膈俞（双）、足三里（双），用医用防渗水透气胶布固定。每次贴药时间为 0.5 ~ 2 小时，隔日 1 次，7 次为 1 疗程，持续 1 个月。

9. 中药外洗

药物组成：参苓灌洗液（黄芪 20g，党参 10g，茯苓 20g，砂仁 10g，白术

10g，桔梗 10g，白芷 10g，山药 10g，辛夷 8g，黄芩 6g，皂角刺 10g）。

具体操作：以上药物按比例依据药典制成每瓶 300mL 的灌洗液，至洗出无黏性分泌物为止。隔日 1 次，10 次为 1 疗程。

10. 中药雾化吸入

适用于气血瘀阻及痰凝血瘀证。

药物组成：辛夷 15g，金银花 25g，鱼腥草 25g，野菊花 20g，黄芩 20g，薄荷 10g。

具体操作：以上药物煎取 500mL，每次取中药制剂 20mL，倒入超声雾化器，喷头对准两侧鼻腔，雾化后的气雾经鼻腔吸入，每次 15 分钟，每天 2 次，连续治疗 7 天。

第二章 消化系统疾病

第一节 口 炎

　　口炎是指口腔黏膜由于各种感染引起的炎症，多见于婴幼儿，可单独发生，亦可继发于全身疾病，如急性感染、腹泻、营养不良、久病体弱和维生素 B、C 缺乏等。除由真菌感染所致的鹅口疮外，单纯疱疹病毒 I 型感染引起的疱疹性口炎最为多见，故本节内容讨论的口炎主要指疱疹性口炎。

　　口炎属于中医儿科学"口疮"的范畴，其病因主要为外感风热及心脾积热，病位在心、脾、胃。脾开窍于口，心开窍于舌，胃经络齿龈，若风热之邪外感，由口鼻侵入，内乘于脾胃，风热夹毒上攻，可见口腔黏膜破溃；或失于调护，喂养不当，恣食肥甘厚味，蕴而生热；或喜食煎炒炙烤，内火偏盛，邪热积于心脾，循经上炎发为口疮。本病多属热证，故治疗原则以清热为主。

一、西医诊断要点

1. 常有与疱疹患者的接触史。

2. 起病急，发热，烦躁，拒食，流涎。

3. 疱疹好发于唇红部、口周皮肤和口腔黏膜，呈散在或成丛的小水疱，周围有红晕。初起时发痒，继而有疼痛感，水疱很快破溃，形成浅溃疡。牙龈红肿充血，触之易出血。

　　根据典型临床表现即可进行临床诊断。

二、中医辨证分型要点

1. 风热乘脾

　　证候：以口颊、上颚、齿龈、口角溃烂为主，甚则满口糜烂，周围焮红，疼痛拒食，烦躁不安，口臭，涎多，大便干结，小便黄赤，舌红，苔薄黄，脉浮数，或指纹浮紫。

　　辨证要点：以口颊、上颚、齿龈、口角溃烂为主，口臭，涎多，舌红，苔薄黄，脉浮数，或指纹浮紫。

2. 心火上炎

证候：舌上、舌边溃疡，色赤疼痛，心烦不安，口干欲饮，小便短黄，舌尖红，苔薄黄，脉数，或指纹紫。

辨证要点：舌上、舌边溃疡，心烦不安，小便短黄，舌尖红，苔薄黄，脉数，或指纹紫。

三、中医外治辨证施治

1. 穴位贴敷疗法

适用于疱疹性口炎各型。

①药物组成1：黄连、吴茱萸各3~5g。

具体操作：以上两味药共研为末，用醋调成糊状敷于两足心涌泉穴，每日1剂，可睡前敷，晨起揭掉，连敷3~7天。

②药物组成2：巴豆2粒。

具体操作：巴豆去皮，捣碎成泥饼状，敷于印堂穴，外贴2cm×2cm胶布以固定，贴5小时后去掉。每天1次，连贴2天。去药后局部皮肤微潮红，部分患者约2小时后潮红处会起水疱，2~3天后水疱破裂、消失，属正常现象，局部皮肤起水疱后，次日不再敷贴药物。

2. 中药外涂

适用于疱疹性口炎各型。

（1）康复新液外涂口腔，每天3~4次，能配合的患儿可以含漱，每次5mL，连用3~7天。

（2）羚羊角粉外涂患处，每天3~4次，连用2~3天。

（3）药物组成：黄芩40g，金银花20g，大黄60g，板蓝根40g，青黛20g，冰片6g，白及20g，皂角刺20g，五倍子20g。

具体操作：以上药物混匀研极细粉，过140目筛，取药粉外涂口腔患处，每日6次，连用3天。

3. 放血疗法

（1）耳尖放血

适用于疱疹性口炎各型。

具体操作：用75%酒精常规消毒两侧耳郭皮肤，固定小儿耳郭顶端，持针分别对准耳尖快速刺入1~2mm深，放血3~5滴。每日1次，连续5天。

（2）穴位放血

适用于疱疹性口炎风热乘脾证。

具体操作：少商穴、曲池穴点刺放血，每穴挤出2~3滴血。每日1次，连做1~2天。

4. 推拿疗法

适用于疱疹性口炎各型。

（1）基础操作：清天河水300次，退六腑200次，清肺经200次，捏脊3~5遍。

辨证取穴：①风热乘脾证：开天门50次，推坎宫50次，揉太阳50次，清补脾200次，清大肠200次，拿合谷3~5次；②心火上炎证：清心经200次，清小肠200次，揉小天心100次，揉内劳宫50次。

（2）揉小天心5分钟，揉小横纹5分钟，推四横纹4分钟，清板门4分钟，清肺经5分钟，揉二人上马3分钟，揉总筋3分钟，补肾水5分钟，清天河水1分钟，若伴有发热，加揉一窝风3分钟，伴腹泻，停清肺经。每日1次，重者可每日推拿2~4次。

5. 针刺疗法

取穴：鱼际、内庭、少府、风池、合谷、曲池、关元、足三里、太冲、太溪。

具体操作：采用1寸毫针，穴位局部皮肤常规消毒后针刺。鱼际、内庭、少府采用凉泻法针刺，医者左手食指或拇指紧按穴位，右手将针刺入穴内，候其气至，左手减轻压力，右手拇指向后连续捻提3~5次，候针下沉紧，提推1分钟左右，针尖牵着有感应的部位，连续重提轻插3~5次。右手拇指向后连续捻提3~5次，针尖拉着有气感的部位守气，使针下松滑，产生凉感。风池、合谷、曲池、关元、足三里针刺用平补平泻针法，留针20分钟，留针期间不行针。每日针刺1次，7天为1疗程。

6. 超声雾化疗法

喜炎平注射液0.2mL/kg，加入生理盐水20mL，用超声雾化器进行雾化吸入，每次20分钟，每日2次，连用3天。

第二节　鹅口疮

鹅口疮是由白色念珠菌感染引起的一种口腔黏膜炎症，多见于婴幼儿，主要表现为在唇、颊、舌或上颚的口腔黏膜出现散在的白色凝乳状斑点，逐步扩大，融合成片状假膜，若强行擦去假膜，可见红色创面。因其状如鹅口，故名鹅口疮；其色白如雪片，故又名雪口。

本病可因先天胎热内蕴，或口腔不洁，感受秽毒之邪而致。其主要病变在心、脾，盖舌为心之苗，口为脾之窍，邪毒蕴积心脾，循经上炎，则发为本病。

《外科正宗·鹅口疮》云："鹅口疮皆心脾二经胎热上攻，致满口皆生白斑雪片，甚则咽间叠叠肿起，致难乳哺，多生啼叫。"本病多见心脾积热和虚火上浮两个证候，总属邪火上炎，故治疗原则以清火为主，根据虚实不同，实者治以清泻心脾积热，虚者治以滋肾养阴降火。

一、西医诊断要点

1. 多见于新生儿，久病体弱者，或长期使用抗生素、激素患者。

2. 口腔黏膜上散布白色凝乳状斑点，可融合成片状假膜。强行擦去假膜，可见红色创面。重者可向咽喉处蔓延，影响吮乳与呼吸，偶可累及食管、肠道、气管等。

3. 取白屑少许涂片，加 10% 氢氧化钠液，置显微镜下，可见白色念珠菌芽孢及菌丝。

根据典型临床表现即可进行临床诊断。

二、中医辨证分型要点

1. 心脾积热

证候：口腔满布白屑，周围焮红较甚，面赤唇红，烦躁多啼，口干或渴，大便干结，小便黄赤，舌红，苔薄白，脉滑或指纹青紫。

辨证要点：口腔白屑，周围焮红，面赤唇红，舌红，脉滑或指纹青紫。

2. 虚火上浮

证候：口腔内白屑散在，周围红晕不著，形体瘦弱，颧红，手足心热，口干不渴，舌红，苔少，脉细或指纹紫。

辨证要点：口腔白屑，周围红晕不著，手足心热，舌红，苔少，脉细或指纹紫。

三、中医外治辨证施治

1. 推拿疗法

适用于鹅口疮各型。

基础操作：揉小天心、退六腑、揉板门、掐合谷各 100 次，清天河 300 次。

辨证取穴：①心脾积热证：清补脾、清心经各 200 次，清大肠、清小肠各 100 次；②虚火上浮证：补肾水 100 次，掐揉二人上马 100 次、揉涌泉 100 次。

2. 穴位贴敷疗法

适用于鹅口疮各型。

吴茱萸 100g，研成粉末储瓶中备用，使用时取少量药粉用醋调成糊状，贴于双足涌泉穴，外用纱布覆盖，胶布固定，每次贴敷 3～5 小时，每日更换 1 次，连用 1～3 日。

3. 中药外涂

（1）适用于鹅口疮各型

①药物组成 1：金银花 10g，黄芩 10g，黄连 3g，石膏 15g，青黛 5g，山栀子 10g，淡竹叶 10g。

具体操作：以上药物研极细末，与香油、陈醋混匀，涂于口腔黏膜患处，每日 4 次，连用 5 日。

②药物组成 2：五倍子 60g，孩儿茶 40g。

具体操作：以上药物共为细末，取药粉外涂患处，每日 2～3 次，每次涂药前，用 2% 碳酸氢钠液清洁口腔。

（2）分型论治

药物组成：①鹅口疮心脾积热型：黄芩 10g，生地黄 10g，竹叶 10g，黄柏 10g，苦参 10g，玄参 10g，麦冬 10g，黄连 5g，连翘 10g，白及 10g。②鹅口疮虚火上浮型：生地黄 10g，知母 10g，黄柏 10g，丹皮 10g，夏枯草 10g，苦参 10g，地榆 10g，紫草 10g。

具体操作：上述药物以冷水 300mL 浸泡 30 分钟，武火煎至水沸后，改文火煎 40 分钟，取汁 50mL，以无菌棉签蘸药汁拭口，每日 3～5 次，5 天为 1 疗程。

第三节　小儿胃炎

胃炎是儿童常见的消化系统疾病，好发于学龄前期及学龄期，临床表现为胃脘部疼痛，可伴有恶心呕吐、食纳欠佳、嗳气泛酸等症状。其发病机制目前尚不明确，可能与社会心理因素、饮食因素、幽门螺杆菌感染因素及家族遗传等综合因素相关。胃炎分为急性胃炎和慢性胃炎，小儿大多为慢性胃炎，少有急性胃炎，故本节内容主要讨论小儿慢性胃炎。

中医学并无胃炎的病名，根据其主要临床症状，应属于"胃脘痛"的范畴，其病位在胃腑，与肝脾密切相关。小儿脾胃虚弱，经脉未盛，易为饮食、外邪等因素所干扰。六腑以通为顺，若胃腑感受寒邪，或为乳食所伤，或因情志怫郁，皆可使中焦气机壅阻，胃气凝滞不通而出现胃脘疼痛。小儿素体虚寒，脏腑虚冷，或寒湿内停，损伤阳气，则阴寒内盛，气机不畅，故出现腹痛；若素体阴虚，或热病伤阴，致阴虚胃火偏亢，灼伤胃络而出现胃脘疼痛。故临床辨证应辨清寒热虚实，治疗以健脾和胃、理气止痛为基本原则，同时应根据不同的证型加以辨治。

一、西医诊断要点

1. 临床表现

多数患儿无任何症状，常见反复发作、无规律的腹痛，疼痛部位、性质不定，以腹上区痛及脐周痛为主，多数为间歇性隐痛，少数呈阵发性剧痛，可有畏食、恶心、呕吐、腹胀、反酸、嗳气、呃逆等症状，胃黏膜糜烂出血者可有呕血、黑便。

2. 胃镜检查

镜下改变以黏膜斑、充血、水肿、微小结节形成、糜烂、花斑、出血斑点为主。以上前 5 项中符合一项即可诊断，后 2 项应结合病理诊断。

3. 胃黏膜病理组学检查

可见上皮细胞变性，小凹上皮细胞增生，固有膜炎性反应细胞浸润，腺体萎缩等改变。

二、中医辨证分型要点

1. 寒邪犯胃

证候：胃脘冷痛，常见绞痛，痛甚则额冷汗出，疼痛遇寒加重，得温则缓，可伴有纳呆、呕吐清水痰涎或呕吐不消化残余乳食，面色苍白，小便清长，大便溏薄，舌淡红，苔白，脉弦紧或弦迟或脉细。

辨证要点：胃脘冷痛，遇寒加重，得温则缓，大便溏薄，舌淡苔白，脉弦紧或弦迟或脉细。

2. 食滞胃肠

证候：脘腹胀满，疼痛拒按，进食后痛甚，嗳腐吞酸，口气臭秽，不思乳食，恶心呕吐，吐物呈酸臭乳块或不消化食物，吐后痛缓，泻下酸臭，大便不爽，夜卧不安，舌红，苔厚腻或苔厚微黄，脉实有力或脉滑，多有饮食不节史。

辨证要点：脘腹胀满，进食后痛甚，口气臭秽，不思乳食，吐后痛缓，泻下酸臭，苔厚腻微黄，多有饮食不节史。

3. 湿热中阻

证候：脘腹胀满疼痛，痛势急迫，疼痛拒按，嘈杂吐酸，口苦或黏，口臭，口疮，口干心烦，恶心呕吐，渴喜冷饮，大便干或大便不畅，小便黄，舌红，苔黄或黄腻，脉滑数。

辨证要点：脘腹胀满疼痛，嘈杂吐酸，口苦或黏，渴喜冷饮，舌红，苔黄腻，脉滑数。

4. 肝胃气滞

证候：脘腹胀满疼痛，或两胁作胀，晨起或情绪紧张时加重，嗳气泛酸，得嗳气或矢气舒，胃脘饱胀，餐后尤甚，不思乳食，恶心呕吐，厌恶油腻，烦躁易怒，胸闷气短，睡卧不安，大便不调，舌红，苔薄白，脉弦。

辨证要点：脘腹胀痛或两胁作胀，晨起或情绪紧张时加重，嗳气泛酸，得嗳气或矢气舒，烦躁易怒，舌红，苔薄白，脉弦。

5. 脾胃虚寒

证候：腹部隐痛，空腹痛甚，得食痛减，受凉加重，痛处喜按喜暖，泛吐清水，食纳欠佳，食后腹胀，四肢清冷，少气乏力，神疲倦怠，面色㿠白，大便溏薄或大便不调，舌淡边有齿痕，苔薄白，脉沉缓或脉细。

辨证要点：腹部隐痛，痛处喜按喜暖，泛吐清水，四肢清冷，大便溏薄，舌淡边有齿痕。

6. 胃阴不足

证候：脘腹隐隐灼痛，嘈杂似饥，餐后饱胀，饥不欲食，烦渴喜冷饮，手足心热，大便干结，舌燥咽干，舌红少津，苔少或花剥，脉细数。

辨证要点：脘腹灼痛嘈杂，烦渴喜冷饮，大便干结，舌燥咽干，舌红少津，苔少或花剥，脉细数。

7. 瘀阻胃络

证候：胃脘刺痛为主，疼痛较剧，痛处固定拒按，胃痛日久不愈，不思饮食，或吐血、血便，舌暗红或紫暗或瘀斑，苔薄白，脉弦涩或脉细。

辨证要点：刺痛为主，痛处固定拒按，或伴吐血、血便，舌暗有瘀斑。

三、中医外治辨证施治

1. 穴位贴敷疗法

（1）适用于寒邪犯胃证和脾胃虚寒证

药物组成：白蔻仁、吴茱萸、苍术、炒莱菔子各3份，白胡椒、荜茇各2份，肉桂、丁香各1份。

具体操作：药物共研细末，每次取2.5～5g，用料酒或黄酒调成糊状，外敷脐部，每日1次，每次4～5小时，5天为1疗程。

（2）适用于肝胃气滞证

药物组成：檀香、莪术、川芎、砂仁。

具体操作：上述药物按1：2：2：1比例研粉，用白醋调成糊状，于上脘、中脘、下脘、神阙贴敷，每次取两个穴，穴位交替更换，每日1次，每次4～5小时，2周为1疗程。

（3）适用于湿热中阻证

药物组成：黄连、木香、延胡索各10g。

具体操作：研成细粉，加料酒或黄酒调成膏状贴于中脘穴、神阙穴，每日1次，每次4~5小时，14天为1疗程。

（4）适用于食滞胃肠证。

药物组成：炒麦芽10g，焦山楂10g，鸡内金10g，延胡索6g，厚朴10g。

具体操作：上药研末，取药末3g，加料酒调糊，每天1次，每次敷脐4~5小时，5天为1疗程。

（5）适用于瘀阻胃络证

药物组成：三棱6g，莪术6g，木香6g，乌药3g，延胡索5g。

具体操作：上药研末，取药末3g，加料酒调糊，每天1次，每次敷脐4~5小时，10天为1疗程。

2. 推拿疗法

适用于小儿胃炎各型。

基础操作：补脾经、推板门、揉中脘、运八卦、揉胃俞各100~200次，摩腹2分钟，捏脊3~5遍。

辨证取穴：①寒邪犯胃证：推三关、揉外劳宫、揉足三里各100~200次；②食滞胃肠证：清胃经、推四横纹、退六腑各100~200次；③湿热中阻证：清胃经、清天河水、分腹阴阳各100~200次；④肝胃气滞证：平肝、揉太冲、揉天枢各100~200次；⑤脾胃虚寒证：揉脾俞、揉足三里、推三关各100~200次；⑥胃阴不足证：揉二人上马、分手阴阳、清天河水各100~200次。

伴呕吐时推天柱骨，伴口臭时清胃经，伴发热时清天河水，伴便秘时清大肠，次数100~200次。

以上操作每日1次，5~7天为1疗程，连做2~3个疗程。

3. 针刺疗法

适用于小儿胃炎各型。

主穴：①膈俞、脾俞、上脘、建里、足三里；②肝俞、胃俞、中脘、下脘、足三里。

配穴：肝胃气滞加期门，脾胃虚寒加章门，胃阴不足加三阴交，湿热中阻加内关，食滞胃肠加解溪。

操作方法：采用常规针刺，施平补平泻法，两组主穴交替使用，留针30分钟，中间行针2次，10次为1个疗程，中间间隔2日再进行下个疗程。

4. 艾灸疗法

（1）隔姜灸

隔姜灸中脘、天枢两穴，灸4~6壮，以局部皮肤潮红为度，每日1次，10天为1疗程。适用于脾胃虚寒及寒邪犯胃型。

（2）雷火灸

适用于除胃阴不足证以外诸证。

灸疗部位：胃脘部；天枢、足三里、气海、脾俞、胃俞。

操作方法：点燃一支灸条，距离胃脘部 2~3cm，做旋转横行或纵行温灸，每旋转 8 次，轻揉胃脘 1 次，灸至皮肤发红，深部组织发热为度，时间不少于 15 分钟；灸气海、天枢、足三里、脾俞、胃俞，距离皮肤 3cm，行小回旋灸法，每旋转 8 次轻揉一下穴位，每穴各灸 8 次。每日 1~2 次，5 天为 1 疗程。

5. 中药热熨疗法

适用于寒邪犯胃及脾胃虚寒型。

药物组成：吴茱萸 250g，川椒 50g，莱菔子 50g，枳壳 50g，小茴香 25g，丁香 25g。

具体操作：将药物纳入布袋中封好，置入微波炉中，高火 2~3 分钟后取出，反复熨烫上脘、中脘、关元、气海、神阙等穴，操作 10 分钟后热敷于胃区 10~20 分钟，每日 1 次，5 日为 1 疗程。

第四节　小儿腹泻

小儿腹泻为多种病原、多种因素引起的以大便次数增多和大便性状改变为特点的一组疾病，是儿童患病和死亡的主要原因，也是营养不良的重要原因。本病一年四季均可发生，夏秋季节发病率高，临床常根据病程长短，分为急性腹泻、迁延性腹泻、慢性腹泻。

本病中医中属于"泄泻"范畴。小儿泄泻发生的原因，有外因和内因之分。外因责之于感受湿邪，或兼风、寒、暑、热等邪而为病，其中以湿热为多见；内因责之于伤于乳食或脾胃虚弱。其主要病变在脾胃，病机关键为脾胃受损，升降失司，水谷不分，混杂而下。中医治疗以运脾化湿为基本原则。

一、西医诊断要点

1. 根据大便性状和次数判断。根据家长和看护者对患儿大便性状改变（呈稀水便、糊状便、黏液脓血便）和大便次数比平时增多的主诉可做出腹泻诊断。

2. 根据病程分类。急性腹泻：病程≤2 周；迁延性腹泻：病程为 2 周~2 个月；慢性腹泻：病程>2 个月。

3. 对腹泻患儿进行有无脱水和电解质紊乱的评估。可参考精神状态、皮肤、黏膜、尿量等综合判断。尽可能对中、重度脱水患儿行血电解质检查和血气分析。

4. 根据患儿粪便性状、粪便的肉眼和镜检所见、发病季节、发病年龄及流行情况初步估计病因。急性水样便腹泻患者（约占70%）多为病毒或产肠毒素性细菌感染，黏液脓性、脓血便患者（约占30%）多为侵袭性细菌感染。有条件尽量进行大便细菌培养以及病毒、寄生虫检测。

5. 对慢性腹泻还须评估消化吸收功能、营养状况、生长发育等。

二、中医辨证分型要点

(1) 湿热泻

证候：大便水样，或如蛋花汤样，泻下急迫，量多次频，气味秽臭，或见少许黏液，腹痛时作，或伴呕恶，或发热烦躁，口渴，小便短黄，舌质红，苔黄腻，脉滑数，指纹紫。

辨证要点：蛋花汤样大便，次频量多，发热烦躁，口渴，舌红，苔黄腻，脉滑数。

(2) 风寒泻

证候：大便清稀，夹有泡沫，臭气不甚，或肠鸣腹痛，或伴恶寒发热，鼻流清涕，咳嗽，舌质淡，苔薄白，脉浮紧，指纹淡红。

辨证要点：大便清稀有泡沫，腹痛肠鸣，舌淡苔白，脉浮紧，指纹淡红。

(3) 伤食泻

证候：大便稀溏，夹有乳凝块或食物残渣，气味酸臭，或如败卵，脘腹胀满，便前腹痛，泻后痛减，腹痛拒按，嗳气酸馊，或有呕吐，不思乳食，夜卧不安，苔白厚腻，或微黄，脉滑实，指纹滞。

辨证要点：大便酸臭如败卵，脘腹胀满，腹痛拒按，夜卧不安，苔白厚腻，脉滑实，指纹滞。

(4) 脾虚泻

证候：大便稀溏，色淡不臭，多于食后作泻，时轻时重，面色萎黄，形体消瘦，神疲倦怠，舌淡苔白，脉缓弱，指纹淡。

辨证要点：大便稀溏，食后作泻，面色萎黄，神疲倦怠，舌淡苔白，脉缓弱，指纹淡。

(5) 脾肾阳虚泻

证候：久泻不止，大便清稀，澄澈清冷，完谷不化，或见脱肛，形寒肢冷，面色㿠白，精神萎靡，睡时露睛，舌淡苔白，脉细弱，指纹色淡。

辨证要点：大便完谷不化，形寒肢冷，精神萎靡，舌淡苔白，脉细弱，指纹色淡。

三、中医外治辨证施治

1. 穴位贴敷

药物组成：①风寒泻：小茴香、藿香、苍术、吴茱萸、木香各10g。②湿热泻：葛根10g，黄芩10g，黄连6g，藿香10g，苍术10g。③脾虚泻：白术10g，茯苓10g，炒山药15g，炒薏米10g，砂仁6g，苍术10，陈皮10g。④伤食泻：陈皮10g，姜半夏6g，连翘10g，莱菔子10g，焦山楂、焦神曲、焦麦芽各10g，厚朴8g。⑤脾肾阳虚泻：煨肉豆蔻10g，熟诃子10g，肉桂8g，吴茱萸8g，丁香5g。

具体操作：将上述药物研磨成粉，每次取2~3g，加料酒调匀呈药饼，外用无菌纱布或者胶贴贴敷于神阙穴。

贴敷时间：婴儿0.5~1小时；幼儿2~3小时；学龄前及学龄期儿童3~5小时。每日1次，5天为1疗程。

2. 推拿疗法

基础操作：龟尾七节，摩腹揉脐，称为"止泻四法"。

上推七节骨，逆时针摩腹，轻手法摩、揉、振、按肚脐和龟尾轻刺激为补，用于虚证泄泻；而下推七节骨，顺时针摩腹、肚脐和龟尾重刺激为泻，用于实证泄泻。

辨证加减：①湿热泻：清脾土，清大肠，清胃，下推七节骨，揉板门，捏脊。②风寒泻：揉补脾，补大肠，揉一窝风，外劳宫，推三关，揉龟尾。③伤食泻：推板门，清大肠，补脾土，摩腹，逆运内八卦，点揉天突，抱肚法（其法为患儿后背贴医生前胸，抱小儿同向坐于医生腿上，医者两手从小儿腋下插入，并置于患儿胸前，两手掌重叠，掌心向后；施法时两手用力向后挤按，同时配合挺胸、挺腹，从胸腔起逐一向下直至盆腔为一遍，临床操作5~10遍。其要点为：从上至下逐一挤按；手掌要紧贴患儿胸壁，并尽可能使面积最大化；手掌向后与挺胸挺腹协调配合；挤按时最好在患儿呼气末，或啼哭声音发出时进行）。④脾虚泻：运八卦，补脾土，补大肠，摩腹，推上七节骨，捏脊。

以上操作除抱肚法外，每穴推拿100~200次，每日1次，5天为1疗程。

3. 针灸疗法

（1）针刺法

用于各种证型。

主穴：足三里、中脘、天枢、脾俞。

配穴：发热加曲池，呕吐加内关、上脘，腹胀加下脘，伤食加刺四缝，水样便多加水分。

操作方法：实证用泻法，虚证用补法，留针 10～15 分钟，每日 1 次，7 天为 1 疗程。

（2）灸法

用于脾虚泻、脾肾阳虚泻。

主穴：足三里、中脘、神阙。

配穴：脾俞、胃俞、天枢、气海、大肠俞、上巨虚。

操作方法：隔姜灸或艾条温和灸。每日 1～2 次。脾胃虚弱型泄泻，可根据病人的临床症状辨证取穴 4～6 个，中脘、神阙、天枢、上巨虚、脾俞、胃俞、大肠俞穴位，采取恒温雷火灸的方式施灸，药条距施灸部位 3～4cm 进行温和灸法，以病人感到皮肤温热舒适而不灼痛为度。每天施灸 1 次，每次灸 15 分钟，7 天为 1 个疗程。

4. 中药灌肠

适用于湿热泻。

药物组成：白芍 6g，当归 6g，槟榔 3g，黄连 2g，枳壳 6g，焦山楂 15g，马齿苋 10g，甘草 5g。

操作方法：加 300mL 水煎浓缩至 30mL，纱布过滤。1 岁以内 10mL/次，1～3 岁 15mL/次，4～6 岁 20mL/次，保留灌肠，保留时间为 15～20 分钟，每天 1 次，3 天为 1 个疗程。1 个疗程后评价治疗效果，未愈者继续治疗。

5. 中药泡洗

（1）适用于腹泻各证

药物组成：鬼针草 30g。

具体操作：加水适量，煎煮 30 分钟后倒入盆内，浸泡双足，没过足踝，每次 15 分钟，每日 2～4 次，连用 3～5 日。

（2）适用于慢性腹泻

药物组成：党参、白术、补骨脂、菟丝子各 15g，干姜、肉豆蔻各 10g。

具体操作：上述药物浸泡 30 分钟，煎煮 30 分钟，浸泡双足，没过足踝，每日 1 次，每次 15 分钟，7 天为 1 疗程。

6. 中药热熨

药物组成：①伤食泻：山楂 30g，神曲 30g，炒莱菔子 30g，炙鸡内金 30g，木香 30g，陈皮 30g，法半夏 20g，茯苓 30g，连翘 30g，藿香 30g，生姜 30g，枳实 30g，白术 30g。②风寒泻：陈皮 30g，厚朴 30g，苍术 30g，甘草 30g，桂枝 30g，猪苓 30g，茯苓 30g，泽泻 30g，白术 30g，草豆蔻 30g，木香 30g，延胡索 30g。③脾虚泻：藿香 30g，木香 30g，葛根 30g，党参 30g，白术 30g，茯苓 30g，甘草 30g，砂仁 20g，肉豆蔻 30g，怀山药 30g，莲子肉 20g。

具体操作：将制作好的药物封包（规格 20cm×30cm），加热至 45～50℃后装入自制无纺布袋（规格 25cm×40cm）内，放置于患儿肚脐周围及小腹部，进行热熨敷治疗，每次熨敷 15～20 分钟，每天 2 次，3～5 天更换一个药袋。

第五节　功能性便秘

功能性便秘是一种常见的消化系统功能性肠病，表现为持续困难的、不频繁的或不完全的排便感。功能性便秘是一种慢性便秘，缺乏器质性病因，没有结构异常和代谢障碍，又除外肠易激综合征。在儿科临床中，功能性便秘占 90%～95% 之多。

本病属于中医"便秘"范畴，又称为"大便涩""大便难"。便秘之病位在大肠，是由大肠传导功能失常所致，但与肺、脾、肝、肾关系也很密切。小儿脾常不足，若饮食调摄不当，感受外邪，久病不愈，则易造成脾胃虚弱，运化无权，脾升胃降失常，浊阴不降，影响大肠气机，致传导功能低下，糟粕内留，滞热消耗脾阴，大肠津液亏虚，则大便干燥。肺与大肠相表里，肺之燥热移至大肠，或肺气壅滞，气机升降失常，均可使大肠传导失职。小儿肝常有余，肝郁不舒，气郁化火，阴液耗伤，肠道失润，而致便秘。便秘的基本病机特点为大肠传导失职，气机不畅，糟粕内停。临床治疗多以补其不足、泻其有余为原则。

一、西医诊断要点

参考罗马Ⅳ诊断标准：

对于 <4 岁患儿，下述症状至少包括 2 项，持续至少 1 个月：①每周排便≤2次；②有大便潴留史；③有排便疼痛或困难史；④有排出大块粪便史；⑤直肠内存有大粪块。在已行排便训练的小儿中，还需具备以下症状：①学会自主排便后至少每周发作一次大便失禁；②排出可能堵塞厕所的大块粪便。

对于 ≥4 岁患儿，在不满足肠易激综合征诊断的前提下，下述症状至少包括2 项，每周至少发作 1 次，持续至少 1 个月：①4 岁以上发育中儿童每周在厕所中排便≤2 次；②每周至少发作一次大便失禁；③具有粪便潴留姿势或过度的自主憋便；④疼痛或困难排便史；⑤直肠内存在大粪块；⑥排出可能堵塞厕所的大块粪便。

二、中医辨证分型要点

1. 燥热便秘

证候：大便干结，排出困难，腹胀或痛，口干口臭，口舌生疮，面红身热，小便黄，舌红，苔黄燥，脉滑数，指纹紫滞。

辨证要点：大便干硬，排出困难，口臭，舌质红，苔黄燥。

2. 乳食积滞

证候：大便秘结，排便困难，腹胀腹痛，不思乳食，或恶心呕吐，手足心热，心烦，睡眠不安，小便短黄，舌红，苔黄厚，脉沉有力，指纹紫滞。

辨证要点：有伤乳、伤食史，便秘腹胀，舌苔黄厚。

3. 气滞便秘

证候：大便秘结，嗳气频作，肠鸣矢气，胸胁痞闷，腹中胀痛，舌红，苔薄白，脉弦，指纹滞。

辨证要点：情志不畅或久坐少动，大便闭涩，胸胁痞闷。

4. 气血亏虚

证候：粪质干结，或并不干硬，虽有便意，但挣扎乏力，不易排出，用力排便则汗出乏力，神倦懒言，面色无华，唇甲色淡，头晕心悸，健忘，多梦，舌淡，苔白，脉弱，指纹淡。

辨证要点：虽有便意，排出困难，神倦懒言，面白无华。

三、中医外治辨证施治

1. 推拿疗法

适用便秘各证型。

基础操作：清大肠，顺摩腹，揉龟尾，下推七节骨，脾俞，大肠俞，足三里，捏脊。

辨证操作：实秘加推三关，退六腑；虚秘加补脾经，补肾经；血虚便秘加用血海，三阴交。每个穴位推拿不少于 100 次，每日 1 次，10 次为 1 疗程。

2. 穴位贴敷疗法

适用于便秘各型。

药物组成：大黄、芒硝各 50g，枳实、厚朴各 30g，冰片 20g，气虚者加黄芪 30g，血虚者加当归 20g，气滞者加木香 20g，食积者加陈皮 20g。

具体操作：上药研为细末，以温开水调和成糊状。根据患儿的年龄取适量的药膏（每穴取 1~2g），敷贴于神阙穴，胶布固定。敷贴时间以患儿能够耐受为度，每日 1 次，10 天为 1 疗程。

3. 灌肠疗法

适用于实证便秘。

药物组成：生大黄 4g，枳实 10g，厚朴 10g，火麻仁 20g，木香 10g，槟榔 8g，神曲 10g，茯苓 15g，当归 10g

具体操作：患儿左侧卧位，灌肠结束后协助保持药物 15 分钟，再嘱其排便，每日 1 次，3 天为 1 疗程，根据患儿排便情况确定疗程的长短。

4. 耳穴压豆

适用于所有证型。

取穴：便秘点、直肠下段、大肠、脾、皮质下、三焦。

方法：以王不留行籽贴压，每日按压 4 次，每次 3 ~ 5 分钟，每 5 天更换 1 次，3 次为 1 疗程。

5. 针刺疗法

适用于实证便秘。

（1）单一取穴

针刺四缝穴，每隔 3 日治疗 1 次，2 次为 1 疗程。

（2）综合取穴

主穴：大肠俞、天枢、支沟、上巨虚、合谷、曲池、丰隆、承山、水道（左）、归来（右）。

配穴：燥热便秘者，选合谷、曲池、腹结、上巨虚；虚证便秘者，选脾俞、胃俞、大肠俞、关元、三阴交、足三里；食积便秘者，选中脘、承山、大肠俞；气滞便秘者，选气海、太冲、中脘。

具体操作：患儿配合者，留针 10 ~ 15 分钟；不配合者捻转后起针。

第六节　功能性消化不良

功能性消化不良又称消化不良，是指具有上腹痛、上腹胀、早饱、嗳气、食欲不振、恶心、呕吐等不适症状，经检查排除引起上述症状的器质性疾病的一组临床综合征。症状可持续或反复发作，病程超过 1 个月或在过去的 12 个月中累计超过 12 周，是临床上最常见的一种功能性胃肠炎。

本病属于中医"积滞"的范畴。积滞的病变脏腑在脾胃，主要病因为喂养不当、饮食不节，损伤脾胃，导致脾胃运化功能失调，或脾胃虚弱，腐熟运化不及，乳食停滞不化。其病机关键为乳食停聚不消，积而不化，气滞不行。本病治疗以消食化积、理气导滞为基本原则。

一、西医诊断要点

有消化不良症状至少 2 个月，每周至少出现 1 次，并符合以下 3 项条件：

1. 持续或反复发作的上腹部（脐上）疼痛或不适、早饱、嗳气、恶心、呕吐、反酸。

2. 症状在排便后不能缓解，或症状发作与排便频率或粪便性状的改变无关（即除外肠易激综合征）。

3. 无炎症性、解剖学、代谢性或肿瘤性疾病的证据可以解释患儿的症状。

二、中医辨证分型要点

1. 乳食内积

证候：不思乳食，嗳腐酸馊，或呕吐食物、乳片，脘腹胀满，疼痛拒按，烦躁哭闹，夜寐不安，大便酸臭，舌质红，苔厚，脉弦滑，指纹紫滞。

辨证要点：多有饮食不节史，嗳腐酸馊，脘腹胀满，大便酸臭，舌红苔厚。

2. 脾虚夹积

证候：不思乳食，稍食即饱，腹满喜按，或喜伏卧，大便酸臭或夹有不消化食物残渣，面黄神疲，形体偏瘦，舌质淡，苔白，脉细弱，指纹滞。

辨证要点：腹满喜按，面黄神疲，形体消瘦，舌质淡，苔白，脉细弱。

三、中医外治辨证施治

1. 推拿疗法

（1）乳食内积

清胃经，揉板门，运内八卦，推四横纹，揉按中脘，足三里，推下七节骨，分推腹阴阳，捏脊3~5遍。

（2）脾虚夹积

补脾经，运内八卦，摩中脘，清补大肠，按揉足三里，捏脊3~5遍。

以上操作每穴100次，每日1次，10天为1疗程。

2. 穴位贴敷疗法

（1）乳食内积

芒硝3g，胡椒0.5g，研粉拌匀，置于脐中，胶布固定。每日1次。10天为1疗程。

（2）脾虚夹积

木香、砂仁、厚朴、枳实各10g，研粉拌匀，使用姜汁调成糊状，置于中脘、足三里穴，用胶布固定，以皮肤潮红为度，隔日1贴，4周为1疗程。

3. 耳穴疗法

适用于各证型。

取穴：胃、大肠、神门、交感、脾。

具体操作：每次选3~4穴，用王不留行籽贴压，左右交替，每日按压3~4次，每隔5日更换1次，3次为1疗程。

4. 针刺疗法

（1）体针

主穴：足三里、中脘、梁门。

配穴：乳食积滞者，加内庭、天枢；积滞化热者，加曲池、大椎；脾虚夹积者，加四缝、脾俞、胃俞、气海。

操作方法：每次取 3～5 穴，中等刺激，不留针。实证以泻法为主，辅以补法；虚证以补法为主，辅以泻法。每日 1 次，7 天为 1 疗程。

（2）扎四缝

适用于各证型。

具体操作：取四缝穴，常规消毒后，用三棱针或采血针在穴位上快速点刺，挤压出黄白色黏液或血少许，每周 1 次，1 月为 1 疗程。

5. 灸法

（1）适用于脾虚夹积证

取穴：中脘、神阙。

具体操作：患者仰卧位，在中脘和神阙各切厚 2 分许的生姜 1 片，中心处穿刺数孔，上置艾柱，用线香点燃艾柱，施灸时如感觉灼热不可忍受时，可将姜片向上提起，衬一些纸片或干棉花，放下再灸，直到局部皮肤潮红为止，每天 1 次，10 天为 1 疗程。

（2）百笑灸

取穴：中脘、神阙、天枢、气海、脾俞、足三里。

具体操作：将灸条置于灸盒内，用胶贴将灸盒固定于相应穴位，每穴灸约 2 分钟，以皮肤潮红为度，每天 1 次，10 天为 1 疗程。

6. 走罐

适用于乳食内积证。

具体操作：取俯卧位，充分暴露背部皮肤，以液状石蜡为润滑剂，根据患儿胖瘦程度选用 2～4 号的玻璃罐，用闪火法拔于大椎穴，再沿左右两侧足太阳膀胱经循行路线，向下推至脾俞、胃俞处，反复 2～3 次后，再将 3～5 个玻璃罐定于背部腧穴上，根据年龄及体型的胖瘦选择留罐时间 0～3 分钟，每日或隔日 1 次，2 次为 1 疗程。

7. 刮痧疗法

具体操作：取督脉、足太阳膀胱经腧穴，以及六腑、三关等部位刮痧治疗，每个穴位 2～3 分钟，5 天 1 次，用于治疗积滞食积化热证。

8. 中药外洗

药物组成：党参 10g，白术 10g，茯苓 10g，山药 10g，陈皮 6g，砂仁 3g，麦芽 15g，谷芽 15g，山楂 10g，甘草 3g。

具体操作：煎煮 30 分钟，复渣（倒出药液，加水再煎取一次），将两遍的药液混匀，水温约 40℃，浸过脚踝，每次 20 分钟，1 天 2 次，2 周 1 疗程。

9. 中药离子导入

适用于乳食内积证。

药物组成：茯苓 20g，陈皮 15g，当归 15g，全瓜蒌 30g，枳实 15g。

具体操作：上述药物加水煎至约 50mL，每日 1 剂。采用离子导入治疗仪，将药垫浸湿药液（稍稍拧干不滴药），套上电极板，然后置于大肠俞、关元、天枢三穴位上，进行离子导入治疗，每天 1 次，每次半小时，4 周为 1 疗程。

10. 中药热熨

药物组成：①乳食内积证：香附 30g，神曲 30g，麦芽 30g，陈皮 20g，砂仁 20g，炙甘草 30g，木香 30g，枳实 30g，槟榔 20g，炒莱菔子 30g。②脾虚夹积证：党参 30g，白术 30g，茯苓 20g，甘草 20g，木香 30g，神曲 30g，枳实 30g，陈皮 30g，砂仁 20g，麦芽 30g，山楂 30g，怀山药 30g，肉豆蔻 30g，延胡索 30g。

具体操作：将制作好的药物封包（规格 20cm×30cm），加热至 45～50℃后装入自制无纺布袋（规格 25cm×40cm）内，放置于患儿肚脐周围及小腹部，进行热熨敷治疗。每次熨敷 15～20 分钟，每天 2 次，3～5 天更换一个药袋。

第七节　小儿腹痛

腹痛是儿童时期常见的症状之一，可见于任何年龄，导致腹痛的疾病很多，以功能性腹痛最为多见，故本节所论述腹痛以功能性腹痛为主。功能性腹痛是以腹痛为主要表现的功能性胃肠病，多位于脐周，常伴有厌食、呕吐、头痛、头晕、腹泻或便秘等症状，腹痛反复发作或持续存在，影响儿童的生活质量。

中医认为，引起小儿腹痛的原因主要有感受寒邪、伤于乳食、脾胃虚寒、情志不畅、外伤损络等，病位主要在脾、胃、小肠、大肠，亦与肝有关。小儿脾胃薄弱，经脉未盛，易为各种病邪所侵扰。六腑以通降为顺，经脉以流通为畅，凡外邪内侵，或乳食积滞，或脾胃虚寒，或情志内伤，或外伤损络，而致脾胃纳化失司，肠腑壅滞不通者，皆可发生腹痛。故腹痛的病机关键为脾胃肠腑气滞，不通则痛，治疗以调理气机，疏通经脉为主，根据不同的证型分别治以温散寒邪、消食导滞、通腑泄热、温中补虚、活血化瘀。

一、西医诊断要点

参考罗马Ⅳ儿童功能性腹痛诊断标准。

诊断前至少 2 个月内符合以下 1 项或多项条件，且每个月至少 4 天是有症状的：①餐后饱胀；②早饱；③上腹疼痛或烧灼感，与排便无关；④经过适当评估，症状不能用其他疾病来完全解释。

亚型：①餐后不适综合征：餐后饱胀不适或早饱感，影响正常进食。支持诊断的标准：上腹胀气、餐后恶心或过度打嗝。②上腹痛综合征则必须包括以下所有条件：严重上腹疼痛或烧灼感，影响日常生活；疼痛非全腹，局限于腹部其他部位或胸胁部区域；排便或排气后不能缓解。

支持诊断的标准：①疼痛可能为烧灼样但不包括胸骨后疼痛；②疼痛通常由进食诱发或缓解，但也可在空腹时发生。

二、中医辨证分型要点

1. 腹部中寒

证候：腹部疼痛，阵阵发作，痛处喜暖，得温则舒，遇寒痛甚，肠鸣辘辘，面色苍白，痛甚者，额冷汗出，唇色紫暗，肢冷，或兼吐泻，小便清长，舌淡红，苔白滑，脉沉弦紧，指纹红。

辨证要点：疼痛阵阵发作，痛处喜暖，得温则舒，遇寒痛甚，舌淡红，苔白滑，脉沉弦紧，指纹红。

2. 乳食积滞

证候：脘腹胀满，疼痛拒按，不思乳食，嗳腐吞酸，或腹痛欲泻，泻后痛减，或时有呕吐，吐物酸馊，矢气频作，粪便秽臭，夜卧不安，时时啼哭，舌淡红，苔厚腻，脉象沉滑，指纹紫滞。

辨证要点：脘腹胀满，不思乳食，嗳腐吞酸，粪便秽臭，舌淡红，苔厚腻，脉象沉滑，指纹紫滞。

3. 胃肠结热

证候：腹部胀满，疼痛拒按，大便秘结，烦躁不安，潮热口渴，手足心热，唇舌鲜红，舌苔黄燥，脉滑数或沉实，指纹紫滞。

辨证要点：腹痛拒按，大便秘结，手足心热，唇舌鲜红，舌苔黄燥，脉滑数或沉实，指纹紫滞。

4. 脾胃虚寒

证候：腹痛绵绵，时作时止，痛处喜温喜按，面白少华，精神倦怠，手足清冷，乳食减少，或食后腹胀，大便稀溏，唇舌淡白，脉沉缓，指纹淡红。

辨证要点：腹痛绵绵，喜温喜按，面白少华，手足清冷，大便稀溏，唇舌淡白，脉沉缓，指纹淡红。

5. 气滞血瘀

证候：腹痛经久不愈，痛有定处，痛如锥刺，或腹部癥块拒按，肚腹硬胀，青筋显露，舌紫黯或有瘀点，脉涩，指纹紫滞。

辨证要点：腹痛日久，痛有定处，拒按，舌紫黯或有瘀点，脉涩，指纹紫滞。

三、中医外治辨证施治

1. 穴位贴敷疗法

（1）适合证型

腹部中寒、脾胃虚寒

药物组成：丁香 10g，肉桂、木香、白芍、吴茱萸各 10g，甘草、槟榔各 6g。

具体操作：研细末备用，使用时取药粉少许，用醋调成糊状，软硬适中，外敷于肚脐上，用胶贴固定，每日 1 次，5～7 天为 1 疗程。

（2）适合证型

乳食积滞、胃肠结热

药物组成：大黄 20g，黑丑 20g，槟榔 30g，党参 15g。

具体操作：共研细末，用醋调和成糊状，取适量敷脐，用胶贴固定，每日 1 次，3～5 天为 1 疗程。

（3）适合证型

气滞血瘀

药物组成：厚朴、乌药、陈皮、当归、川芎、香附各 30g。

具体操作：研成细末，每次取药粉少许，用料酒调成糊状，敷于肚脐，用胶贴固定。每日 1 次，7 天为 1 疗程。

2. 推拿疗法

适用于小儿腹痛各型。

①基础操作 1：补脾经、拿肚角、分腹阴阳、揉天枢、揉足三里各 100～300 次，摩腹 5 分钟，捏脊 3～6 遍。

辨证施治：腹部中寒证：揉外劳宫、掐揉一窝风、推三关各 100～300 次；乳食积滞证：清大肠、推四横纹、揉板门各 100～300 次；胃肠结热证：清胃经、清大肠、退六腑各 100～300 次；脾胃虚寒证：揉脾俞、揉关元、揉中脘各 100～300 次。伴腹泻者加补大肠 200 次，呕吐者加推天柱骨 200 次，横纹推向板门 200 次，发热者加清天河水 200 次。以上操作每日 1 次，7 天为 1 疗程，连做 1～2 个疗程。

②基础操作 2：捏脊疗法。让患儿裸露背部，俯卧位，操作者两手半握拳，

两食指抵于脊背上，两拳眼向前，与脊背垂直，再以两手拇指对准食指的前半段，同时用力捏拿皮肤提起，然后做食指向前推、拇指向后拉的动作，双手交替捻动向前，不可间断。由龟尾至大椎，连续捏3遍，捏3次提拿1次，效果以听到响声为佳，做3遍，再点压十二脏腑腧穴1遍，以皮肤潮红为度。每日1次，10天为1疗程。

辨证施治：腹部中寒者加摩腹、揉外劳宫；乳食积滞加揉中脘、分腹阴阳；脾胃虚寒加推三关、按足三里；气滞血瘀加摩腹、揉脐。每日1次，每次15~30分钟。

3. 艾灸疗法

（1）适合证型

腹部中寒、脾胃虚寒、气滞血瘀

取穴：腹部、中脘穴、天枢穴、气海穴、神阙穴。

具体操作：患者取仰卧位，暴露腹部，点燃艾条，医者右手持灸条，在距离皮肤约3cm处，以肚脐为中心，呈环形顺时针旋灸腹部，再以雀啄灸法灸中脘穴、天枢穴、气海穴、神阙穴，每日1次，每次灸10~20分钟。雷火灸治疗同上。

（2）隔药灸疗法

适合证型：腹部中寒、脾胃虚寒

药物组成：桂枝15g，白芍15g，乌药6g，木香6g，香附6g，延胡索9g，砂仁6g，枳实3g，侧柏叶3g，酒大黄1g。

具体操作：共研细末，炒至微黄，取黄酒1杯调至糊状，外敷神阙穴，医者左手放于患儿脐周，右手持艾条做环状熏灸约20分钟，以患儿鼻尖微汗为止，用胶布固定4~6小时后自行揭下，每日1次，1周为1疗程。

4. 针刺疗法

取穴：腹部中寒型取中脘、足三里，加灸神阙；脾胃虚寒型取脾俞、胃俞、足三里、中脘；乳食积滞型取中脘、足三里、天枢、气海、内庭。

操作方法：患儿取适当体位，毫针针刺，每日1次，10天为1疗程。

5. 拔罐疗法

适合证型：胃肠积热、乳食停滞

具体操作：患儿取仰卧位，暴露腹部，医者选用小号火罐，使用95%酒精棉球，采用闪火法将火罐置于神阙穴上，留罐5~8分钟，使局部皮肤充血，最好见到皮肤出血点，然后起罐。每日1次，7天为1疗程。

6. 中药泡洗

（1）适合证型：腹部中寒

药物组成：白胡椒9g，艾叶15g，透骨草9g。

具体操作：加清水 2000mL，煎取药汁，倒入盆中，熏洗小儿双脚，没过足踝，泡洗 15 ~ 20 分钟，每日 2 次，连用 2 ~ 3 天。

（2）适合证型：乳食积滞

药物组成：莱菔子 30g。

具体操作：浸黄酒中，取出滴入温水中足浴。

（3）适合证型：胃肠结热

药物组成：鲜小蓟 30g，大黄 10g。

具体操作：加清水 1000mL，煎取药汁，倒入盆内，趁热熏蒸肛门，待温后泡洗肛门，每次熏蒸 15 ~ 30 分钟，次日再如法用 1 次。

（4）适合证型：脾胃虚寒

药物组成：胡椒、吴茱萸各 30g。

具体操作：加清水 1000mL，煎取药汁，倒入盆内，趁热熏洗患儿腹部，待温后浸泡双足，每次熏洗 20 分钟，每日 1 次，治愈为度。

（5）适合证型：气滞血瘀

药物组成：陈皮、枳实、木香各 15g。

具体操作：煎取药汁后兑入洗澡水中，泡洗 20 分钟，每日 1 次。

7. 中药热熨疗法

药物组成：①腹部中寒证：乌药 15g，香附 30g，干姜 30g，紫苏 30g，陈皮 30g，藿香 30g，桂枝 20g，白芷 30g，吴茱萸 30g 等。②乳食积滞证：苍术 30g，厚朴 30g，枳壳 30g，陈皮 30g，香附 30g，山楂 30g，神曲 30g，麦芽 30g，砂仁 20g，槟榔 30g，炒莱菔子 30g 等。③脾胃虚寒证：桂枝 30g，甘草 30g，白芍 30g，红糖 60g，生姜 15g，党参 30g，白术 30g，干姜 30g，石菖蒲 30g，吴茱萸 30g，砂仁 20g 等。

具体操作：将制作好的药物封包（规格 20cm × 30cm），加热至 45 ~ 50℃ 后装入自制无纺布袋（规格 25cm × 40cm）内，放置于患儿肚脐周围及小腹部，进行热熨敷治疗。每次熨敷 15 ~ 20 分钟，每天 2 次，3 ~ 5 天更换一个药袋。

第八节 小儿厌食症

小儿厌食症为小儿时期常见的脾胃病症之一，临床上以较长时期的食欲不振、食量减少、见食不贪甚至拒食为特征。本病可发生于任何季节，但夏季暑湿当令之时，可使症状加重。各年龄儿童均可发病，以 1 ~ 6 岁为多见，城市儿童发病率较高。患儿除食欲不振外，一般无其他不适，预后良好，但长期不愈者，可使气血生化乏源，抗病能力下降，而易罹患他病，甚或影响生长发育转化为疳证。

中医认为，本病多由喂养不当、他病伤脾、先天不足、情志失调等引起，病变脏腑主要在脾胃。正如《灵枢·脉度》所说："脾气通于口，脾和则口能知五谷矣。"若脾胃失健，纳化不和，则造成厌食。治疗以运脾开胃为主，根据不同的证型分别予以健脾益气，滋脾养胃。

一、诊断标准

诊断标准依据 2012 年制订的《中医儿科常见病诊疗指南》。

1. 食欲不振，病程最少在 1 个月以上。
2. 面色少华，形体消瘦，体重正常或偏低。
3. 有喂养不当史，如偏食、饮食无规律。
4. 排除各种急慢性疾病及药物刺激引起的厌食症。

二、中医辨证分型要点

1. 脾失健运

证候：食欲不振，厌恶进食，食而乏味，或伴胸脘痞闷，嗳气泛恶，大便不调，偶尔多食后则脘腹饱胀，形体尚可，精神正常，舌淡红，苔薄白或薄腻，脉尚有力。

辨证要点：本证为厌食初期表现，除厌恶进食症状外，其他症状不著，精神、形体如常为其特征。

2. 脾胃气虚

证候：不思进食，食而不化，大便溏薄夹不消化食物，面色少华，形体偏瘦，肢倦乏力，舌质淡，苔薄白，脉缓无力。

辨证要点：不思乳食，面色少华，肢倦乏力，形体偏瘦。

3. 脾胃阴虚

证候：不思进食，食少饮多，皮肤失润，大便偏干，小便短黄，甚或烦躁少寐，手足心热，舌红少津，苔少或花剥，脉细数。

辨证要点：食少饮多，大便偏干，舌红少苔。

4. 乳食积滞

证候：不思乳食，脘腹胀满，时有疼痛，嗳腐吞酸，烦躁不安，夜卧不宁，或有发热，大便秽臭如败卵，舌苔薄白腻，脉滑，指纹多紫滞。

辨证要点：脘腹胀满，嗳腐吞酸，大便秽臭如败卵，舌苔薄白腻，脉滑，指纹多紫滞。

三、中医外治辨证施治

1. 推拿疗法

(1) 适用于脾胃气虚型

具体操作：揉板门 100 次，补脾经 100 次，揉脾俞 50 次，顺运八卦 100 次，推三关 100 次，揉关元 50 次，补肾经 100 次，推四横纹 50 次，摩腹 5 分钟，揉中脘 2 分钟，捏脊 6 遍，每天 1 次，7～10 天为 1 个疗程。

(2) 适用于肝旺脾虚型（不思进食，烦躁哭闹，夜寐不安）

具体操作：清肝经 100 次，掐揉五指节 50 次，揉板门 100 次，补脾经 100 次，揉小天心 100 次，揉脾俞 50 次，摩腹 100 次，运内八卦 100 次，推四横纹 50 次。疗程 10 天，可做 1～2 个疗程。

(3) 适用于脾失健运型

具体操作：补脾经 100 次，推板门 100 次，分腹阴阳 50 次，逆运内八卦 100 次，推四横纹 50 次，捏脊 6 遍。每日 1 次，10 天为 1 疗程。

(4) 适用于脾胃阴虚型

具体操作：揉脾俞 50 次，揉胃俞 50 次，运内八卦 100 次，推四横纹 50 次，平肝经 100 次，揉板门 100 次，揉中脘 100 次，分推手阴阳 50 次，揉上马 100 次，运水入土 50 次，捏脊 6 遍。疗程最短 10 天。

(5) 适用于乳食积滞型

具体操作：揉板门、补脾经、运内八卦、清胃经、揉中脘各 100～300 次，顺时针摩腹 1～2 分钟，分腹阴阳、按揉脾俞、揉胃俞各 50～100 次，捏脊 6 遍。

2. 穴位贴敷

(1) 适用于乳食积滞型

药物组成：胡黄连 5g，炒枳壳、炒莱菔子、木香、陈皮、三棱、莪术、神曲、炒谷芽、炒麦芽各 10g。

具体操作：患药物研成细末，每次取药粉少许，用料酒调成糊状，敷于肚脐，用胶贴固定。每日 1 次，每次 4～5 小时，7 天为 1 疗程。

(2) 适用于脾失健运型、脾虚肝旺型

药物组成：白术 10g，茯苓 10g，甘松 5g，白豆蔻 5g，鸡内金 10g，陈皮 10g，枳实 10g。

具体操作：研细末，混匀，每次取适量以醋调成稠糊状，敷于肚脐，用防过敏贴固定。7 天为 1 疗程。

(3) 适用于脾胃气虚型

药物组成：党参、炒白术、茯苓、苍术、鸡内金各 10g，砂仁 5g。

具体操作：将各药研磨成细末，用料酒调制成药饼，选取神阙穴贴敷。用防敏胶布固定。每日1次，7天为1疗程，可视病情贴敷2~3个疗程，如贴敷部位发红，应隔日贴。

（4）适用于湿困脾胃（不思饮食，大便溏，舌苔白腻，夏季多见）

药物组成：生薏米5g，茯苓10g，焦山楂、焦神曲、焦麦芽各10g，砂仁5g，藿香3g。

具体操作：研细末，混匀，每次取适量以醋调成稠糊状，敷于肚脐、脾俞、胃俞，每次取2~3穴，每次贴5小时，每天1次，7天为1疗程。用防过敏贴固定。

3. 艾灸疗法

（1）适用于各种证型（脾胃阴虚除外）

取穴：中脘、胃俞。

具体操作：患儿仰卧位，医者手持清艾条垂直于中脘穴上，距皮肤2~3cm，点燃艾条施灸。次日患儿取俯卧位，医者灸其胃俞穴，双侧轮流进行。施灸时医者可将手指放在穴位旁，以测知温度，防止烫伤患儿。每穴灸5~10分钟，开始时灸治时间可略短，逐渐加长治疗时间，以穴位处皮肤潮红，患儿能耐受为度。每日治疗1次，灸治1~2个月。

（2）适用于脾胃虚弱型、脾失健运型

具体操作：取小儿合作、舒适体位，手执点燃艾条，对准足三里穴，距离以患儿感到温热、舒适为度，距皮肤2~3cm，艾条可缓慢在足三里穴上下移动，灸至皮肤稍见红晕为度，两侧穴位可以交替灸，约15分钟，日1次，连续1周，以后每周2~3次，直至恢复正常食欲。如伴腹胀或腹痛，也可以加灸中脘穴，疗程2~3个月。

4. 刮痧疗法

刮痧部位：脾俞、胃俞、大肠俞、中脘、足三里。

具体操作：在以上部位涂适量刮痧油，以刮痧板与皮肤成40°由上而下刮拭，用力均匀，每个部位刮至局部皮肤出现紫红色痧点。如伴便秘，可以加天枢穴。每周1~2次，4周为1疗程，适用于各种证型。

5. 拔罐疗法

适用于各种证型。

具体操作：取脾俞穴、胃俞穴，用闪火法，每穴速拔3~5次，不留罐。3天1次，5次为1疗程。

6. 针刺疗法

点刺四缝穴，适用于各种证型。

具体操作：在两手第 2 ~ 5 指掌面近侧指骨关节横纹中点取四缝穴。常规消毒四缝穴皮肤后，以一次性采血针点刺四缝穴，深 0.1 ~ 0.2 寸，挤出少量黄白色透明样黏液或血液。7 天点刺 1 次，3 ~ 4 次为 1 疗程。

7. 耳穴贴压

适用于各种证型。

取穴：胃、脾、肝、交感、神门、饥点、大肠、皮质下。

具体操作：耳郭用 75% 酒精常规消毒后，用王不留行籽按压，每日饭前按压，力度适中，以患儿耐受为度，耳朵出现微红即可。双耳交替，隔 3 ~ 5 天换贴另一侧，10 次为 1 个疗程。

第九节　小儿疳证

疳证是由于喂养不当或多种疾病、不当药治，影响了脾胃的纳运功能，以致化生无源、无力，或直接耗伤气液，使化生的气血津液不能满足小儿机体正常生长发育需要的慢性营养障碍性病证，以全身虚弱羸瘦、面黄发枯、头大颈细、肤色不华、精神异常为主症，并伴有生长发育迟缓。本病发病不受季节、地区的限制，各年龄组皆可发病，多见于 3 岁以下的幼儿。相当于现代医学的营养不良。

"疳"之含义，自古就有两种解释：其一"疳者甘也"，是指小儿无节制地吃肥甘厚腻，损伤脾胃，形成疳证，说明它的病因；其二"疳者干也"，是指气液干涸，形体羸瘦，说明其病机及主证。正如《小儿药证直诀·诸疳》所说："疳皆脾胃病，亡津液之所作也。"病变部位主要在脾胃，常可涉及心、肝、肺、肾四脏。脾胃受损，化源不足，脏腑、经脉、筋骨、肌肤失于濡养为主要病机。治疗以健运脾胃为主，根据不同阶段分别予以和、消、补。

一、诊断标准

1. 有喂养不当或病后饮食失调及长期消瘦史。

2. 形体消瘦，体重比正常同年龄儿童平均值低 15% 以上，面色不华，毛发稀疏枯黄；严重者干枯羸瘦，体重可比正常平均值低 40% 以上。

3. 饮食异常，大便干稀不调，或脘腹膨胀等明显脾胃功能失调症状。

4. 兼有精神不振，或好发脾气，烦躁易怒，或喜揉眉擦眼，或吮指磨牙等症。

5. 贫血者，血红蛋白及红细胞减少。出现肢体浮肿，属于疳肿胀（营养性水肿）者，血清总蛋白大多在 45g/L 以下，血清白蛋白常在 20g/L 以下。

二、中医辨证分型要点

1. 疳气

证候：形体略瘦，面色少华，毛发稀疏，不思饮食，精神欠佳，性急易怒，或能食善饥，大便干稀不调，舌质略淡，苔薄微腻，脉细有力。

辨证要点：形体略瘦，食欲不振。

2. 疳积

证候：形体明显消瘦，面色萎黄无华，肚腹膨胀，甚则青筋暴露，毛发稀疏如穗，精神不振或易烦躁激动，睡眠不宁，或伴揉眉挖鼻，咬指磨牙，动作异常，食欲不振或多食多便，舌淡，苔薄腻，脉沉细。

辨证要点：形体明显消瘦，四肢枯细，肚腹膨胀，烦躁不宁。

3. 干疳

证候：极度消瘦，呈老人貌，皮肤干瘪起皱，皮包骨头，精神萎靡，啼哭无力且无泪，毛发干枯，腹凹如舟，杳不思食，大便稀溏或便秘，时有低热，口唇干燥，舌淡或光红少津，脉沉细弱。

辨证要点：形体极度消瘦，精神萎靡，腹凹如舟。

三、中医外治辨证施治

1. 推拿疗法

适合各种证型。

（1）具体操作

补脾土 300 次，揉板门 150 次，清肝经 300 次，摩腹 150 次，揉足三里 300 次，捏脊 5 遍。1 周 2 次，4 周 1 疗程。

（2）选择性脊柱推拿治疗

治疗步骤如下：①第一步：患儿取俯卧位，用摩法顺督脉走行方向摩整个脊柱（长强至大椎），由下到上 3~5 遍；按揉足太阳膀胱经背部第一侧线和第二侧线，由上到下 3~5 遍；捏脊由下到上 3~5 遍；擦肾俞、命门、腰阳关、八髎，以擦热为度。②第二步：患儿取俯卧位，根据脊神经解剖的支配原理，选择性刺激背部的异常反应点（具有条索状或结节样反应物的部位或肌肉紧张、痉挛位置，通常出现在脾俞、胃俞、肺俞、肾俞等处），用指按法或掌按法操作，时间约 5 分钟；揉龟尾 100 次，推下七节骨 100 次。③第三步：患者取仰卧位，补脾经 300 次，补肺经 300 次，补肾经 300 次，分腹阴阳 50 次，摩腹 3 分钟，按揉中脘 100 次。隔日治疗一次，12 天为 1 疗程，共治疗 2 个疗程。

2. 针刺疗法

适用于各种证型。

（1）针刺疗法

具体操作：取中脘、四缝、足三里。四缝点刺，挤出黄白黏液，左右手交换。其他穴位用毫针浅刺，补法，日1次，每次留针30分钟，10天1疗程。

（2）针刺四缝穴

具体操作：于食、中、无名、小指掌面的一、二指节之间横纹中点处取穴，局部消毒后以一次性采血针迅速点刺，深约1.5mm，挤压四缝穴，可见淡黄色或透明样液体或少许血液，用消毒棉球擦干后按压针孔。嘱针刺后2小时内勿给患儿洗手，避免接触污物。每周1次，轻者一般2~3天为1疗程，重者3~4天为1疗程。

3. 耳穴压豆

适用于各种证型。

耳穴选穴：脾、胃、肝、大肠、神门、内分泌。

具体操作：消毒一侧耳郭后，将王不留行籽贴于耳部相应穴位，嘱患儿或家长每天按压耳贴4~6次，耳部勿沾水，1周后自行撕去。每周1次，两耳交替贴穴，疗程为4周。

4. 穴位贴敷

（1）适合证型：疳积证

药物组成：苍术9g，山栀仁9g，炒鸡内金8g，蝉蜕8g，香附5g，焦槟榔9g。

具体操作：研磨过筛，混匀后取适量用料酒调成稠膏状，敷于患儿神阙穴，每次3~5小时，隔日1次，共治疗4周。

（2）适合证型：疳气证、疳积证

药物组成：杏仁10g，桃仁10g，栀子10g，芒硝10g，白胡椒7粒，葱白7根。

具体操作：共研细末捣烂，加鸭蛋清1只，料酒3mL，调成药饼，敷于两脚心及肚脐，睡前贴，晨起揭掉。

（3）适合证型：疳积证腹胀者

药物组成：当归6g，白术8g，陈皮6g，芒硝6g，大腹皮6g，炒莱菔子8g。

具体操作：共研细末，加麸皮少许，炒黄后用醋调后，趁热敷脐。

第三章　传染性疾病

第一节　幼儿急疹

　　幼儿急疹是感染人疱疹病毒6型引起的一种常见的急性出疹性传染病，临床以突然高热，全身症状轻微，持续3~4天体温骤降，同时全身出现玫瑰红色小丘疹为特征。发病年龄以2岁以内婴幼儿多见，6个月至1岁最多，6个月以内和3岁以后少见。临床中幼儿急疹的发病率超过95%，大多数婴幼儿为第1次发热。

　　幼儿急疹因其形态类似麻疹，且多发于乳婴儿，故中医学称为"奶麻""假麻"，属于"温病"范畴。本病的主要病变部位在肺脾。幼儿急疹时邪由口鼻而入，侵袭肺卫，邪郁肌表，化热入里，与气血相搏，正邪交争，热蕴肺胃，正气抗邪，疹透肌肤，邪毒外泄，热退疹出。部分患儿疹出后气阴耗损，经合理调养后多可康复；极少数患儿神气怯弱，高热初期，热扰心肝，可出现神昏抽搐。临床治疗多以疏风清热为基本治则。

一、西医诊断要点

　　1. 发病年龄多在2岁以内婴幼儿，尤多见于6~12个月婴儿。

　　2. 突然高热，体温常达39~40℃或更高，全身症状轻微，高热3~4天后骤然热退，之后出现玫瑰红色皮疹，以躯干、腰、臀部皮疹较多，面部及肘、膝关节分布较少；皮疹出现1~2天后逐渐消退；疹退后无脱屑及色素沉着。

　　3. 血常规：外周血白细胞总数偏低，分类以淋巴细胞增高为主。

二、中医辨证分型要点

1. 邪郁肌表

证候：突发高热，持续3~4天，神情正常或稍烦躁，饮食减少，可有抽搐，咽红。

辨证要点：高热，烦躁，纳差，咽红。

2. 毒透肌肤

证候：发热已退，肌肤出现玫瑰红色小丘疹，皮疹最初见于躯干部，很快蔓延全身，经过 1~2 天皮疹逐渐消退，皮肤无瘙痒感，或有口干、纳差。

辨证要点：玫瑰红色疹点，热退疹出，纳差、口干。

三、中医外治辨证施治

1. 推拿疗法

（1）发热期

退六腑 10 分钟，平肝、清肺各 5 分钟，清胃 5 分钟，适合邪郁肌表型。

（2）出疹期

清天河水 10 分钟，揉二马 5 分钟，适合毒透肌肤型。

2. 中药浴足

药物组成：金银花 15g，连翘 10g，豆豉 12g，牛蒡子 10g，薄荷 10g，荆芥 10g，芦根 12g，甘草 6g，黄芩 10g，生石膏 20g，丹皮 9g。

适合证型：毒透肌肤。

具体操作：每日 1 剂，每晚水煎取汁，水温高时，先熏蒸双足，待至患儿能耐受温度（35~38℃），浸泡双脚至足踝，浸泡约 5 分钟。

3. 中药药浴

药物组成：桑叶 15g，连翘 10g，浮萍 15g，白鲜皮 10g。

适合证型：邪郁肌表。

具体操作：以上药物加水煎煮，去渣取液，温度为 35~38℃，以药液熏洗，每次 15~20 分钟，每日 1~2 次，连续 1~2 天。

第二节　水　痘

水痘是由水痘－带状疱疹病毒初次感染引起的一种急性出疹性传染病，临床以发热，皮肤黏膜分批出现，并同时存在的斑疹、丘疹、疱疹、结痂为主要特征。该病好发于 6~9 岁儿童，以冬春季节发病最多。中医以其形态如痘、色泽明净如水疱而得名。

本病属于中医"温病"范畴，又名"水花""水喜"。水痘的病变主要在肺脾二经。本病由于外感时行邪毒，从口鼻而入，蕴郁肺脾。肺合皮毛，主肃降，时邪袭肺，宣肃失常，而见发热、流涕、咳嗽等肺卫症状。脾主肌肉，邪毒与内湿相搏，外发肌表，故有水痘布露。本病多属风热轻证，时行邪毒清透即解。少数患儿因毒热炽盛，内犯气营，外透肌表，痘点稠密，疱浆红紫，壮热烦躁，或有惊风。水痘临床治疗多以清热解毒利湿为基本原则。

一、西医诊断要点

参照第八版《诸福棠实用儿科学》中关于水痘的诊断标准制订。

1. 病史

起病前 2~3 周有水痘或带状疱疹接触史。

2. 临床表现

疾病初期有发热、流涕、咳嗽、不思饮食等症状，但热势大多不高。皮疹常在发病 1~2 天内出现，开始为红色斑疹、丘疹，24 小时变为疱疹，位置表浅，形似露珠水滴，大小不一，呈椭圆形，内含水液，壁薄易破，周围有红晕，常伴瘙痒，1~2 天后疱疹从中心开始干枯结痂，脱落后不留瘢痕。皮疹分批出现，此起彼伏，同一时期内斑疹、丘疹、疱疹、结痂并见。皮疹呈向心性分布，躯干部较多，头面四肢较少。部分体质虚弱患儿，可出现皮疹稠密，疱疹较大，疹色赤紫，根盘红晕明显，疱浆混浊，并伴发热、呕吐、烦躁，甚至嗜睡、神昏、谵语、惊厥，或咳嗽频作、喘促等变证。

3. 实验室检查

①血常规：白细胞总数正常或稍低，亦可见白细胞总数稍增高，分类计数淋巴细胞可增高。②血清学检查：补体结合抗体高滴度或双份血清抗体滴度 4 倍以上升高可明确病原。③病毒学检查：将疱疹液直接接种入人胎羊膜组织培养分离病毒，单纯－免疫荧光法检测病毒抗原。用聚合酶链反应（PCR）检测患儿呼吸道上皮细胞和外周血白细胞中的特异性病毒 DNA，是敏感、快速的早期诊断方法。

二、中医辨证分型要点

1. 邪伤肺卫

证候：全身性皮疹，向心性分布，躯干为多，点粒稀疏，疱疹形小，疹色红润，根盘红晕不显，疱浆清亮，此起彼伏，有瘙痒感；伴发热，多为低热，恶风或恶寒，头痛，鼻塞，流涕，喷嚏，咳嗽，纳差，舌质红，苔薄白或薄黄，脉浮数，指纹浮紫。

辨证要点：疹色红润，疹点稀疏，根盘红晕不显，疱浆清亮，伴发热，恶风或恶寒，舌质红，苔薄白或薄黄，脉浮数，指纹浮紫。

2. 邪炽气营

证候：全身性皮疹，分布范围较广，疹点密布，根盘红晕较著，疱疹形大，疹色红赤或紫暗，疱浆混浊，出血性皮疹，口腔、睑结膜、阴部可见疱疹；伴壮热，烦躁，口渴欲饮，面赤唇红，目赤，口舌生疮，牙龈肿痛，纳差，大便干结，小便短赤，舌质红绛，苔黄糙而干或苔黄腻，脉滑数，指纹紫滞。

辨证要点：疹点密布，疹色红赤或紫暗，疱浆混浊，伴壮热，烦躁，舌质红绛，苔黄糙而干或苔黄腻，脉滑数，指纹紫滞。

三、中医外治辨证施治

1. 中药泡洗

①药物组成 1：千里光、野菊花、板蓝根、大青叶、苦丁茶、茵陈、生地黄、玄参、生黄柏、生大黄、白矾各 30g。

适合证型：邪伤肺卫。

具体操作：以上中药加水 1000mL，煎 30 分钟后去渣，取汁再兑温水至 37~40℃温热水泡洗，每日 1 剂，每次 10~15 分钟，每日 1~2 次，疗程 3 天。

②药物组成 2：金银花 40g，连翘 40g，野菊花 30g，蛇床子 30g，地肤子 30g，黄柏 20g，千里光 30g，苦参 30g，苍术 30g，板蓝根 30g，贯众 30g。

适合证型：邪炽气营。

具体操作：以上药物水煎外洗，每日 2 次，疗程 3 天。

③药物组成 3：地肤子、苦参、白鲜皮、野菊花、金银花各 30g，荆芥、蝉蜕、赤芍各 10g。

适合所有证型。

具体操作：取上药加清水煎，复渣，合并两煎液外洗患处，每天洗 2 次，每天 1 剂，7 天为 1 个疗程。

2. 针刺疗法

适用于所有证型。

主穴：大椎、曲池、合谷、丰隆、三阴交。

配穴：若痘疹紫暗，加血海以除血分湿热；若邪陷营血，高热神昏，加刺水沟、十宣放血，以清营凉血，清心开窍。

具体操作：大椎穴采用点刺放血法；曲池、合谷穴、丰隆、三阴交采用直刺，进针 1 寸。所有穴位进针后均采用捻转法和提插法使之得气，然后进行 2 分钟的平补平泻，留针 5~10 分钟。

3. 耳穴压豆

适用于所有证型。

取穴：肺、脾、下屏尖、下脚端、神门、脑。

具体操作：每次选 2~3 穴，局部消毒，在耳穴贴王不留行籽，每日揉按 3 次，每次 3 分钟。

4. 推拿疗法

基本操作：揉小天心 300 次，揉一窝风 200 次，推补肾水 300 次，推清板门

300次，揉二人上马200次，推清天河水100次，推补脾土200～300次，推上三关150～200次（上两穴，手法微用力，稍快）。

随症加减：若高热时，推补脾土，上三关两穴暂停用，待高热退到38℃左右后可采用，可使水痘透发迅速；若见水痘透发，则两穴停用。若伴有呕吐，可加逆运内八卦150次，推四横纹250次，揉合谷100次，推捏大椎、委中各5～7次。

第三节　猩红热

猩红热是感染A族β型溶血性链球菌引起的一种急性传染病，临床特征为发热、咽峡炎、全身弥漫性鲜红色皮疹和皮疹消退后明显脱屑。本病属于中医"温病"范畴，由于其临床表现为咽喉肿痛糜烂，皮肤猩红、皮疹细小如沙粒，故中医学又称为"烂喉痧""疫喉痧""烂喉丹痧"，民间俗称"喉痧""番痧"。

猩红热的病变主要在肺胃二脏。病初外感猩红热时邪首先犯肺，邪郁肌表，正邪交争，故见恶寒发热等肺卫表证；继而邪毒入里，蕴于肺胃。邪热蒸腾，上熏咽喉，则咽喉糜烂、红肿疼痛，热灼肌膜，导致咽喉溃烂。邪毒循经外窜肌表，则见肌肤透发痧疹，色泽猩红。若邪毒化火入里，内传气营，或内迫营血，痧疹密布，融合成片，色泽紫暗或有瘀点，并伴见壮热烦躁、萎靡嗜睡。邪毒内灼，心火上炎，耗伤阴津，可见舌光无苔，舌生点刺，状如草莓，称为"草莓舌"或"杨梅舌"。邪毒炽盛，内陷厥阴，蒙蔽心包，则神昏谵语，壮热抽搐。疾病至后期，热邪渐去，气阴耗损，表现为肺胃阴伤的证候。临床治疗以清热解毒、清利咽喉为基本原则。

一、西医诊断要点

1. 病史

患儿通常有与猩红热患者的接触史。潜伏期一般2～3天。

2. 临床表现

（1）前驱期

一般不超过24小时。起病急，高热（体温可达39℃左右）、畏寒、咽痛，可伴有头痛、全身不适等全身中毒症状；咽部疼痛，局部充血并可覆有脓性渗出物；舌苔白，舌尖和边缘红肿，突出的舌乳头也呈白色，称为"白草莓舌"。

（2）出疹期

发热后24小时内开始出疹，典型的皮疹为在皮肤上出现均匀分布的弥漫充血性针尖大小的丘疹，压之退色，伴有瘙痒感。始于耳后、颈部、上胸部，24小时内迅速蔓及全身。在皮肤皱折处如腋窝、肘窝、腹股沟等处，皮疹密集，或因摩擦出血而呈紫色线状，称为"帕氏线"。在颜面部仅有充血而无皮疹。口鼻周围充血不明显，与面部相比显得发白，称为"环口苍白圈"。躯干部皮疹密集，疹间皮肤一片红晕，偶可见正常皮肤，用手指按压皮疹，皮疹色退，暂时呈现苍白，随即又恢复原状，称为"贫血性皮肤划痕"。发病后2～3天后舌苔逐渐脱落，舌面光滑呈绛红色，舌乳头凸起，称为"红草莓舌"。

（3）恢复期

皮疹于48小时达到高峰，然后按照出疹顺序开始消退，2～3天内完全消退，但严重者可持续1周左右。皮疹消退后皮肤开始脱屑，皮疹密集处脱屑更为明显，尤以粟粒疹为重，可呈片状脱皮，手掌、足跖、指（趾）处可呈套状，而颜面部、躯干常为糠屑状。脱皮后无色素沉着。

3. 实验室检查

血常规白细胞及中性粒细胞增高。C反应蛋白升高。咽拭子细菌培养可分离出A族β型溶血性链球菌。

二、中医辨证分型要点

1. 邪侵肺卫

证候：突发高热，头痛畏寒，咽喉红肿疼痛，常影响吞咽，皮肤潮红，痧疹隐隐出现。

辨证要点：高热，咽喉肿痛，皮肤潮红，痧疹隐隐。

2. 毒炽气营

证候：高热不退，烦躁口渴，咽喉肿痛，伴有糜烂白腐，皮疹密集分布，色红如丹，甚至色紫如瘀点。皮疹由颈、胸部开始，继而弥漫全身，压之退色，见疹后的1～2天舌苔干燥色黄，舌起红刺，3～4天后舌苔剥脱，舌光起红色点刺，状如草莓。

辨证要点：高热，咽喉肿痛伴糜烂，皮疹色红如丹，弥漫全身，压之退色，舌红起芒刺，状如草莓。

3. 疹后伤阴

证候：皮疹出齐后1～2天，发热渐退，咽部糜烂疼痛减轻，或见低热，口唇干燥，或伴干咳，食欲不振。约2周后可见皮肤脱屑、脱皮。

辨证要点：热退，咽喉糜烂减轻，口唇干燥，皮肤脱屑、脱皮。

三、中医外治辨证施治

发热、咽喉肿痛等相关症状的外治可参考本书上呼吸道感染和急性扁桃体炎等相关章节。

针刺疗法

（1）适合证型：邪侵肺卫

取穴：大椎、曲池、合谷、少商。

具体操作：大椎穴用 0.5 寸毫针向上斜刺 0.3 寸，快速捻转 2 次，出针；合谷、曲池二穴用 1 寸毫针直刺 0.7 寸，用力、快速捻转 3 次，出针；少商穴用 0.5 寸毫针点刺，挤出少许血液。

（2）适合证型：毒炽气营

取穴：风池、天柱、合谷、曲池、少商、膈俞、血海、三阴交。

具有操作：以上穴位针刺均采用泻法，每日 1 次。

第四节　流行性腮腺炎

流行性腮腺炎是一种感染腮腺炎病毒引起的急性呼吸道传染病。临床以发热、单侧或双侧耳下腮部漫肿疼痛为特征。一年四季均可发病，冬春季节为发病高峰期，多见于学龄及学龄前期儿童，在集体机构中可见暴发流行。

中医学中称本病为"痄腮"，又称为"蛤蟆瘟""鱼鳃风"等。流行性腮腺炎之病变部位在足少阳胆经和足厥阴肝经。本病是由感受风热邪毒所致，邪毒从口鼻而入，侵犯足少阳胆经，热毒蕴结经脉，与气血相搏，郁结不解，凝结于耳下腮部。初起邪在肺胃，故伴有恶寒、发热、头身疼痛、咳嗽等肺卫失和症状及咽喉疼痛之胃热上冲见证。少阳与厥阴相表里，热毒由少阳传及厥阴，扰动肝风，蒙蔽心包，则可发生高热、头痛、呕吐、痉厥、四肢抽搐等表现（脑膜炎、脑炎）。足厥阴肝经之脉下绕阴器，邪毒内传，引窜睾腹，可出现睾丸肿胀、疼痛，或少腹疼痛等睾丸炎、卵巢炎的临床表现。邪毒内传，损伤心阳，耗及心血，则见心悸、胸闷、喘促等证，并发心肌炎。临床治疗多以清热解毒，软坚散结为原则。

一、西医诊断要点

1. 病史

发病前 2~3 周可有流行性腮腺炎接触史。

2. 临床表现

发病初期可有发热、头痛、咽痛。发病 1~2 天后腮腺以耳垂为中心的非化脓性肿大，向前、后、下方扩大，边缘不清，表面皮肤不红，触之疼痛，有弹性感。常一侧先肿大，2~4 天对侧亦可出现肿大。腮腺管口早期可见红肿，或同时有颌下腺、舌下腺肿大。腮腺局部胀痛和感觉过敏，张口或咀嚼时更明显。可并发脑膜脑炎、睾丸炎、卵巢炎、胰腺炎等。

3. 实验室检查

①血常规检查：血白细胞总数正常或稍增高，淋巴细胞相对增高。②血清和尿淀粉酶测定：90% 患儿早期血清和尿淀粉酶增高。淀粉酶增高的程度常与腮腺肿胀程度相平行。无腮腺肿大的脑膜炎患儿，血和尿中淀粉酶也可升高。血脂肪酶增高有助于腮腺炎的诊断。③病毒学检查：从患儿唾液、脑脊液、尿或血中可分离出腮腺炎病毒。

二、中医辨证分型要点

1. 邪犯少阳

证候：轻微发热、恶寒，一侧或两侧耳下腮部漫肿疼痛，触之痛甚，咀嚼不便，或有头痛、咽红、咽痛、纳少。

辨证要点：一侧或两侧腮部漫肿疼痛，触之痛甚，咀嚼不便，咽痛，纳少。

2. 热毒壅盛

证候：高热，一侧或两侧耳下腮部漫肿疼痛，范围大，坚硬拒按，张口咀嚼困难，或有烦躁不安，面赤唇红，口渴欲饮，头痛呕吐，咽红肿痛，颌下肿块胀痛，纳差，尿少而色黄，大便干结。

辨证要点：高热，腮部漫肿疼痛，咀嚼困难，烦躁，口渴，咽喉肿痛，纳差，尿黄便干。

三、中医外治辨证施治

1. 针刺疗法

适用于各证型。

（1）主穴

翳风、颊车、合谷、外关、关冲。

加减：温毒郁表加风池、少商；热毒蕴结加商阳、曲池、大椎；睾丸肿痛加太冲、曲泉；惊厥神昏加水沟、十宣；脘腹疼痛加中脘、足三里、阳陵泉。

具体操作：以上穴位均用泻法，强刺激，每日 1 次，每次留针 30 分钟。

（2）主穴

下关透颊车、翳风，配穴：外关、合谷。

具体操作：取下关透刺，颊车进针 1.5～2 寸，翳风直刺 0.5～1.0 寸，外关直刺 0.5～1.0 寸，合谷直刺 0.5～1.0 寸，颌肿者用 1.5 寸针刺两侧对刺。留针30 分钟，每 5 分钟行针 1 次，针刺用泻法。针刺每日 1 次，10 日为 1 个疗程。

2. 耳针疗法

（1）选穴

屏尖穴。

适合证型：邪犯少阳。

具体操作：穴位局部常规消毒，然后施术者以左手拇、食指夹持耳屏尖，以拇指指切耳屏尖上缘，右手持 1.0 寸的不锈钢毫针，垂直刺入穴位，深度以不刺透屏尖内侧皮肤为度，捻转得气后，急速出针。出针后随即用 75% 酒精棉球消毒针孔。一般单侧腮腺肿痛，可取患侧穴刺之；双侧肿痛，取双侧穴刺之。每日针 1 次，5 次为 1 疗程。

（2）选穴

对屏尖、面颊、肾上腺、胃或胰、胆。

适合证型：热毒壅盛。

操作方法：一般每次取 2~3 穴。消毒后采用捻入法进针，留针 60~120 分钟，每 30 分钟运针 1 次，反复运针 2 次后起针，每次刺一侧，双耳交替，每日 1 次。

3. 耳穴压豆

适用于各证型。

选穴：双侧腮腺、皮质下、肾上腺、面颊。

具体操作：局部消毒后，用王不留行籽按压在穴位上，胶布固定，按压每个穴位，以耳郭发热为度，每日按 4~5 次，一般 3~4 天为 1 个疗程。

4. 放血疗法

适用于各证型。

（1）选穴

腮腺穴（耳屏对侧面 1/2 处）。

具体操作：局部消毒后，左手拇指、食指捏着耳垂稍向外拉，右手持三棱针（或采血针）在穴位上点刺放血数滴。每日 1 次。

（2）选穴

患侧少商穴、关冲穴。

具体操作：局部消毒，以三棱针分别点刺上述两个穴位放血，轻者放 3~4 滴血，重者放 7~8 滴血。若一次未愈，可隔日再刺血一次，直至痊愈。

5. 艾灸疗法

适合腮腺数日肿胀不退者。

选穴：角孙穴。

具体操作：用灯心草蘸麻油，点燃后灸角孙穴。单侧发病取同侧穴，双侧发病取两侧穴。

6. 穴位贴敷疗法

适用于各证型。

①药物组成1：吴茱萸、胡黄连、大黄、生南星。

具体操作：所有药物研成细末，1岁以内用3g，2岁以内用6g，2岁以上均9g，用陈醋调匀敷足心，患于右侧者敷于左足心，患于左侧敷右，每剂敷24小时，连敷2~3剂。

②药物组成2：鲜仙人掌。

具体操作：每次取1块，去刺，洗净后捣泥或剖成薄片，贴敷患处，每日2次。用于腮部肿痛者。

③药物组成3：如意金黄散或青黛散。

具体操作：二者任选1种，适量以醋或茶水调，外敷患处，每日1~2次。用于腮部肿痛者。

④药物组成4：鲜木芙蓉叶、鲜败酱草各适量，青黛10g，大黄10g，皂荚10g，荔枝核10g。

具体操作：以上药物捣烂，共研细末。将以上药物混合、调匀，敷睾丸肿痛部位，并用布袋托起睾丸，药干则用清水湿润继用，每日1次。用于睾丸肿痛者。

第五节　传染性单核细胞增多症

传染性单核细胞增多症是小儿时期常见的由EB病毒感染引起的一种单核-巨噬细胞系统急性增生性传染病，临床表现为不规则发热、咽峡炎、淋巴结肿大、肝脾肿大、外周血中出现异型淋巴细胞（>10%）、肝功能受损等。本病的发病以10岁以上的青少年较为多见，6个月以内婴幼儿较少发病。本病为自限性疾病，一般预后多良好，部分严重病例可并发脑炎、肺炎、肾炎、格林巴利综合征等。

本病属于中医"温病""温毒"范畴，或归属于温病中的"暑温""瘟疫"。传染性单核细胞增多症的病因为瘟疫毒邪，由口鼻而入，侵袭肺卫，蕴结咽喉，并内传脏腑，流注经络，伤及营血，发为本病。加之小儿为"纯阳之体"，阳常有余，感邪之后易于化热化火，故本病发病后表现为全身性的热毒痰瘀征象，如持续高热、咽喉肿痛溃烂、淋巴结肿大、肝脾肿大、皮疹发斑等，病程也较一般温热病更长。本病以气营两燔、热毒炽盛、痰热瘀结为基本病机，故临床治疗多以清热解毒、化痰祛瘀为基本原则。

一、西医诊断要点

参考诸福棠《实用儿科学》诊断标准。

1. 症状及体征

至少 3 项以上阳性：①发热：体温 38～40℃，热程 1～3 周。②咽峡炎：咽痛，咽部充血，扁桃体肿大，有时可见灰白色伪膜，腭及咽弓处有小出血点及溃疡。③颈后及全身淋巴结肿大。④肝脾肿大。⑤皮疹：10%～20% 的病例在病后 1 周出现充血性斑丘疹，或红斑样皮疹，或荨麻疹样皮疹，以躯干部为主，数日内消退。

2. 外周血象

白细胞分类淋巴细胞占 50% 以上或淋巴细胞总数高于 5.0×10^9/L，变异淋巴细胞达 10% 以上或总数高于 1.0×10^9/L。

3. EB 病毒特异性抗体及 EB 病毒 DNA 检测

具备以下任一项：①EBV－CA－IgM 抗体阳性，以后转阴；②双份血清 EBV－CA－IgG 抗体滴度 4 倍以上升高；③EBV－EA 抗体一过性升高；④EBV－CA－IgG 抗体阳性且呈低亲和力，和（或）EBV－CA－IgG 抗体阳性（＞1∶2560）呈高亲和力，EBNA 抗体后期阳性；⑤EB 病毒 DNA 阳性。

二、中医辨证分型要点

1. 邪郁肺卫

证候：发热，微恶风寒，微有汗，头身疼痛，咳嗽，鼻塞，流涕，咽红肿痛，肝、脾、淋巴结肿大初起，质软压痛，小便短赤，大便正常。

辨证要点：发热恶寒，头身疼痛，咽红，肝、脾、淋巴结肿大，质软压痛。

2. 热毒炽盛

证候：高热烦渴，咽喉红肿疼痛，乳蛾肿大，甚则溃烂，口疮口臭，面红唇赤，皮疹显露，淋巴结肿大，大便秘结，小便黄。

辨证要点：咽喉红肿疼痛，乳蛾肿大、溃烂，皮疹显露，淋巴结肿大。

3. 痰瘀流注

证候：持续发热，口干唇红，烦躁不安，咳嗽咽痛，可见皮疹色红，咽部红肿，肝、脾肿大，颈、腋下、腹股沟、腹腔等处淋巴结肿大，以颈部为甚，触痛明显，小便短赤，大便干结。

辨证要点：发热，咽痛，肝、脾、淋巴结肿大，颈部为甚，触痛明显。

4. 湿热蕴滞

证候：发热持续，缠绵不退，汗出不透，头身困重，精神困倦，呕恶纳呆，口渴不欲饮，胸腹痞闷，面色苍黄，红疹白痦，大便黏腻不爽，小便短黄不利。

辨证要点：发热汗出，头身困倦，胸腹痞闷，红疹白痦，大便黏腻，小便不利。

5. 痰热闭肺

证候：高热不退，咳嗽气急，痰涎壅盛，烦躁不安，咽喉肿痛，淋巴结肿大，肝脾肿大，口唇发青。

辨证要点：高热，咳嗽，烦躁，咽喉肿痛，淋巴结肿大。

6. 热瘀肝胆

证候：身热目黄，皮肤发黄，小便黄而不利，肝脾肿大显著，胸胁胀痛，恶心呕吐，食欲欠佳，大便或稀溏或干结，肝功能异常。

辨证要点：身热目黄，皮肤黄，小便黄，肝脾肿大，恶心呕吐，肝功能异常。

7. 瘀毒阻络

证候：症状多种多样，除发热、咽喉肿痛、淋巴结肿大及肝脾肿大以外，主要表现有肢体瘫痪，口眼㖞斜，吞咽困难，失语等。发热急重者可出现壮热谵语，神昏抽搐，角弓反张等。

辨证要点：咽喉肿痛、淋巴结肿大，肢体瘫痪，口眼㖞斜，壮热，神昏，抽搐，角弓反张。

8. 正虚邪恋

证候：病程日久，发热渐退，或低热不退，精神疲惫，气短乏力，咽部轻度红肿，肝、脾、淋巴结肿大逐渐缩小，食欲稍差，口渴少饮，大便或干或稀，小便短黄。

辨证要点：病程日久，倦怠乏力，咽部红肿，淋巴结肿大缩小，口渴少饮。

三、中医外治辨证施治

1. 穴位贴敷

药物组成：黄连、黄柏、生大黄、乳香、没药等各10g。

具体操作：以上药物适量共研末，先用浓茶汁调匀湿敷于肿大的淋巴结，干后换贴，之后用香油调敷，1日2次。适用于淋巴结肿大者。

2. 刮痧疗法

取穴：背部膀胱经、手阳明经、天柱骨。

具体操作：在需刮拭部位涂刮痧油或甘油，根据不同的病证，选择不同部位。使皮肤出现痧点。两次刮痧间隔3~7天，一般操作1次。

3. 放血疗法

适用各证型。

取穴：大椎、少商、耳尖。

具体操作：酒精消毒放血部位，三棱针点刺，挤 10～20 滴血，或血色由深变浅即可。一般放血 1 次，若未缓解病情，可次日再放 1 次。大椎可采用刺络拔罐放血法。多数患儿在针刺放血 1～2 次后好转。

4. 中药雾化

适用于急性期。

药物：痰热清注射液、双黄连注射液等。

具体操作：连接雾化器各部位，检查性能，水槽内加冷开水 250mL，液面高约 30cm，浸没雾化罐底的透声膜，罐内放入药液 10～20mL，上述中药注射液与 0.9% 氯化钠按 1∶1 或 1∶2 的比例稀释，罐盖拧紧，放入水槽，将水槽盖紧。根据需要调节雾量，将口含嘴或面罩罩住口鼻，雾化 20 分钟。治疗完毕，取下口含嘴或面罩，先关雾化开关，再关电源开关。每日 1 次，2～3 次为 1 疗程。

第四章　其他疾病

第一节　病毒性心肌炎

病毒性心肌炎是由病毒感染引起的以局限性或弥漫性心肌炎性病变为主的疾病。以神疲乏力，面色苍白，心悸，气短，肢冷，多汗为临床特征。本病发病年龄以3~10岁小儿为多。其临床表现轻重不一，轻者可无明显的自觉症状，只出现心电图改变；重者心律失常、心脏扩大，少数发生心源性休克或急性心力衰竭，甚至猝死。本病如能及早诊断和治疗，预后大多良好，部分患儿因治疗不及时或病后调养失宜，可迁延不愈而致顽固性心律失常。

病毒性心肌炎在古代医籍中无专门记载，但有与本病相似症状的描述。根据本病的主要临床症状，可属于中医学风温、心悸、怔忡、胸痹、猝死等范畴。小儿素体正气亏虚是发病之内因，温热邪毒侵袭是发病之外因。病变部位主要在心，常涉及肺、脾、肾。瘀血、痰浊为病变过程中的病理产物，耗气伤阴、血脉阻滞为主要病理变化，治疗原则为扶正祛邪，清热解毒、清热化湿、豁痰化瘀、温振心阳、益气养阴。病程中或邪实正虚，或以虚为主，或虚中夹实，病机演变多端，要随证辨识，特别要警惕心阳暴脱变证的发生。

一、西医诊断要点

1. 临床诊断依据

①心功能不全、心源性休克或心脑综合征。②心脏扩大：X线、超声心动图检查具有表现之一。③心电图改变：Ⅰ、Ⅱ、avF、V_5导联中2个或2个以上ST-T改变持续4天以上，及其他严重心律失常。④CK-MB升高，心肌肌钙蛋白（cTnI或cTnT）阳性。

2. 病原学诊断依据

①确诊指标：心内膜、心肌、心包（活检，病理）或心包穿刺液检查分离到病毒，或用病毒核酸探针查到病毒核酸，或特异性病毒抗体阳性。②参考依据：粪便、咽拭子或血液中分离到病毒，且恢复期血清同型抗体滴度较第一份血清升高或降低4倍以上；病程早期患儿血中特异性IgM抗体阳性；用病毒核酸探

针自患儿血中查到病毒核酸。

3. 确诊依据

①具备临床诊断依据 2 项，可临床诊断为心肌炎。发病同时或发病前 1～3 周有病毒感染的证据者支持诊断。②同时具备病原学确诊依据之一，可确诊为病毒性心肌炎。具备病原学参考依据之一，可临床诊断为病毒性心肌炎。③凡不具备确诊依据，疑似病毒性心肌炎，应给予必要的治疗或随诊，并根据病情变化，确诊或除外心肌炎。④应除外风湿性心肌炎、中毒性心肌炎、先天性心脏病、结缔组织病以及代谢性疾病的心肌损害、甲状腺功能亢进症、原发性心肌病、原发性心内膜弹力纤维增生症、先天性房室传导阻滞、心脏自主神经功能异常、β 受体功能亢进及药物引起的心电图改变。

4. 分期

①急性期：新发病，症状及检查阳性发现明显且多变，一般病程在半年以内。②迁延期：临床症状反复出现，客观检查指标迁延不愈，病程多在半年以上。③慢性期：进行性心脏增大，反复心力衰竭或心律失常，病情时轻时重，病程在 1 年以上。

二、中医辨证分型要点

1. 风热犯心

证候：发热，低热绵延，或不发热，鼻塞流涕，咽红肿痛，咳嗽有痰，肌痛肢楚，头晕乏力，心悸气短、胸闷胸痛，舌质红，舌苔薄黄，脉数或结或代。

辨证要点：外感症状，头晕乏力，心悸气短，胸闷胸痛，舌红，苔薄黄，脉结或代。

2. 湿热侵心

证候：寒热起伏，全身肌肉酸痛，恶心呕吐，腹痛泄泻，心悸胸闷，肢体乏力，舌质红，苔黄腻，脉濡数或结或代。

辨证要点：湿热下注症状，心悸胸闷，肢体乏力，舌红，苔黄腻，脉濡数或结或代。

3. 气阴亏虚

证候：心悸不宁，活动后尤甚，少气懒言，神疲倦怠，头晕目眩，烦热口渴，夜寐不安，舌光红少苔，脉细数或促或结或代。

辨证要点：心悸不宁，头晕目眩，烦热口渴，舌红少苔，脉细数或促或结或代。

4. 心阳虚弱

证候：心悸怔忡，神疲乏力，畏寒肢冷，面色苍白，头晕多汗，甚则肢体浮肿，呼吸急促，舌质淡胖或淡紫，脉缓无力或结或代。

辨证要点：心悸怔忡，畏寒肢冷，头晕多汗，舌质淡胖或淡紫，脉缓无力或结或代。

5. 痰瘀阻络

证候：心悸不宁，胸闷憋气，心前区痛如针刺，脘闷呕恶，面色晦暗，唇甲青紫，舌体胖，舌质紫暗，或舌有瘀点，舌苔腻，脉滑或结或代。

辨证要点：心前区痛如针刺，面色晦暗，唇甲青紫，舌体胖，舌质紫暗，或舌有瘀点，脉滑或结或代。

三、中医外治辨证施治

1. 体针

适用于所有证型。

主穴：心俞、巨阙、间使、神门、血海。

配穴：大陵、膏肓、丰隆、内关。

具体操作：用补法，得气后留针 30 分钟，隔日 1 次。

2. 温针灸

适用于小儿病毒性心肌炎慢性期及后遗症期心律失常。

取穴：足三里、内关穴。

具体操作：穴位局部消毒后，持毫针针刺穴位，各穴位得气后施以平补平泻手法，使局部产生酸麻胀重的针感保持 5 分钟后，再用橄榄大小的艾炷插在针柄上点燃，施灸 1~2 壮，每次治疗 10~15 分钟，每日 1 次，10 次为 1 疗程。

3. 耳穴压豆

适用于所有证型。

选穴：取心、交感、神门、皮质下。

操作方法：用王不留行籽压穴，用胶布固定，隔日 1 次，每日按压 2~3 次。

4. 中药药浴

适用于气阴亏虚及痰瘀阻络型。

药物组成：黄芪 100g，灵芝 50g，麦冬 60g，丹参 100g，当归 50g，甘松 100g，山楂 30g，炙甘草 30g。

具体操作：药物泡 30 分钟，煮沸，开锅 20 分钟，煮沸的药液兑入足浴盆，药液温度 37~38℃，每次半小时，每日泡洗 1 次。

第二节　多发性抽动症

多发性抽动症又称抽动-秽语综合征，是以慢性、波动性、多发性运动肌的快速抽搐，并伴有不自主发声和语言障碍为主要特征的神经精神障碍性疾病。

本病发病无季节性，起病多在 2~12 岁之间，常以频繁眨眼为首发症状，可以自行缓解或加重，男、女患儿比例约为 3∶1。85% 患儿伴有轻中度行为异常。约半数患儿可同时伴有注意力缺陷多动障碍。抽动症状多在精神紧张时加重，入睡后消失。本病病程一般较长，可自行缓解或加重，影响患儿的身心健康，但患儿智力一般不受影响。

本病以肌肉抽掣及喉中发出怪声或口出秽语为主要临床表现，可归属于中医学"慢惊风""瘛疭""肝风"等范畴。《小儿药证直诀·肝有风甚》说："凡病或新或久，皆引肝风，风动而止于头目，目属肝，风入于目，上下左右如风吹，不轻不重，儿不能任，故目连扎也。"《证治准绳·幼科·慢惊》说："水生肝木，木为风化，木克脾土，胃为脾之腑，故胃中有风，瘛疭渐生。其瘛疭症状，两肩微耸，两手下垂，时复动摇不已，名曰慢惊。"本病的病位在肝，与心、脾、肾密切相关，治疗以平肝息风为基本法则。

一、西医诊断要点

参考美国精神病协会 DSM－5 诊断标准，诊断要点如下：

1. 起病大多数在 18 岁以前，可有家族史，病程至少持续 1 年。

2. 可出现不自主的眼、面、口、颈、肩、腹部及四肢肌肉的快速收缩，以固定方式重复出现。抽动时咽部可发出异常怪声或粗言秽语。上述症状可引起明显的不安，显著影响社交、就业和其他重要领域的活动。

3. 抽动呈慢性反复过程，有明显波动性，可受意志的暂时控制。

4. 有的还有性格障碍，性情急躁，冲动任性，胆小，注意力不集中，学习成绩不稳定。

5. 实验室检查多无特殊异常，脑电图正常或非特异性异常。智力测试基本正常。

二、中医辨证分型要点

1. 气郁化火

证候：挤眉眨眼，张口噘嘴，摇头耸肩，发作频繁，抽动有力，口出异声秽语，烦躁易怒，注意力不集中，面红耳赤，头晕头痛，胸胁胀闷，口苦喜饮，大便秘结，小便短赤，舌质红，舌苔黄，脉弦数。

辨证要点：抽动症状频繁有力，面红目赤，大便秘结，小便短赤，舌红，苔黄，脉弦数。

2. 脾虚痰聚

证候：抽动日久，发作无常，抽动无力，喉中痰声，形体虚胖，精神不振，脾气乖戾，健忘，困倦，多寐，面色萎黄，大便溏，舌质淡，苔白或腻，脉沉滑或沉缓。

辨证要点：抽动无力，面黄体瘦，胸闷作咳，纳少厌食，舌质淡，苔白或腻，脉沉缓。

3. 脾虚肝亢

证候：腹部抽动明显，手脚多动，难于静坐，注意力不集中，性情急躁，脾气乖戾，烦躁易怒，健忘失眠，纳少厌食，体态多瘦弱或虚胖，面黄乏力，多梦，目赤，口苦，叹息，食欲不振，便溏，舌质淡红，苔白或腻，脉细弦。

辨证要点：腹部抽动明显，手脚多动，性情急躁，注意力不集中，纳少厌食，面黄乏力，舌淡红，苔薄白，脉细弦。

4. 阴虚风动

证候：肢体震颤，筋脉拘急，咽干清嗓，形体消瘦，两颧潮红，性情急躁，睡眠不宁，手足心热，大便干结，尿频，遗尿，舌质红绛，舌苔光剥，脉细数。

辨证要点：肢体震颤，筋脉拘急，形体消瘦，五心烦热，大便干结，舌质红绛，苔光剥，脉细数。

5. 肝亢风动

证候：抽动频繁有力，面部抽动明显，不时喊叫，声音高亢，多动难静，任性，自控力差，甚至自伤自残。烦躁易怒，头晕，头痛，胁下胀满，舌红，苔白或薄黄，脉弦有力。

辨证要点：抽动频繁有力，面部抽动明显，自控力差，甚至自伤自残。烦躁易怒，头晕头痛，胁下胀满，舌红，苔白或薄黄，脉弦有力。

6. 痰火扰神

证候：抽动有力，发作频繁，喉中痰鸣，口出异声秽语。偶有眩晕，多梦，喜食肥甘，烦躁易怒，大便秘结，小便短赤，舌红，苔黄腻，脉数。

辨证要点：抽动频繁有力，口出异声秽语。眩晕，多梦，烦躁易怒，大便秘结，小便短赤，舌红，苔黄腻，脉数。

三、中医外治辨证施治

1. 推拿疗法

本病抽搐为慢性、波动性，治疗时间很长，常常数月或经年。

基本操作：推脾土，捣小天心，揉五指节，运内八卦，分阴阳，推上三关，揉涌泉、足三里。每个穴位至少100次，每日1次，每次30~40分钟。

辨证加减：①实证、热证、阳亢者抽搐频繁发作期间重在心肝同清，选择推拿头面四穴（开天门、推坎宫、耳后高骨、太阳穴）以及三阴交。②虚证、寒证、清阳不升则以补益为主，补益脾经、补益肾经，揉二马、揉内劳宫，按摩丹田，捏脊。

临床还要对症加减：①面部抽搐以掐人中、承浆为主；上肢抽搐掐合谷、曲池；下肢抽搐掐百虫、承山和委中，眨眼频繁加明目、祛风、止痉的点按攒竹，拿睛明，点丝竹空。②鼻部抽搐加能通鼻窍、止鼻部抽搐的点迎香，振山根；挠耳不止或耳部抽动加长于祛风镇静的点角孙，振翳风；甩手耸肩加拿肩井和定惊止抽搐的掐老龙，掐五指节；下肢摆动不止加点犊鼻，拿跟腱；每日1次，每个穴位按揉3~5分钟。③喉间声响加推颈后三线（正中线及左右旁开1.5寸线），拿肩井，按三凹（振按天突10次，两手食指同时按缺盆，至最大忍受度停留数秒，放开，再按）。如平常调理，则宜采用掐揉法，每3揉1掐，掐之力度可适当轻些。

2. 针灸疗法

适合所有证型。

（1）体针

主穴：针刺百会、四神聪、神庭、上星、头维、印堂、曲池、合谷、阳陵泉、三阴交、太冲穴。

配穴：眨眼和耸鼻者加攒竹、迎香；口角抽动者加地仓、颊车；喉出怪声者加上廉泉、列缺。

具体操作：以提插捻转法施以平补平泻，得气后留针30分钟。通常隔日1次，1个月为1疗程。

（2）腹针

取穴：中脘、水分、气海、关元、天枢、神阙。

配穴：口眼抽动者加中脘梅花刺、阴都。手足抽动者加外陵、滑肉门、上下风湿点。躯干抽动者加建里、石关、阴交。

具体操作：任脉上的穴位宜深刺，神阙用艾条悬灸，肾经上的穴位宜中刺，外陵、滑肉门浅刺。每日1次，每次留针30分钟，连续治疗1个月为1个疗程，每个疗程间隔1周。

（3）靳三针

主穴：四神针、脑三针、定神针、手智针、痫三针、四关穴。

配穴：发声者，配天突、廉泉及咽后壁和金津、玉液点刺；眨眼者，配太阳；努嘴、口角抽动者，配地仓、颊车；耸肩、摇头者，配肩井；四肢抽动者，配曲池、足三里、阳陵泉。

具体操作：头部穴位平刺，进针15~20mm，四肢部穴位直刺，进针5~20mm。留针1小时，每15分钟行手法转针1次，均采用平补平泻法。

（4）耳针

取穴：脑点、皮质下、神门、心、肝、肾、面颊、缘中。

具体操作：每次选2~3穴。先用酒精脱去耳郭皮脂，将王不留行籽用胶布贴于耳穴上，并按压穴位，使耳穴局部有痛、胀、热等感觉，每天按压至少3次，每次贴一侧耳朵，隔2天换贴另一侧，1个月为1疗程。

（5）揿针

主穴：肝俞、肺俞、脾俞、肾俞、心俞、抽动点。

具体操作：腧穴局部酒精消毒，根据腧穴部位及皮层的厚薄程度选取合适的大小的揿针，将揿针埋于皮下，留针5天，休息2天，1月为1个疗程。

（6）脚踝针

取穴：挤眉弄眼选择腕12区，耸肩选择45区。

具体操作：以腕部为例，取1.5寸毫针在腕上7~10cm处，注意避开皮下静脉，令针尖朝躯干方向与皮肤呈30°角快速刺入皮肤，随后将针体放平，紧贴皮肤向前推进，当针根距进针点1~2cm时停止进针，留针30分钟。

（7）灸法

主穴：取风府和双侧风池穴。对发声性抽动亦可取穴定喘、肺俞、脾俞、肾俞。

配穴：阴虚风动、肝风偏亢者加照海、列缺、合谷、太冲；脾虚、风痰瘀阻加公孙、内关、丰隆、神门。

具体操作：用艾条温和灸，每穴灸5~10分钟，每日1次，通常10日为1疗程。临床亦可采用雷火灸治疗抽动障碍。

3. 穴位贴敷

药物选择：太子参10g，白术10g，远志10g，半夏6g，僵蚕8g，全蝎4g，夏枯草10g，茯苓15g，当归10g，青礞石10g。

取穴：心俞、肝俞、合谷、太冲、三阴交。

操作方法：中药磨粉，料酒调成药丸，贴于穴位之上，每天换1次，胶布过敏可采用纱布固定。

第三节　注意力缺陷多动障碍

注意力缺陷多动障碍又称轻微脑功能障碍综合征，是一种较常见的儿童时期行为障碍性疾病。临床以活动过多，注意力不集中，冲动任性，自我控制能力差，情绪不稳，动作不协调和伴有不同程度学习困难，但智力正常或基本正常为主要特征。

本病男孩多于女孩，多见于学龄期儿童。发病与遗传、环境、产伤等有一定关系。本病预后较好，绝大多数患儿到青春期逐渐好转，活动过多的症状消失，但注意力不集中，性格异常可继续存在。

本病在古代医籍中未见专门记载，根据其神志涣散、多语多动、冲动不安，可归入"脏躁""躁动"之中；由于患儿智能接近正常或完全正常，但活动过多，思想不易集中而导致学习成绩下降，故又与"健忘""失聪"有关。其主要病变在心、肝、脾、肾。五脏功能的失调，阴阳失调，则产生阴失内守、阳躁于外的种种情志及动作失常的病变。治疗原则为调和阴阳。

一、西医诊断要点

国内《儿童注意缺陷多动障碍防治指南》推荐使用：

1. 多见于学龄期儿童，起病于12岁之前，病程持续6个月以上，男孩多于女孩。

2. 注意力涣散，上课时思想不集中，坐立不安，喜欢做小动作，活动过度。症状应出现在两个以上的环境中，症状与发育水平不相称并对社会和学业或职业活动带来直接的不良影响。

3. 情绪不稳，冲动任性，动作笨拙，学习成绩差，但智力正常。

4. 翻手试验、指鼻试验、对指试验阳性。

二、中医辨证分型要点

参照2012年版《中医儿科常见病诊疗指南》制订。

1. 肝肾阴虚

主症：①多动难静，急躁易怒；②冲动任性，难于自控；③神思涣散，注意力不集中，难以静坐；④或有记忆力欠佳、学习成绩低下。

兼症：①或有遗尿；②腰酸；③乏力；④或有形体消瘦；⑤或有五心烦热；⑥急躁易怒；⑦大便秘结。

舌脉：①舌质红，舌苔薄；②脉细弦。

辨证要点：具备主症①②③＋兼症4项，参考舌脉，即可辨证。

2. 心脾两虚

主症：①神思涣散，注意力不能集中，记忆力差；②多动而不暴躁；③言语冒失，做事有头无尾。

兼症：①神疲；②乏力；③形体消瘦；④或虚胖；⑤睡眠不熟；⑥伴自汗；⑦盗汗；⑧偏食纳少；⑨面色无华。

舌脉：①舌质淡，苔薄白；②脉虚弱无力。

辨证要点：具备主症①②③＋兼症5项，参考舌脉，即可辨证。

3. 痰火扰心

主症：①多动多语；②烦躁不宁，冲动任性，难于制约，兴趣多变；③注意力不集中。

兼症：①胸中烦热；②懊憹不眠；③纳少；④口苦；⑤呕吐痰涎；⑥便秘；⑦尿赤。

舌脉：①舌质红，苔黄腻；②脉滑数。

辨证要点：具备主症①②＋兼症2项，参考舌脉，即可辨证。

4. 脾虚肝旺

主症：①注意力涣散，记忆力差；②多动多语，坐立不安，兴趣多变；③言语冒失。

兼症：①胸闷；②纳呆；③睡眠不实；④面色无华；⑤便溏；⑥急躁易怒；⑦烦躁不宁。

舌脉：①舌淡红，苔薄白；②脉弦细。

辨证要点：具备主症①②③＋兼症4项，参考舌脉，即可辨证。

5. 肾虚肝亢

主症：①神思涣散，注意力不集中；②多动多语；③冲动任性。

兼症：①急躁易怒；②五心烦热；③口干咽燥；④盗汗；⑤腰酸；⑥乏力；⑦遗尿。

舌脉：①舌质红，少苔；②脉细数或弦细。

辨证要点：具备主症①②③＋兼症4项，参考舌脉，即可辨证。

三、中医外治辨证施治

1. 针刺疗法

（1）体针

主穴：内关、太冲、大椎、曲池。

配穴：百会、四神聪、隐白、神庭、心俞。心肝火旺证取穴神门、少府、太冲；心脾两虚证取穴百会、神庭、三阴交、足三里；肾虚肝旺证取穴四神聪、太溪、肾俞、太冲。另外，根据不同的病理因素可以随证配穴，治神选百会、本神；治火选神门、行间、内庭；治痰选膻中、丰隆；治风（动）选风池、太冲。

操作方法：捻转进针，用泻法，不留针，每日1次。四肢穴位直刺进针，头部奇穴、背俞穴，平补平泻，常规深度，得气后留针30分钟，间隔10分钟捻转1次，2周为1个疗程（每周5天），连续治疗6个疗程。心肝火旺证宜用泻法，心脾两虚及肾虚肝旺证宜用平补平泻法。

（2）耳针

适合各种证型。

取穴：心、神门、交感、脑点、兴奋点。

操作方法：浅刺不留针，每日 1 次。或用王不留行籽压穴，取穴同上。耳郭局部用 75% 酒精消毒后，取将王不留行籽粘在 0.5cm×0.5cm 大小胶布上，分别贴在上述耳穴。并嘱家长每次按压 5~10 分钟，每日不少于 3 次，两耳交替使用。10 次为 1 个疗程，连续治疗 3 个疗程。

2. 推拿疗法

适合各种证型。

基础操作：补脾经，揉内关、神门，按揉百会，摩腹，按揉足三里，揉心俞、肾俞、命门，捏脊，擦督脉、膀胱经第一侧线。

具体操作：采用枕骨全息推拿法治疗多动症。枕骨第二线定位由枕骨下缘取之，以枕外隆凸为终点，两侧乳突为始点，左右各分为 7 个枕点反射区，每点约相隔 1 横指，从外到内分为心、肺、胃、脾、肾、肝、生殖区（前列腺，子宫）。患者取仰卧位，医者用双手拇指于患者枕点反射区点按寻找阿是穴（痛点），局部触及条索状物后持续用力弹拨点压，每穴按压 1~3 分钟。每日 1 次，15 天为 1 个疗程，疗程间休息 1 天，共治疗 2 个疗程。另外，还可以采取穴位循经按压：通过特殊手法刺激经络穴位（如足太阳膀胱经心俞、肾俞、肝俞、脾俞穴，手厥阴心包经大陵、劳宫，督脉及其百会穴，经外奇穴四神聪穴），连续按压 4 周，疗效显著，患者依从性较好。

3. 针刺配合闪罐

适合实证。

取穴：①针刺取百会、四神聪、风池（电针）、三阴交（电针）。心脾两虚配神门，肾阴不足配太溪，肝阳偏亢配太冲（电针），痰火壅盛配丰隆。②闪罐取穴大椎、身柱、灵台、筋缩。心脾两虚配心俞、脾俞；肾阴不足配肾俞；肝阳偏亢配肝俞；痰火壅盛配肝俞、肺俞、脾俞。

具体操作：针刺每次选 2~3 穴，轮换配取，留针 20 分钟。闪罐每次选 4~5 穴，轮换选取。以闪火法快速"吻"接背部腧穴皮肤后 2~5 秒，然后立即倾斜拔起火罐，治疗腧穴可反复多次，以局部皮肤潮红发热为宜。每周 2 次，8 次为 1 疗程（1 个月）。

4. 刮痧耳压法

适合于实证。

具体操作：先从印堂－百会－大椎处刮拭，重点以印堂、百会、大椎穴为主，刮至局部发红，再在大椎穴以下至命门穴部位以上的足太阳膀胱经第一侧线、第二侧线上刮拭，重点是心俞、肝俞、脾俞、肾俞，以皮肤潮红、皮下有痕点为度，之后再在背部拔火罐。选取耳穴：①心、肾、肝、脾、脑点、内分泌、枕、额；②心、肾、肝、脾、神门、交感、脑、肾上腺、皮质下。以上两组耳穴交替使用。以上两种方法每周 2 次，8 次为 1 疗程。

5. 梅花针配合耳穴贴压

适用于中医辨证为阴虚阳亢型、心脾两虚型、痰火内扰型者。

取穴：百会、四神聪。阴虚阳亢型耳穴取肝、肾、心、脑；心脾两虚型耳穴取心、脾、胃、脑；痰火内扰型耳穴取肝、脾、心、脑。

具体操作：梅花针轻叩刺以微出血为度，时间为 5 分钟，隔日 1 次，7 次为 1 疗程，共治疗 4 疗程。耳穴常规消毒皮肤后，以王不留行籽贴压于相应耳穴上，并按压穴位，使耳穴局部有痛、胀、热等感觉，每天按压至少 3 次，贴 3 天，休息 4 天，配合梅花针治疗。

6. 沿皮浅刺法

适用于所有证型。

取穴：四神聪、百会、内关、风池、大椎、太冲、太溪、足三里、三阴交。

操作方法：采用沿皮浅刺法，常规消毒后，用毫针沿皮刺入 0.5 寸。不要求针感，不行针，进针后，接 G6805-2A 针灸治疗仪，留针 30 分钟。10 次为 1 疗程，治疗 2 个疗程。

第四节　脑性瘫痪

脑瘫是出生前到生后一个月以内各种原因所致的非进行性脑损伤，主要表现为中枢性神经障碍。患儿有时可伴有智力低下、癫痫、行为异常、感知障碍等。本病属于"五迟""五软""五硬"范畴。病位主要在脾肾，可累及心肝。脑瘫为先天禀赋不足，后天调养失宜或因产伤及其他疾病损害等多种因素所致。其病机包括正虚和邪实两方面，正虚即五脏不足，气血虚弱，精髓亏虚；邪实为痰瘀阻之心经脑络，心脑神明失主。本病以补肾养肝、健脾养心为基本原则，但需长期调补。

一、西医诊断要点

1. 必备条件

①中枢性运动障碍持续存在婴幼儿脑发育早期（不成熟期）发生：抬头、翻身、坐、爬、站和走等大运动功能和精细运动功能障碍，或显著发育落后。功能性障碍是持久性、非进行性，但并非一成不变，轻症可逐渐缓解，重症可逐渐加重，最后可致肌肉、关节的继发性损伤。②运动和姿势发育异常主要表现为包括动态和静态，以及俯卧位、仰卧位、坐位和立位时的姿势异常，应根据不同年龄段的姿势发育而判断。运动时出现运动模式的异常。③反射发育异常主要表现有原始反射延缓消失和立直反射（如保护性伸展反射），及平衡反射的延迟出现

或不出现，可有病理反射阳性。④肌张力及肌力异常大多数脑瘫患儿的肌力是降低的；痉挛性脑瘫肌张力增高、不随意运动型脑瘫变化（在兴奋或运动时增高，安静时减低）。可通过检查腱反射、静止性肌张力、姿势性肌张力和运动性肌张力来判断。主要通过检查肌肉硬度、手掌屈角、双下肢股角、腘窝角、肢体运动幅度、关节伸展度、足背屈角、围巾征和耳根实验等确定。

2. 参考条件

①有引起脑瘫的病因学依据。②可有头颅影像学佐证。

脑瘫的诊断应具备上述四项必备条件，参考条件帮助寻找病因。

二、中医辨证分型要点

1. 肝肾亏虚

主症：肢体不自主运动，手足徐动或震颤，动作不协调，或语言不利、失听、失明、失聪，舌淡，苔薄白，脉细软。

辨证要点：肢体不自主运动，手足徐动或震颤，动作不协调，舌淡，苔薄白，脉细软。

2. 脾肾两亏

主症：头项软弱，口软唇驰，肌肉松软无力，按压失于弹性，面白，舌淡，苔薄白，脉沉无力。

辨证要点：头项软弱，肌肉松软无力，舌淡，苔薄白，脉沉无力。

3. 肝强脾弱

主症：肢体强直拘挛，强硬失用，烦躁易怒，遇到外界刺激后加重，食少纳呆，肌肉消瘦，舌质胖大或瘦薄，舌苔少或白腻，脉沉弱或细。

辨证要点：肢体强直，烦躁易怒，食少纳呆，肌肉消瘦。

4. 痰瘀阻络

主症：发育迟缓，反应迟钝，智力低下，肌肤甲错，毛发枯槁，口流痰涎，吞咽困难，关节强硬，肌肉软弱，动作不自主，或有癫痫发作，舌质紫暗，苔白腻，脉沉涩。

辨证要点：发育迟缓，肌肤甲错，口流痰涎，关节强硬，动作不自主，或有癫痫发作，舌紫暗，苔腻，脉沉涩。

三、中医外治辨证施治

1. 推拿疗法

采用推、揉、滚、拿等手法，推拿头部、躯干、肢体有关经穴，以通经活血、荣经养肌、缓解经脉挛缩、恢复正常的运动功能。每日1次，30天为1疗程。

（1）头面部

取穴：取坐位，取瞳子髎、颊车、地仓、风池、哑门、百会、天柱等穴。

具体操作：用推揉法往返操作5~6次。

（2）颈及上肢

取穴：取坐位，取天柱至大椎，肩井。

具体操作：用推揉法，并推揉肩关节周围以及肱三头肌、肱二头肌至肘关节，向下沿前臂到腕部，往返数次。

（3）腰及下肢

①取穴1：俯卧位，从腰部起向下到尾骶部、臀部，循大腿后侧往下至足跟。

配穴：肾俞、脾俞、肝俞、环跳、殷门、委中、承山等穴。

具体操作：用推法或滚法，往返数次。配穴用按法。

②取穴2：仰卧位，从腹股沟向下经股四头肌至小腿前外侧。

配穴：伏兔、足三里、阳陵泉、解溪等穴。

具体操作：用揉法或滚法，往返数次，配穴用按法。

2. 针刺疗法

（1）体针

取穴：肩髃、曲池、外关、合谷、环跳、足三里、阳陵泉、承山、三阴交等。

具体操作：肢体穴位交替使用，采用提插及捻转法，不留针。智力低下、语言迟缓，可选百会、神门、风池、哑门等穴，得气后留针15~20分钟，并间歇捻转针，隔日1次，1个月为1疗程。

（2）头针

取穴：运动区、平衡区、感觉区、震颤控制区、足运感区、语言二、三区及百会、四神聪。

具体操作：快速持续捻针2~3分钟，每分钟捻转300次以上，并配以上下肢相关穴位。

（3）耳针

取穴：心、肝、肾、胃、脑干、皮质下等。

具体操作：用短毫针，留针15~20分钟，并间歇捻针，隔日1次，15日为1疗程。

3. 灸法

适用于各证型。

取穴：百会、足三里、关元。

具体操作：将艾条点燃对准穴位，距皮肤3cm左右施灸，每穴悬灸10分钟，以各穴皮肤潮红为度，每日1次，连续治疗5次休息2天，3个月为1疗程。

4. 中药泡洗

药物组成：红花 15g，当归 15g，川续断 15g，黄芪 10g，木瓜 20g，伸筋藤 15g，独活 20g，川牛膝 15g，桑枝 15g，桂枝 10g，葛根 15g，狗脊 15g。

具体操作：将中药浸泡半小时，大火煮沸，文火煎煮半小时，水温控制在 37～40℃，泡洗时间 10～15 分钟，每日 1 次，10 天为 1 疗程。

5. 穴位贴敷

药物组成：狗脊、菟丝子、肉桂、制附子、白术、丁香、吴茱萸各等分。

肝肾不足取穴：肝俞、肾俞、涌泉；脾肾不足取穴：脾俞、肾俞、大杼。

具体操作：研末，以蜂蜜调成糊、膏状，每穴取适量外敷，胶布固定。敷贴时间以患儿能够耐受为度，每日 1 次，10 天为 1 疗程。

6. 中药熏蒸

（1）药物组成

桂枝 15g，当归 10g，黄芪 10g，红花 10g，川芎 10g，伸筋草 10g，鸡血藤 10g，艾叶 10g。

具体操作：将其磨碎后，放置布袋中，封口，然后放在专用智能汽疗仪蒸发器装置中，关闭罩盖，铺上床单，保证密闭性。接通电源，操作控制器，温度控制在 40～42℃，预热 20～25 分钟，等到蒸床温度达到 40℃，铺上一次性治疗巾，脱去患儿衣服，将其平放在治疗巾上，用床单盖住颈部，把头部露在外面，必须有家长或医务人员陪同。在整个操作中，密切观察患儿的呼吸、面色等变化，若患儿脸色发青，需立即停止操作。针对患儿的年龄、耐热程度及大小调节熏蒸温度，一般控制在 40～42℃，注意患儿情况，随时调整温度，熏蒸时间 20～30 分钟，30 天为 1 疗程。

（2）适用于痉挛型脑性瘫痪（五硬）

药物组成：伸筋草 20g，透骨草 20g，杜仲 15g，牛膝 15g，当归 10g，桑寄生 10g，续断 10g，桃仁 15g，红花 15g，葛根 20g，鸡血藤 20g，全虫 6g，地龙 10g，桂枝 10g 等。

具体操作：应用中药汽疗仪，将中药加清水 3000～3500mL，通电煮沸 20～30 分钟，待蒸汽舱内温度达 37℃ 时，患者进入舱内，中药蒸汽熏蒸全身各处（除头部外）。每日 1 次，每次 20 分钟，10 次为 1 疗程，疗程中可间隔 3 天。

第五节 癫 痫

癫痫是一种慢性的、反复出现的发作性疾病，是多种原因引起的脑功能障碍的表现。本病属于"痫证"范畴，俗称"羊痫风""羊吊风"。痫病病位在心肝脾肾，病因包括先天因素、后天因素及诱发因素。先天因素主要责之于胎禀不足、胎产损伤和胎中受惊；后天因素包括痰浊内伏、惊风频发、暴受惊恐、瘀血阻络。诱发因素如发热、疲劳、睡眠不足、过度换气、精神刺激、心理压力过大、饮食不当、视听觉刺激、玩电子游戏等诱因均可致气机逆乱，触动伏痰，痰随气逆，发为痫病。其病机关键为痰气逆乱，蒙蔽心窍，引动肝风。痫病的治疗应分标本虚实，频繁发作者治标为主，着重豁痰息风、开窍定痫，并酌情配合镇惊、化瘀法；病久致虚者，治本为重，以益肾填精为主。癫痫持续状态须中西药配合抢救。

一、西医诊断要点

（一）病史资料

完整的病史是癫痫诊断中最重要的环节。应包括现病史（重点是发作史）、出生史、既往史、家族史、疾病的社会心理影响等。

癫痫诊断中的重要病史资料：①现病史：首次发作年龄；发作前状态或促发因素（觉醒、清醒、睡眠、饮酒、少眠、过度疲劳、心理压力、精神刺激、发热、体位、运动、前驱症状及与月经的关系等）；发作最初时的症状/体征（先兆、运动性表现等）；发作时表现（睁眼、闭眼、姿势、肌张力、运动症状、植物神经症状、自动症、意识状态、舌咬伤、尿失禁等）；发作演变过程；发作持续时间；发作后表现（清醒、烦躁、嗜睡、朦胧状态、Todd 氏麻痹、失语、遗忘、头痛、肌肉酸痛等）；发作频率和严重程度（包括持续状态史）；脑电图检查情况；其他辅助检查（血压、血糖、电解质、心电图、头部影像学等）；其他发作形式（如有，应按上述要点询问发作细节）；抗癫痫药物使用情况（种类、剂量、疗程、疗效、副反应、依从性等）；发作间期状态（精神症状、记忆力、焦虑、抑郁等）；发病后精神运动发育情况。②既往史和家族史：围产史（早产、难产、缺氧窒息、产伤、颅内出血等）；中枢神经系统其他病史（感染、外伤、中风、遗传代谢疾病等）；生长发育史（精神运动发育迟滞、倒退）；有无新生儿惊厥及热惊厥史（简单型、复杂型）；家族史（癫痫、热惊厥、偏头痛、睡眠障碍、遗传代谢疾病等）；疾病的影响（求学困难、失业、不能驾车、被过度保护、活动受限、心理压力等）。

（二）体格检查

重点应放在神经系统，包括：意识状态、精神状态、局灶体征（偏瘫/偏盲等）、各种反射及病理征等。注意观察头颅形状和大小、外貌、身体畸形及排查某些神经皮肤综合征。体格检查对癫痫的病因诊断有初步提示作用。有些体征则可能提示抗癫痫药物的不良反应。

（三）辅助检查

1. 脑电图（EEG）

癫痫发作最本质的特征是脑神经元异常过度放电，而 EEG 是能够反映脑电活动最直观、便捷的检查方法，是诊断癫痫发作、确定发作和癫痫的类型最重要的辅助手段，为癫痫患者的常规检查。当然，临床应用中也必须充分了解 EEG（尤其头皮 EEG）检查的局限性，必要时可延长监测时间或多次检查。

2. 神经影像学

磁共振成像（MRI）对于发现脑部结构性异常有很高的价值。如果有条件，建议常规进行头颅 MRI 检查。头部 CT 检查在显示钙化性或出血性病变时较 MRI 有优势。某些情况下，当临床已确诊为典型的特发性癫痫综合征（如儿童良性部分性癫痫）时，可以不进行影像学检查。应注意，影像学的阳性结果不代表该病灶与癫痫发作之间存在必然的因果关系。

3. 其他

应根据患者具体情况选择性的进行检查。①血液检查：包括血常规、血糖、电解质、肝肾功能、血气、丙酮酸、乳酸等方面的检查，能够帮助查找病因。定期检查血常规和肝肾功能等指标还可辅助监测药物的不良反应。临床怀疑中毒时，应进行毒物筛查。已经服用抗癫痫药物者，可酌情进行药物浓度监测。②尿液检查：包括尿常规及遗传代谢病的筛查。③脑脊液检查：主要为排除颅内感染性疾病，对某些遗传代谢病的诊断也有帮助。④心电图：对于疑诊癫痫或新诊断的癫痫患者，多主张常规进行心电图检查。这有助于发现容易误诊为癫痫发作的某些心源性发作（如心律失常所致的晕厥发作），还能早期发现某些心律失常（如长 QT 综合征、Brugada 综合征和传导阻滞等），从而避免因使用某些抗癫痫药物而可能导致的严重后果。⑤基因检测：目前已经成为重要的辅助诊断手段之一。目前，基因检测不作为常规病因筛查手段，通常是在临床已高度怀疑某种疾病时进行。

二、中医辨证分型要点

1. 惊痫

证候：发作时惊叫，急啼，惊惕不安，神志恍惚，面色时红时白，四肢抽搐，神昏，平素胆小易惊，精神惶恐或烦躁易怒，夜寐不安，舌淡红，苔白，脉弦滑，指纹青。

辨证要点：发作时惊叫，惊惕不安，平素胆小易惊，脉弦滑。

2. 痰痫

证候：发作时突然跌仆，神昏，瞪目直视，喉中痰鸣，四肢抽搐，口黏多痰，胸闷呕恶，舌苔白腻，脉滑。

辨证要点：突然昏仆，喉中痰鸣，口黏多痰，舌苔白腻，脉滑。

3. 风痫

证候：发作时突然仆倒，意识丧失，两目上视或斜视，牙关紧闭，口吐白沫，口唇及面部色青，颈项强直，频繁抽搐，舌质淡红，苔白，脉弦细。

辨证要点：突然仆倒，双目上视，口唇及面部色青，颈项强直。

4. 瘀痫

证候：发作时头晕眩仆，意识不清，单侧或四肢抽搐，抽搐部位及动态较为固定，头痛，大便干硬如羊屎，舌红少苔或见瘀点，脉涩，指纹沉滞。

辨证要点：抽搐部位及动态较为固定，头痛，大便干结，舌红少苔或见瘀点，脉涩。

5. 虚痫

证候：发病日久，屡发不止，瘛疭抖动，年长女孩发作时常与月经周期有关，行经前或经期易发作，时有头晕乏力，腰膝酸软，四肢不温，可伴智力发育迟滞，记忆力差，舌质淡，苔白，脉沉细无力，指纹淡红。

辨证要点：发病日久，头晕乏力，腰膝酸软，脉沉细无力。

三、中医外治辨证施治

1. 推拿疗法

癫痫发作时，让小儿平躺，清除口中异物，掐小天心、人中、老龙、中冲、太溪、合谷，以开窍止抽。意识状态和抽搐的频率得以控制后，采取以下方法：①开窍手法：开天门、推坎宫、推太阳、按总筋、分推手阴阳各24次。②推五经：医者用右手拇指指面从患儿左手螺纹面做直线推动的方法称为清法，在患儿左手螺纹面做顺时针方向旋转推动的方法称补法。③拇指点按百会及四神聪各2~3分钟，双手掌自上而下沿着患儿肋间隙分推胸胁部100~150次。患儿俯卧位，术者立于一侧，以手掌食、中二指自上而下，即从大椎直推至长强150次；双拇指点按双侧心俞、肝俞、脾俞、足三里各2分钟，虚掌拍打大椎穴24次；捏脊15~25遍，按肩井2~3次。每天1次，每次20分钟，10天为1疗程，连续治疗3个月。

2. 针刺疗法

（1）体针

①发作期取穴：发作期取人中、合谷、十宣、内关、涌泉，具体操作：毫针针刺，用泻法，不留针。②休止期取穴：大椎、神门、心俞、合谷、丰隆，具体操作：1~1.5寸毫针针刺，平补平泻法；留针20~30分钟，婴幼儿不宜留针，隔日一次。

（2）耳针

选穴：胃、皮质下、神门、枕、心。

具体操作：每次取 3~5 穴，留针 20~30 分钟，间歇捻针。或埋针 3~5 天。

3. 灸法

适用于癫痫休止期各证型。

选穴：百会、关元、足三里、手三里。

具体操作：将艾条置于穴位上方 2~3cm 处，悬灸，采用温和灸补法，每穴 2 分钟左右，以皮肤潮红为度，每日 1 次，20 天为 1 疗程。

4. 穴位贴敷

适用于各证型。

药物组成：海藻 500g，石菖蒲 500g

具体操作：研细末，过 100 目筛，拌匀装瓶备用，每晚睡前将备好的海藻和石菖蒲（大于 12 岁者用 3~6g，小于 12 岁者用 2.5g）用冷开水调配成膏状，常规消毒患者脐周皮肤后，将药膏敷于脐上，厚度为 0.3cm，面积为 3cm×3cm，以消毒纱布块覆盖胶布固定，对皮肤娇嫩或对胶布过敏者用绷带固定，第 2 日去除膏药，温水清洁脐周皮肤，每天 1 次，治疗时间为 1~3 个月。

5. 放血疗法

主穴：太阳、委中、曲泽、尺泽、大椎。

配穴：痰湿中阻取足三里、丰隆；肝火上炎取蠡沟、百会；瘀血阻络根据所属脏腑、经络取相应穴位。

具体操作：用小号三棱针（1.5mm×60mm），根据中医辨证，每次选取 3~4 组穴位附近的浅静脉血管，用小号三棱针刺出血，穴位要灵活变动。

体质好的患者首次出血量可多一些，在 20~30mL 之间。治疗前几次中间可间隔 15 天，病情好转后可间隔 20~30 天再进行下一次治疗；如发作频繁，可 7 天左右刺血治疗一次，可配以毫针治疗。一般治疗 4~5 次即能取效。

第六节　过敏性紫癜

过敏性紫癜是侵犯皮肤或其他器官的毛细血管及细小动脉的一种全身性血管炎综合征，是儿童最常见的皮肤过敏性血管炎，以皮肤紫癜、关节肿痛、腹痛、便血及血尿、蛋白尿等为主要临床表现。主要发生于 2~11 岁的儿童，男孩发病率高于女孩，一年四季均可发病，以春秋两季多见。

本病属于中医"血证""紫癜""葡萄疫"等范畴。过敏性紫癜的发生与外感风湿热毒伤络、饮食失节蕴生内热有关。病之初起，热灼络脉，迫血妄行，外溢肌肤而紫癜散布，内伤胃肠血络则便血呕血，下伤膀胱血络则尿血；继而阴血耗伤，虚火内生，复伤血脉，故紫癜反复发作，时发时止；病久血虚累及气分，气血俱虚，不能摄血，血不循经，溢于脉外。其病总在血分，又因离经之血不能速散而瘀阻于内，瘀血滞留，致血行障碍，血不归经，可使出血加重或反复出血。过敏性紫癜病位在心、肝、脾、肾，急性期多为阳证、实证为主，病机重在血热、血瘀；病久者则转为阴证、虚证，病机重在气虚、阴虚，故临床治疗首先应辨清标本虚实，初期宜祛除风热、湿热等外邪，清热凉血，恢复期常用益气、滋阴以止血，整个病程中要重视活血化瘀治法的应用。

一、西医诊断要点

参照第八版《诸福棠实用儿科学》。

1. 症状及体征

①发病前1~3周常有上呼吸道感染等前驱症状。②典型皮损：双下肢、臀部、耳后、阴茎、会阴等部位对称性出现紫红色瘀点、瘀斑样皮疹，大小不等，可融合成片，或略高于皮面，多数无痛及痒感，皮疹可在数日内消退，然后又分批反复出现，部分严重患者皮疹融合成血疱，中间呈出血坏死灶，或合并感染出现脓性分泌物。③腹型紫癜：约2/3患儿可出现消化道症状，可发生于本病任何阶段，一般出现在皮疹发生1周以内。最常见症状为下腹疼痛，表现为阵发性脐周绞痛，也可波及腹部其他部位，可有压痛，很少有反跳痛。同时可伴有呕吐，约半数患儿大便潜血阳性，部分患儿出现血便，甚至呕血。少数患儿可并发肠套叠、肠穿孔、肠梗阻及出血性小肠炎。④关节型紫癜：除皮疹外，部分患儿出现关节肿痛，疼痛可固定，亦可呈游走性，局部可有压痛、红肿，多见于膝、踝、髋大关节，也可累及肘、腕、指等关节。患儿可因关节肿痛不愿站立或行走，X线检查多无异常，严重者B超关节检查可发现关节腔积液，为非化脓性改变。关节肿痛可反复发作，多在数月内好转，不遗留后遗症。⑤肾型紫癜：又称紫癜性肾炎，临床较常见。常于紫癜出现2~4周发生，少数可在诊断6个月后发生，个别可在诊断前发生。临床表现为血尿、蛋白尿，甚至管型尿。程度较轻者仅出现血尿，较重者出现大量蛋白尿，病程呈肾病综合征和慢性肾炎过程，出现水肿、少尿、高血压、管型尿等改变。大部分过敏性紫癜性肾炎病程较短，预后良好，但部分可出现不可逆改变，发生尿毒症。

2. 实验室检查

①血液学检查：血小板、出凝血时间、凝血因子均正常，毛细血管脆性试验阳性，血沉可增快。②尿常规：可有红细胞、蛋白、管型。③便常规：隐血可呈阳性。

二、中医辨证分型要点

1. 风热伤络

证候：全身紫癜布发，尤多见于下肢伸侧和臀部，对称分布，颜色鲜红，呈丘疹或红斑，大小形态不一，可融合成片，或有瘙痒感，伴发热，微恶风寒，咳嗽，咽红，或见关节疼痛、腹痛、便血、尿血，舌红苔薄黄，脉浮数。

辨证要点：全身紫癜布发，颜色鲜红，或有瘙痒感，伴发热，微恶风寒，咳嗽，咽红，舌红苔薄黄，脉浮数。

2. 湿热痹阻

证候：皮肤紫斑色黯，或起疮，多见于关节周围，伴有关节肿痛灼热，尤以膝、踝关节多见，四肢沉重，肢体活动受限；可伴有腹痛、纳呆、泄泻、渴不欲饮、大便不调、便血、尿血；舌质红，苔黄腻，脉滑数或弦数。

辨证要点：皮肤紫斑色黯，多见于关节周围，伴有关节肿痛灼热，四肢沉重，肢体活动受限，舌质红，苔黄腻，脉滑数或弦数。

3. 血热妄行

证候：起病急，皮肤瘀点瘀斑密集成片，色泽鲜红，伴鼻、牙齿出血，或有发热，面赤，咽干，心烦，口渴喜冷饮，大便干，小便黄，舌质红，苔黄略干，脉数有力。

辨证要点：起病急，皮肤瘀点瘀斑密集成片，色泽鲜红，舌质红，苔黄略干，脉数有力。

4. 气不摄血

证候：病程较长，紫癜反复发作，隐约散在，色泽淡紫，形体消瘦，面色不华，体倦乏力，头晕心悸，食少纳呆，便溏，舌淡，苔薄白，脉细弱或沉弱。

辨证要点：病程较长，紫癜反复发作，色泽淡紫，舌淡，苔薄白，脉细弱或沉弱。

5. 阴虚火旺

证候：起病缓，病程长，皮肤紫癜时发时止，瘀斑色暗红，可伴低热盗汗、手足心热、心烦不宁、口燥咽干、头晕耳鸣、尿血，舌红少津，脉细数。

辨证要点：起病缓，病程长，皮肤紫癜时发时止，瘀斑色暗红，舌红少津，脉细数。

三、中医外治辨证施治

1. 中药熏蒸疗法

适用于所有证型。

由于瘀血贯穿了过敏性紫癜的病程始终，故临床中常使用具有活血化瘀作用的中药进行熏蒸治疗。活血化瘀的中药加上温热蒸汽，可使局部气血经络得到温通，从而缓解关节肿痛，促进皮肤紫癜的消退，减少紫癜的复发。

药物组成：红花、丹参、川芎、赤芍等各20g。

操作方法：将粉碎好的红花、丹参、川芎、赤芍等用纱布包好，放入熏蒸床内煎煮30分钟，调节熏蒸床温度39~41℃，时间设定为30分钟，待熏蒸床温度升至35~38℃时，患儿入床取平卧位进行治疗。治疗结束后，为患儿擦干汗液，协助饮水，休息至汗落离开。

2. 灌肠疗法

适用于腹型过敏性紫癜患儿。

药物组成：仙鹤草、延胡索、荷叶、白芍各10g，甘草5g。血热妄行证加用地榆炭、槐花各10g；气不摄血证加用黄芪、乌药各10g。

具体操作：以上药物适量（按患儿年龄选择），水煎取汁30~50mL（室温），保留灌肠，每2日1剂，酌情连用3~7天。

3. 耳穴压豆

适用于所有证型。

基础选穴：选取皮质下、内分泌、肾上腺、肝、脾为主穴。气虚不摄者加肺，重按脾；气血两虚者加心、胃，重按肝、脾、肾上腺；血热妄行者加大肠、小肠、三焦、耳尖；腹痛者加胃、腹痛点；关节痛者加交感、神门；鼻出血者加内鼻、外鼻、肺。

具体操作：以王不留行籽贴压，每日按压4次，每次3~5分钟，以胀、痛、麻等感觉为度。

4. 针刺疗法

适用于过敏性紫癜湿热痹阻证。

取穴：内关、尺泽、中脘、天枢、气海、阴陵泉、阳陵泉、足三里、血海。

具体操作：内关采用捻转补法，尺泽采用捻转泻法，中脘、气海、足三里、阴陵泉、阳陵泉采用提插补法，天枢、血海平补平泻，留针30分钟，每日1次，5次为1疗程，间隔2日进行下1疗程。

5. 穴位贴敷疗法

适用于腹型过敏性紫癜患儿。

药物组成：黄芩、牛蒡子、白鲜皮、土茯苓、赤芍、紫草、延胡索各30g。

取穴：足三里、三阴交、血海、曲池。

具体操作：以上药物共研成细末，使用时调成糊状，贴于足三里、三阴交、血海、曲池。每日1次，每次贴敷2~5小时，双侧穴位交替贴敷。

第七节　小儿肥胖

肥胖是由于能量代谢失衡、摄食过多和（或）耗能不足所导致机体脂肪容量增多的状态，是多种疾病（如糖尿病、心脑血管疾病等）的始发因素。近年来，随着物质生活水平的不断提高，儿童肥胖症的发病率大幅增加。儿童肥胖症不但影响生长发育，还与成年期代谢综合征密切相关，既是代谢综合征的表现之一，又在代谢综合征的形成中起重要作用。儿童肥胖症95%是单纯性肥胖，即只有肥胖而无任何器质性疾病的肥胖症，故本节内容讨论的肥胖是指单纯性肥胖。

中医学无肥胖症病名，古医籍所记载之"肥人""膏者""肉人"等与之类似。肥胖形成的原因多为过食肥甘，久坐久卧，以致食积、痰湿内生，或素体为痰湿体质，或因七情过度，脾胃运化失常，致使痰湿阻碍气机，致脾胃升降失常，水谷精微不归正化，酿成膏脂痰浊，发为肥胖。本病多数本虚标实之证，病位在脾胃，与肝肾相关，病机关键为痰湿内阻，故治疗重在调理脾胃，化痰利湿。

一、西医诊断要点

依据我国 0～18 岁男童女童的 BMI 的百分位数值表判断，与同年龄同性别儿童比较，BMI≥85 百分位线为超重，BMI≥95 百分位线为肥胖（见表 4-1，表 4-2）。（BMI = 体重 kg/身高 m^2）

表 4-1　0～18 岁男童 BMI 的百分位数值表（kg/m^2）

年龄（岁）	L	M	S	百分位						
				P3	P5	P15	P50	P85	P95	P97
0	-0.0293	13.0666	0.0837	11.2	11.4	12	13.1	14.3	15	15.3
0.5	-0.1935	17.964	0.0875	15.3	15.6	16.4	18	19.7	20.8	21.2
1	-0.5351	17.1907	0.0814	14.8	15.1	15.8	17.2	18.7	19.8	20.2
1.5	-0.6372	16.4742	0.0787	14.3	14.5	15.2	16.5	17.9	18.9	19.2
2	-0.8185	16.3265	0.0761	14.3	14.5	15.1	16.3	17.7	18.6	19
2.5	-0.9278	15.9658	0.0748	14	14.2	14.8	16	17.3	18.2	18.6
3	-1.0161	15.6597	0.0745	13.7	14	14.5	15.7	17	17.9	18.2
3.5	-1.0837	15.4508	0.0752	13.5	13.8	14.3	15.5	16.8	17.6	18
4	-1.1325	15.3189	0.0767	13.4	13.6	14.2	15.3	16.7	17.6	17.9
4.5	-1.1647	15.2341	0.079	13.3	13.5	14.1	15.2	16.6	17.5	17.9
5	-1.1822	15.2236	0.0823	13.2	13.4	14	15.2	16.7	17.6	18.1
5.5	-1.1871	15.2721	0.0866	13.2	13.4	14	15.3	16.8	17.9	18.3
6	-1.1819	15.3458	0.0916	13.1	13.4	14	15.3	17	18.1	18.6
6.5	-1.1691	15.4512	0.0971	13.1	13.3	14	15.5	17.2	18.4	19
7	-1.1509	15.595	0.1027	13.1	13.4	14.1	15.6	17.5	18.8	19.4
7.5	-1.1293	15.7688	0.1084	13.1	13.4	14.2	15.8	17.8	19.1	19.9
8	-1.1058	15.965	0.114	13.2	13.5	14.3	16	18.1	19.7	20.4
8.5	-1.0816	16.183	0.1192	13.2	13.5	14.4	16.2	18.5	20.2	20.9

续表

年龄 (岁)	L	M	S	百分位						
				P3	P5	P15	P50	P85	P95	P97
9	-1.0576	16.4229	0.124	13.3	13.7	14.6	16.4	18.9	20.7	21.5
9.5	-1.0344	16.6819	0.1283	13.4	13.8	14.7	16.7	19.2	21.2	22
10	-1.0126	16.9567	0.132	13.6	13.9	14.9	17	19.6	21.7	22.6
10.5	-0.9924	17.2429	0.1352	13.7	14.1	15.1	17.2	20.1	22.2	23.1
11	-0.9741	17.5353	0.1379	13.9	14.3	15.3	17.5	20.5	22.7	23.6
11.5	-0.9577	17.8273	0.1401	14.1	14.5	15.6	17.8	20.8	23.1	24.2
12	-0.943	18.1137	0.1418	14.3	14.7	15.8	18.1	21.2	23.6	24.6
12.5	-0.9301	18.3942	0.1432	14.5	14.9	16	18.4	21.6	24	25.1
13	-0.9187	18.6687	0.1443	14.7	15.1	16.2	18.7	21.9	24.4	25.5
13.5	-0.9085	18.9345	0.1451	14.8	15.3	16.4	18.9	22.3	24.8	25.9
14	-0.8993	19.1891	0.1456	15	15.4	16.7	19.2	22.6	25.1	26.3
14.5	-8908	19.4318	0.146	15.2	15.6	16.9	19.4	22.9	25.5	26.6
15	-0.883	19.6627	0.1463	15.4	15.8	17.1	19.7	23.1	25.8	26.9
15.5	-0.8756	19.8823	0.1464	15.5	16	17.2	19.9	23.4	26.1	27.2
16	-0.8685	20.0914	0.1465	15.7	16.1	17.4	20.1	23.6	26.3	27.5
16.5	-0.8617	20.2909	0.1465	15.8	16.3	17.6	20.3	23.9	26.6	27.8
17	-0.8552	20.4821	0.1465	16	16.5	17.8	20.5	24.1	26.8	28
17.5	-0.8487	20.6656	0.1464	16.1	16.6	17.9	20.7	24.3	27.1	28.3
18	-0.8425	20.8424	0.1464	16.3	16.7	18.1	20.8	24.5	27.3	28.5

注：2岁之前 BMI 按身长计算，2岁之后（包含2岁）按身高计算，表中年龄为整岁龄，如0.5指半指（即6月龄），7.5岁为7岁半整。

表4-2 0~18岁女童 BMI 的百分位数值表（kg/m^2）

年龄 (岁)	L	M	S	百分位						
				P3	P5	P15	P50	P85	P95	P97
0	-0.4355	13.0027	0.0878	11.1	11.3	11.9	13	14.3	15.1	15.4
0.5	-0.4536	17.4082	0.0835	15	15.2	16	17.4	19	20.1	20.5
1	-0.5721	16.7427	0.079	14.5	14.8	15.5	16.7	18.2	19.2	19.6
1.5	-0.6589	16.0306	0.0775	13.9	14.2	14.8	16	17.4	18.3	18.7
2	-0.835	15.9459	0.077	13.9	14.1	14.8	15.9	17.3	18.2	18.6
2.5	-0.8991	15.6371	0.0771	13.6	13.9	14.5	15.6	17	17.9	18.3

续表

年龄（岁）	L	M	S	百分位						
				P3	P5	P15	P50	P85	P95	P97
3	-0.948	15.4167	0.0773	13.5	13.7	14.3	15.4	16.8	17.7	18
3.5	-0.9848	15.2686	0.0782	13.3	13.5	14.1	15.3	16.6	17.5	17.9
4	-1.0121	15.1544	0.0801	13.2	13.4	14	15.2	16.5	17.5	17.8
4.5	-1.0321	15.0632	0.0826	13	13.3	13.9	15.1	16.5	17.4	17.8
5	-1.0463	14.9936	0.0854	12.9	13.2	13.8	15	16.5	17.5	17.9.
5.5	-1.0559	14.9624	0.0884	12.8	13.1	13.7	15	16.5	17.5	18
6	-1.0621	14.9602	0.0915	12.8	13	13.7	15	16.5	17.6	18.1
6.5	-1.0657	14.9712	0.0949	12.7	13	13.6	15	16.6	17.8	18.2
7	-1.0673	15.0154	0.0984	12.7	12.9	13.6	15	16.7	17.9	18.5
7.5	-1.0674	15.0963	0.1022	12.7	12.9	13.7	15.1	16.9	18.2	18.7
8	-1.0665	15.2142	0.1062	12.7	13	13.7	15.2	17.1	18.5	19
8.5	-1.0649	15.373	0.1103	12.7	13	13.8	15.4	17.4	18.8	19.4
9	-1.0629	15.5748	0.1142	12.8	13.1	13.9	15.6	17.7	19.2	19.9
9.5	-1.0606	15.8167	0.118	13	13.3	14.1	15.8	18	19.7	20.4
10	-1.0582	16.0946	0.1215	13.1	13.4	14.3	16.1	18.4	20.1	20.9
10.5	-1.0559	16.4034	0.1245	13.3	13.6	14.5	16.4	18.8	20.7	21.5
11	-1.0537	16.7377	0.127	13.5	13.9	14.8	16.7	19.3	21.2	22
11.5	-1.0517	17.0885	0.129	13.8	14.1	15.1	17.1	19.7	21.7	22.6
12	-1.0501	17.4471	0.1305	14	14.4	15.4	17.4	20.2	22.3	23.2
12.5	-1.0488	17.8038	0.1317	14.3	14.6	15.7	17.8	20.6	22.8	23.7
13	-1.0478	18.15	0.1325	14.5	14.9	16	18.1	21.1	23.2	24.2
13.5	-1.047	18.4784	0.1331	14.8	15.2	16.2	18.5	21.4	23.7	24.7
14	-1.0465	18.7831	0.1334	15	15.4	16.5	18.8	21.8	24.1	25.1
14.5	-1.0462	19.0605	0.1336	15.2	15.6	16.7	19.1	22.1	24.4	25.5
15	-1.046	19.3083	0.1337	15.4	15.8	17	19.3	22.4	24.8	25.9
15.5	-1.0458	19.5273	0.1337	15.6	16	17.2	19.5	22.7	25.1	26.1
16	-1.0457	19.7197	0.1337	15.8	16.2	17.3	19.7	22.9	25.3	26.4
16.5	-1.0456	19.8898	0.1336	15.9	16.3	17.5	19.9	23.1	25.5	26.6
17	-1.0455	20.0427	0.1335	16	16.4	17.6	20	23.3	25.7	26.8
17.5	-1.0454	20.1834	0.1334	16.2	16.6	17.7	20.2	23.4	25.9	27
18	-1.0453	20.3165	0.1333	16.3	16.7	17.9	20.3	23.6	26.1	27.2

注：2岁之前BMI按身长计算，2岁之后（包含2岁）按身高计算；表中年龄为整岁龄。

二、中医辨证分型要点

1. 脾虚湿阻

证候：形盛臃肿，乏力自汗，少气懒言，身困肢重，胸满痞塞，腹胀纳呆，舌质淡红，苔腻，脉濡或沉细。

辨证要点：形盛臃肿，乏力自汗，身困肢重，舌质淡红，苔腻，脉濡或沉细。

2. 胃热亢盛

证候：多食，消谷善饥，形体肥胖，面色红润，口臭，口渴喜饮，大便秘结，舌红，苔薄黄，脉滑或滑数。

辨证要点：肥胖，多食，消谷善饥，口臭，大便秘结，舌红，苔薄黄，脉滑或滑数。

3. 肝郁气滞

证候：情绪急躁，易怒，形体肥胖，食欲旺盛，大便干结，舌质红，苔薄，脉弦。

辨证要点：形体肥胖，情绪急躁，易怒，舌质红，苔薄，脉弦。

4. 脾肾阳虚

证候：肥胖，自汗，气短，动则气喘，畏寒肢冷，疲乏无力，腰膝酸软，大便次数增多或次数正常而便溏，舌质淡，苔白，舌体胖大，脉沉细无力。

辨证要点：肥胖，畏寒肢冷，乏力，腰膝酸软，便溏，舌质淡，舌体胖大，脉沉细无力。

三、中医外治辨证施治

1. 耳穴压豆

适用于小儿肥胖各型。

主穴：神门、内分泌、皮质下、三焦。

配穴：脾虚湿阻型加肺、脾；胃热亢盛型加脾、胃、口、饥点、渴点，伴大便秘结者加肺、大肠；肝郁气滞型加肝、胆；脾肾阳虚型加脾、肾，伴大便溏薄者加结肠、直肠、肺。

具体操作：用王不留行籽贴压相关穴位，每次取单侧耳穴，按压 5 ~ 6 次/天，每次每穴 5 秒左右，以患儿耳郭发胀、微痛、发热为度，3 ~ 5 天换贴 1 次，两耳交替，1 月为 1 疗程，治疗 3 个疗程。

2. 针刺疗法

适用于小儿肥胖各型。

主穴：中脘、足三里、天枢、三阴交、丰隆、水道。

配穴：脾虚湿阻加丰隆、三阴交；胃热亢盛加内庭、曲池；肝郁气滞加太冲、期门、侠溪；脾肾阳虚加关元、照海。

具体操作：患者取仰卧位，常规消毒进针，平补平泻，中等强度刺激，可接通电针仪，电流强度以患者能耐受为度，留针 10 ~ 30 分钟，每天治疗 1 次，连续治疗 1 个月。

3. 灸法

（1）普通艾灸疗法

适用于脾虚湿阻型肥胖。

取穴：太白、公孙、足三里、上巨虚、天枢、大陵、中脘等穴。

具体操作：温和灸法灸每穴各 5 分钟。3 天治疗 1 次，10 次为 1 疗程，共 2 个疗程。

（2）雷火灸疗法

主穴：中脘、阴交、水分、关元、天枢（双侧）、大横（双侧），即脐周 8 穴。

随证加减：脾虚湿阻加阴陵泉、太白、丰隆、三阴交；肝郁气滞加肝俞、太冲、曲泉、期门；脾肾阳虚加太溪、照海、肾俞。

具体操作法：脐周 8 穴先按顺时针用旋转法绕圈灸，2 秒左右绕 1 圈，不可过快或过慢，5 圈后用手按 1 次，共灸 10 圈；再按逆时针用旋转法绕圈灸，方法同顺时针。辨证取穴用雀啄法灸，每穴灸 30 次，大约 2 分钟，每 10 次后用手按压 1 次。每日 1 次，7 天为 1 疗程，连续治疗 3 个疗程。

4. 推拿疗法

适用于小儿肥胖各型。

（1）基础操作 1

补脾经 200 次，清大肠 200 次，顺揉板门 50 次，顺运内八卦 100 次，顺揉膊阳池 100 次，逆揉中脘 100 次，顺摩腹 3 分钟，顺揉脾俞 100 次，捏脊 5 遍。

辨证取穴：①脾虚湿阻证：揉丰隆、阴陵泉、足三里各 100 次；②胃热亢盛证：清胃经、清天河水、退六腑各 100 次，③肝郁气滞证：清肝经、揉太冲、揉肝俞各 100 次；④脾肾阳虚证：补肾经、揉肾俞、揉关元各 100 次。

以上操作每日 1 次，10 次为 1 疗程，连做 3 个疗程。

（2）基础操作 2

掌摩全腹，提拿腹部脾、胃经，团揉腹部，掌运腹部，拇指推左侧肋弓下区，按揉中脘、下脘、关元、气海、天枢、滑肉门、大横、外陵各 30 秒，捏脊。每次治疗 30 分钟，每日 1 次，10 次为 1 疗程，连续治疗 3 个疗程。

5. 穴位贴敷疗法

适用于脾虚湿阻型肥胖。

药物组成：制南星、三棱、莪术、大黄、冰片。

具体操作：按 3∶3∶3∶3∶1 比例混合均匀，研成粉末，加甘油调成膏状，用胶布贴于中脘、关元、气海、天枢、水道、大横，保留 2～4 小时后取下，每日 1 次，1 月为 1 疗程，连续治疗 3 个疗程。

6. 拔罐疗法

适用于脾虚湿阻型肥胖。

选穴：中脘、天枢、水道、关元、足三里、阴陵泉。

操作方法：先于各穴位处闪罐 6～10 次，以穴位局部皮肤略微潮红为度，再留罐 5 分钟。每日 1 次，连续 6 天后休息 1 天，1 周为一个疗程，共治疗 4 个疗程。

7. 刮痧和点穴疗法

适用于脾虚湿阻、胃热亢盛型肥胖。

具体操作：取俯卧位，用刮痧板依次沿督脉、华佗夹脊、膀胱经由上向下刮推至长强，脂肪厚积处要多刮；取仰卧位，依次刮推手阳明大肠经、手少阳三焦经、手太阳小肠经，由上至下分刮；腹部刮任脉、足少阴肾经、足阳明胃经、足太阴脾经等，再由剑突沿肋弓刮至带脉，手法要柔和有力渗透；点按膻中、中脘、水分、大横、天枢、气冲、足三里、丰隆、上巨虚、下巨虚等穴，每穴点 1 分钟，要点按至得气，有酸、胀、麻感为度。每日 1 次，15 次为 1 疗程，连续治疗 2 个疗程。

第八节　汗　证

汗证是指小儿在正常环境和安静状态下，全身或局部无故出汗过多，甚则大汗淋沥的一种病证。小儿汗证有自汗、盗汗之分。睡中出汗，醒时汗止者，称为盗汗；不分寤寐，无故出汗者，称为自汗。汗是人体五液之一，由阳气蒸化津液而来。汗为心之液，卫气为阳，营血为阴，阴阳平衡，营卫调和，则津液内敛；若阴阳脏腑气血失调，营卫不和，卫阳不固，腠理开阖失司，则汗液外泄。小儿汗证的发生，多则之于体虚，为阴阳失衡所致，有虚实之分，临床以虚证多见。虚证中常见表虚不固、气阴两虚；实证为心脾积热。汗证治疗以补虚为其基本治疗原则。根据不同证型分别予以益气固表、益气养阴、清心泻脾，凡虚证皆可配合敛阴止汗，标本兼施。

一、诊断要点

1. 小儿在正常环境和安静状态下，以全身或局部多汗为主要表现。

2. 寐则汗出，醒时汗止者为盗汗；不分寤寐而汗出者为自汗。多汗常湿衣或湿枕。

3. 排除护理不当，气候变化等客观因素及其他疾病因素所引起的出汗。

二、中医辨证分型要点

1. 表虚不固

证候：以自汗为主，兼有盗汗，汗出遍及全身，动则更甚，面色少华，纳呆，神疲乏力，平时常反复感冒，舌质淡，苔薄白，脉细弱。

辨证要点：自汗为主，动则汗出，面色少华，神疲乏力，舌淡苔白，脉细弱。

2. 气阴两虚

证候：多见于热病或久病后，以盗汗为主，也常伴自汗，汗出遍及全身，形体消瘦，神疲乏力，心烦少寐，或低热颧红，口渴喜饮，手足心热，舌质淡红，苔少或剥苔，脉细弱而数。

辨证要点：盗汗为主，形体消瘦，心烦少寐，手足心热，舌淡红苔少或剥苔。

3. 心脾积热

证候：自汗或盗汗，出汗以头部心胸为主，汗出肤热，汗渍色黄酸臭，口气臭秽或见口舌生疮，面赤唇红，口干渴，烦躁少寐，尿黄便干，舌质红，苔黄，脉滑数。

辨证要点：汗出肤热，口臭秽或见口舌生疮，面赤唇红，尿黄便干，舌红苔黄，脉滑数。

三、中医外治辨证施治

1. 推拿疗法

（1）表虚不固证

补脾经 100 次，揉肾顶 100 次，补肾经 100 次，揉二人上马 100 次，捏脊 6 遍。

（2）气阴两虚证

补肾经 100 次，揉肾顶 100 次，补脾经 100 次，补肺经 100 次，推三关 100 次，分手阴阳 100 次，揉小天心 100 次，捏脊 6 遍。

（3）心脾积热证

补肾经100次，揉二人上马100次，清胃经100次，清天河水100次，退六腑100次，捏脊6遍。

以上操作每日1次，10天为1疗程。

2. 穴位贴敷疗法

（1）气阴两虚证和表虚不固证

药物组成：黄芪10g，五倍子10g，煅牡蛎15g，丁香2g，研成细末，温水或醋调成糊状，敷于神阙穴。

（2）适合各证型

药物组成：五倍子、郁金各等分。

具体操作：取神阙穴，气阴两虚和表虚不固可以加肺俞，心脾积热加涌泉。研末，用温开水或醋调敷脐部。敷贴时取2~3g，时间为5~6小时，每日1次，10天为1疗程。

3. 中药泡洗

（1）适用各证型

药物组成：五倍子、乌梅、艾叶各15g。

具体操作：水煎浴足，每日1次，10天为1疗程。

（2）适用各证型

药物组成：浮小麦、酒曲各50g。

具体操作：加入热水中，于睡前抹浴，洗浴3天为1疗程。

（3）适合证型：虚证汗出

药物组成：黄芪20g，防风15g，白术15g，五倍子20g，白矾10g。

具体操作：直接煎煮或者装入药袋后投入木盆，用开水浸泡30分钟后洗浴，洗浴时间20~30分钟，日1次，7天为1疗程。

4. 中药外敷

适用于各型汗证。

药物组成：煅龙骨、煅牡蛎各30g。

具体操作：研为细末，以绢袋盛贮，敷于汗多处，每日2~3次，4天为1疗程。

5. 针刺疗法

适用于各型汗证。

具体操作：取华佗夹脊穴，采用自上而下依次左右交替针刺，用捻转平补平泻法，针刺后其如一条龙一样盘踞在患者背部，故名"盘龙刺"，每日1次。不留针，10天为1疗程。

6. 灸法

适用于各型汗证。

取穴：神阙、涌泉穴。

具体操作：距皮肤2~3cm悬灸，每穴灸10分钟，治疗自汗、盗汗虚证。每日1次，10天为1疗程。

第九节　夜　啼

夜啼是指白天能安静入睡，入夜则啼哭不安，时哭时止，或每夜定时啼哭，甚则通宵达旦的一类临床症状，多见于初生婴儿和半岁以下的婴幼儿，是婴幼儿时期常见的一种睡眠障碍。

中医认为，其病位主要在于心、脾，病因病机主要为寒、热、惊。脾寒，心热，惊恐，寒则痛而啼，热则烦而啼，惊则神不安而啼，故治疗上以调整脏腑的虚实寒热，使脏器安和，血脉调匀为治疗原则，因脾寒气滞者，治以温脾行气；因心经积热者，治以清心安神；因惊恐伤神者，治以定惊凝神。

一、诊断标准

婴儿难以查明原因的入夜啼哭不安，时哭时止，或每夜定时啼哭，甚则通宵达旦，而白天如常。临证必须详细询问病史，仔细检查身体，必要时辅以有关实验室检查，排除外感发热、口疮、肠套叠、寒疝等疾病引起的啼哭，以免贻误患儿病情。

二、中医辨证分型要点

1. 脾寒气滞

证候：啼哭时哭声低弱，时哭时止，睡喜蜷曲，腹喜摩按，四肢欠温，吮乳无力，胃纳欠佳，大便溏薄，小便色清，面色青白，唇色淡红，舌苔薄白，指纹多淡红。

辨证要点：夜啼伴睡喜蜷曲，腹喜摩按，大便溏薄，小便色清，面色青白。

2. 心经积热

证候：啼哭声较响，见灯尤甚，哭时面赤唇红，烦躁不宁，身腹俱暖，大便秘结，小便短赤，舌尖红，苔薄黄，指纹多紫。

辨证要点：哭声响亮，延声不休，面赤唇红。

3. 惊恐伤神

证候：夜间突然啼哭，似见异物状，神情不安，时作惊惕，紧偎母怀，面色乍青乍白，哭声时高时低，时急时缓，舌苔正常，脉数，指纹色紫。

辨证要点：睡中突然啼哭，哭声不已，神情不安，时作惊惕。

4. 乳食积滞

证候：夜间啼哭，厌食吐乳，嗳腐泛酸，腹痛胀满，睡卧不安，大便酸臭，舌苔厚腻，指纹紫滞。

辨证要点：夜间啼哭，厌食吐乳，腹痛胀满，大便酸臭。

三、中医外治辨证施治

1. 穴位贴敷

（1）适用于乳食积滞、脾寒气滞型

药物组成：五倍子6g，炒莱菔子3g，木香3g，白芍3g，琥珀1g，蝉衣3g，甘草2g。

具体操作：将上药焙干研面，以陈醋调成糊状，敷于脐中，以胶贴固定，如胶布过敏者可用纱布敷。每日下午或睡前敷贴为宜，一般12小时后揭开，次日再敷，3天为1疗程。

（2）适用于乳食积滞、心经积热型

具体操作：黑丑5粒，捣碎，用温水调成糊状，临睡前敷于肚脐上，用胶布固定。

（3）适用于脾寒气滞、惊恐伤神型

药物组成：乌药、僵蚕各6g，蝉衣3g，琥珀3g，木香5g。

具体操作：上药共研细末备用。使用时取10g，用热米酒将药末调成糊，涂在敷料上，敷脐。每晚换一次，7天为1疗程。

（4）适用于心经积热、惊恐伤神型

药物组成：吴茱萸。

具体操作：吴茱萸研细末，用醋再与之调成糊状，捏成小饼状，外敷涌泉，胶布固定，12小时更换1次，每天1次，7天为1疗程。

（5）适用于脾寒气滞型

药物组成：丁香、肉桂、吴茱萸各等分。

具体操作：上药研为细末，取适量药粉填脐，外用胶布固定，每天1次，每次贴敷5~6小时，可适当进行热敷15~20分钟，7天为1疗程。

（6）适用于心经积热型

药物组成：蝉蜕、栀子、琥珀各等分。

具体操作：上药研为细末填脐，外用胶布固定，每天1次，每次贴敷5~6小时，7天为1疗程。

（7）适用于惊恐伤神型

药物组成：琥珀3g，珍珠粉10g，五味子10g。

具体操作：上药研为细末，取少许药粉填脐，外用胶布固定，每天1次，每次贴敷5~6小时，7天为1疗程。

（8）适用于乳食积滞型

药物组成：山楂、芒硝、蝉衣各等分。

具体操作：上药研为细末，取少许药粉，用温水调成糊状，敷脐，外用胶布固定，每天1次，每次贴敷12小时，7天为1疗程。

2. 艾灸疗法

适用于脾寒气滞型。

（1）艾条灸

具体操作：将艾条点燃后在神阙周围悬灸，距离皮肤2~3cm，以皮肤潮红为度，每日1次，连灸7天。

（2）药饼灸

具体操作：以吴茱萸、肉桂研成的细末做成药饼，隔饼灸中脘，每次灸10分钟左右，每天1次，3天为1疗程。

3. 刺络疗法

（1）适用于心经积热、惊恐伤神型

具体操作：取双侧中冲穴，常规消毒后，三棱针点刺出血，挤出3~5滴即可。1次即可，若1次治疗后效果欠佳，可第2天再针1次。

（2）适用于惊恐伤神型

具体疗法：点刺四缝穴，用手挤出少许澄清黄色液体或血。

（3）适用型于心经积热

取穴：奇穴（中指第一关节两侧为中心，环指叩刺），华佗夹脊穴（重点叩刺心俞穴、胆俞穴），中冲。

具体操作：局部常规消毒后，用梅花针反复叩刺，采用中等度刺激，使局部皮肤潮红充血，但不出血。中冲穴可点刺出血，每天1次，6天为1疗程。

4. 推拿疗法

适用于各型。

基础操作：补脾经100次，清肝经100次，揉内劳宫100次，揉小天心100次。揉心俞、脾俞约2分钟，捏脊6遍。

辨证取穴：脾寒气滞证加推三关100次，摩腹3分钟；心经积热证加清小肠经，清天河水100次，退六腑100次，揉总筋2分钟；惊恐伤神型加揉精宁、威灵各100次；乳食积滞证加推板门100次，摩腹3分钟，运八卦2分钟。每天1

次，7～10天为1疗程。

5. 耳穴疗法

（1）王不留行籽压穴

适用于各型。

取穴：脾、心、肝、神门、内分泌、交感。

具体操作：用75%酒精棉球消毒后，拇、食指捏揉耳部3～5遍，再用0.5cm×0.5cm胶布固定王不留行籽压穴。3～6天更换1次，双耳交替换贴。

（2）磁珠耳穴贴压

适用于各型。

取穴：神门、脑、心。

具体操作：将直径为0.2cm的圆磁珠放在0.8cm×0.8cm的胶布上，贴于以上穴位。嘱家长每日每穴轻轻按压2次，双耳交替按压，每隔3天换1次，3天为1疗程。脾寒气滞证加脾，惊恐伤神型加肝。

6. 药枕法

适用于惊恐伤神型、心经积热证。

药物组成：白茯苓50g，白菊花80g，钩藤80g，淡竹叶50g，灯心草50g，琥珀20g，五味子10g。

具体操作：以上药物打碎后装入一布袋中，夜间枕用，早晨将药袋装入塑料袋内密封，次夜继用。

7. 灌肠疗法

适用于惊恐伤神型、心经积热证。

药物组成：蝉蜕15g，地龙15g，酸枣仁10g，砂仁10g，大黄4g，灯心草4g。

具体操作：将上药加水200mL，浓煎至20～40mL，药液温度控制在35℃，臀部垫高10cm，采用50mL无菌注射器（去掉针头）或用12号导尿管，将导管缓慢插入3cm，将药液缓慢推入，术毕后慢慢拔出导管，抱患儿俯卧10分钟，在肛门处用卫生纸轻轻按摩3～5分钟，以利药液保留，每天1次，5天为1疗程。

第十节 尿 频

尿频是小儿常见的一种泌尿系疾病，常见于泌尿系感染和白天尿频综合征。本病以小便频急而数为特征，多发于学龄前儿童，尤以婴幼儿时期发病率高，本病经恰当治疗后预后良好，若治疗不彻底，可反复发作，影响小儿身心健康。

本病属中医"淋证"范畴，以热淋为多。其病位在肾与膀胱，发生原因分内外两方面，外因责之于湿热，多因外感湿热，或坐地、粪便污染感受湿热邪毒，或因有积滞内蕴化为湿热流注下焦而致；内因责之于脾肾亏虚，多有先天禀赋不足，素体虚弱，或后天失调，导致脾肾气虚，气不化水，而致小便频数，淋沥不畅。湿热内蕴、脾肾气虚是其主要病机，故治疗上实证宜清热利湿，虚证宜温补脾肾或滋阴清热。

一、西医诊断要点

1. 尿路感染

①病史：有外阴不洁或坐地嬉戏等湿热外侵，或湿热内蕴传于下焦病史。②症状：起病急，年长儿以小便频数，淋沥涩痛，或伴发热、腰痛等为特征。小婴儿的尿频往往局部排尿刺激症状不明显，而仅表现为发热、拒食、呕吐、泄泻等全身症状，可发现排尿时哭闹不安，尿布有臭味和顽固性尿布疹等症状。③实验室检查：清洁中段尿常规检查可见白细胞增多或见脓细胞，血尿也很常见。肾盂肾炎患儿中有中等蛋白尿、白细胞管型尿，晨尿的比重和渗透压减低。中段尿：尿细菌培养及菌落计数是诊断尿路感染的主要依据，但要排除污染。通常认为中段尿培养菌落数 $> 10^5/\text{mL}$ 可确诊，$10^4 \sim 10^5/\text{mL}$ 为可疑，$< 10^4/\text{mL}$ 为污染。

2. 白天尿频综合征（神经性尿频）

①年龄：多发生在婴幼儿时期。②症状：醒时尿频，次数较多，甚者数分钟1次，点滴淋沥，但入眠消失。反复发作，无其他痛苦，精神、饮食均正常。③实验室检查尿常规、尿培养无阳性发现。

二、中医辨证分型要点

1. 湿热下注

证候：起病较急，小便频数短赤，尿道灼热疼痛，尿液淋沥混浊，小腹坠胀，腰部酸痛，婴儿则啼哭不已，常伴发热、烦躁口渴、恶心呕吐，舌质红，苔薄腻微黄或黄腻，脉数有力。

辨证要点：起病急，尿频、尿急、尿痛，小便短赤，或见发热、烦渴、恶心呕吐，舌红苔腻。

2. 脾肾气虚

证候：病程日久，小便频数，淋沥不尽，尿液不清，神倦乏力，面色萎黄，食欲不振，甚则畏寒怕冷，手足不温，大便稀薄，眼睑浮肿，舌质淡或有齿痕，苔薄腻，脉细弱。

辨证要点：病程长，小便频数，淋沥不尽，无尿痛、尿热。

3. 阴虚内热

证候：病程日久，小便频数或短赤，低热，盗汗，颧红，五心烦热，咽干口渴，唇干，舌质红，舌苔少，脉细数。

辨证要点：尿频伴低热、盗汗、颧红、五心烦热、舌红、苔少、脉细数等阴虚内热的全身证候。

三、中医外治辨证施治

1. 穴位贴敷

（1）适用于湿热内蕴型

药物组成：黄连10g，大黄10g，冰片3g，黄柏10g，煅滑石10g，瞿麦10g，夏枯草10g，萹蓄10g，通草10g。

具体操作：以上药物研细末备用。用时取2~3g，以温水调和成糊状，敷贴于患儿神阙、关元、中极，每次选取1穴，依次轮换选用，胶布固定。敷贴时间为3~6小时，每日换药1次，10天为1疗程。

（2）适用于肺肾气虚型及肺脾气虚型

药物组成：丁香10g，肉桂10g，制附子3g，桑寄生10g，五倍子10g，当归10g，茯苓10g，葶苈子5g，猪苓5g，桂枝10g，泽泻5g。

具体操作：将以上药物研细末备用，用时取2~3g，以黄酒调成糊状，敷贴于患儿神阙、关元、中极，每次选取1穴，依次轮换选用，胶布固定。敷贴时间为3~5小时，每日换药1次，10天为1疗程。

（3）适用于脾肾气虚型

具体操作：①将生姜切为末，包于纱布中蒸为姜泥，冷却至40~45℃，将生姜泥敷于神阙及关元穴，约15分钟后取下，每日1次，5日为1个疗程。如敷药后皮肤痒痛，则及时揭掉。②四神丸外敷，将四味药（肉豆蔻、吴茱萸、补骨脂、五味子）等分共为细末，过100目筛，紫外线常规消毒后装入瓶内备用。取穴为神阙、关元、中极和双侧肾俞穴，将药用蜂蜜调成糊状，敷于上述穴位，用胶布固定，敷贴3天即取掉，3天为1疗程。如皮肤不耐受，及时揭掉。③取桔梗、小茴香、五味子、五倍子、覆盆子、补骨脂、肉桂、川椒各等分，研末后以料酒或黄酒调，用时取2~3g，敷于神阙穴，敷贴时间为3~5小时，每日换药1次，7天为1个疗程，贴敷1~3个疗程。

2. 推拿疗法

基础操作：揉丹田200次，摩腹5分钟，揉龟尾50次，擦肾俞、八髎各50次。

辨证加减：①湿热内蕴证：清小肠经200次，清补胃经100次，清补脾经100

次，运内八卦 100 次。②脾肾气虚证：补脾经 100 次，补肾经 100 次，捏脊 6 遍。③阴虚内热证：揉二人上马 200 次，补肾经 100 次，清小肠经 100 次，捏脊 6 遍。

3. 中药外洗

适用于湿热下注型。

药物组成：金银花 30g，蒲公英 30g，地肤子 30g，艾叶 30g，赤芍 15g，通草 6g。

具体操作：上药浸泡 1 小时，煎 30 分钟，煎出 1000mL 药汁，待水温合适，煎水坐浴，每日 1 次，每次 30 分钟。

4. 针刺疗法

（1）急性期

主穴：委中、下髎、阴陵泉、束骨。

配穴：热重加曲池；尿血加血海、三阴交；少腹胀痛加曲泉；寒热往来加内关；腰痛取耳穴肾、腰骶区。

（2）慢性期

主穴：委中、阴谷、复溜、照海、太溪。

配穴：腰背酸痛加关元、肾俞；多汗补复溜、泻合谷；尿频、尿急、尿痛加中极、阴陵泉；气阴两虚加中脘、照海；肾阳不足加关元、肾俞。

（3）脾肾气虚型

取穴：关元、中极、面部正中穴（印堂、素髎、人中、承浆）、十指指甲角尺侧旁开 0.1 寸处、遗尿点（小指远端指横纹中、内 1/3 交界处，双侧）。

具有操作：针刺前患儿先小便，后仰卧于治疗床上，所有穴位皮肤常规消毒。中极、关元平刺，针尖向前阴部，并注意有无针感向阴部传导，留针 5 分钟；面部正中穴、十指指甲角尺侧旁开 0.1 寸处点刺不留针；双侧遗尿点进针 0.2 寸，留针 5 分钟。每日治疗 1 次，7 天为 1 疗程，一般 1~3 个疗程即愈。

5. 艾灸疗法

适合脾肾气虚证。

具体操作：提脱穴（位于下腹部正中线，脐下 3 寸，左右旁开 4 寸）、肺俞（双）、三焦俞（双）、肾俞（双），每次取穴 2~3 个，每穴灸 5 分钟，10 天为 1 疗程，不超过 3 个疗程。

6. 耳穴压豆

适合各证型。

取穴：肾、膀胱、神门、尿道、肝、脾、肺、肾上腺、脑干穴。

具体操作：双耳采用 75% 酒精棉球擦拭消毒，将王不留行籽贴于小块胶布中央，对准耳穴贴紧。双耳均贴敷，每耳选 4~5 个穴位，其余穴位贴敷另一耳，嘱患儿家长帮助每日适当用力按压数次，每次1~2分钟，以双耳发热或酸麻胀感最佳。每次贴压后保持3~7天（学龄前小儿贴敷3~4天，学龄儿童贴敷5~7天），第2次穴位互换贴压，贴压3次为1个疗程。

第十一节　遗　尿

儿童夜遗尿是指年龄≥5岁儿童平均每周至少2次夜间不自主排尿，并持续3个月以上。临床上应根据患儿详细病史、体格检查、理化检查及排尿日记等进行明确诊断，除外泌尿系统、内分泌系统、神经系统等方面的疾病。

《诸病源候论·小儿杂病诸候·遗尿候》有言："遗尿者，此由膀胱有冷，不能约于水故也……肾主水，肾气下通于阴，小便者，水液之余也，膀胱为津液之府，既冷气衰弱，不能约水，故遗尿也。"由此可见，遗尿多与肾和膀胱功能失调有关。肾为先天之本，肾气不足，则可导致下元虚寒，膀胱气化功能失调，闭藏失司，而发生遗尿。以温补下元，固摄膀胱为主要治疗法则，采用温肾阳、益脾气、补肺气、醒心神、固膀胱等法，有时需要泻肝清热。

一、西医诊断要点

1. 夜遗尿

①患儿年龄≥5岁（5岁作为判断儿童夜遗尿的年龄标准虽带有一定主观性，但其却反映了儿童排尿控制能力的发育程度）；②患儿睡眠中不自主排尿，每周≥2次，并持续3个月以上（疲劳或临睡前饮水过多而偶发遗尿的儿童不作病态）；③对于大年龄儿童诊断标准可适当放宽夜遗尿的次数。

2. 单症状性夜遗尿

患儿仅有夜间遗尿，不伴有日间下尿路症状。

3. 非单症状性夜遗尿

患儿不仅有夜间遗尿，还伴有日间下尿路症状（如尿急、尿失禁、排尿延迟等）。

4. 原发性遗尿症

自幼遗尿，没有6个月以上的不尿床期，并除外器质性疾病。

5. 继发性遗尿症

之前已经有长达6个月或更长不尿床期后又再次出现尿床。

二、中医辨证分型要点

1. 肺脾气虚

证候：夜间遗尿，日间尿频而量多，小便清长，大便溏薄，面色少华或萎黄，神疲乏力，食欲不振，自汗、动则多汗，经常感冒，舌质淡红，苔薄白，脉弱无力。

辨证要点：夜间遗尿，白天尿频，尿量少，小便清长，反复感冒，舌质淡红，苔薄白，脉弱无力。

2. 下元虚寒

证候：夜间遗尿，多则一夜数次，尿量多，小便清长，面色少华，神疲倦怠，畏寒肢冷，腰膝酸软，舌质淡，苔白滑，脉沉无力。

辨证要点：夜间遗尿，尿量多，次数频繁，兼见面白、形寒，舌质淡，苔白滑，脉沉无力。

3. 心肾失交

证候：梦中遗尿，寐不安宁，烦躁叫扰，白天多动少静，难以自制，或五心烦热，形体较瘦，舌质红，舌苔少，脉沉细数。

辨证要点：白天玩耍过度，夜间梦中小便自遗，兼见多梦易惊，寐不安宁，舌红少苔，脉细数。

4. 肝经湿热

证候：梦中遗尿，小便量少色黄，大便干结，性情急躁，夜卧不安或寐中龂齿，目睛红赤，舌质红，苔黄腻，脉滑数。

辨证要点：遗尿，小便色黄臊臭，兼见夜寐龂齿，性情急躁，舌质红，苔黄腻，脉滑数。

三、中医外治辨证施治

1. 穴位贴敷

（1）适用于肺脾气虚及下元虚寒证

①药物组成1：丁香1份、肉桂2份、益智仁2份、覆盆子2份，芡实2份。

具体操作：以上药物共研为细末，过200日筛后，装瓶备用。每次取3g药粉，以黄酒按一定比例调和制成药饼，药饼直径为2cm，厚0.5cm，置于医用胶贴上，敷于脐部，每晚1次，次日早晨除去，7天为1疗程。

②药物组成2：五倍子10g，丁香10g，肉桂5g，覆盆子10g，金樱子10g，菟丝子10g，何首乌5g，益智仁10g

贴敷取穴：神阙，关元，肾俞，命门。下元虚寒证加膀胱俞，肺脾不足证加脾俞、肺俞。

具体操作：研细末备用。取药细末，以醋调和成糊状。取适量的药膏，每穴取1.5~2g），每次选取2~3穴，依次交替选用，胶布固定。敷贴时间为12小时，每日换药1次，10天为1疗程。

（3）适用于心肾失交及肝经湿热证

药物组成：白芍 10g，吴茱萸 5g，白术 10g，白矾 3g，柴胡 8g。

具体操作：以上药物共研细末，再用醋调成药饼，外敷神阙穴及涌泉，胶布固定。每晚睡前给药，次日晨揭掉，每日 1 次，连续用药 7～10 天。

2. 针刺疗法

适合于各个证型。

主穴：关元、中极、膀胱俞、三阴交。

配穴：肝经湿热型加期门、阴陵泉；下元虚寒型加肾俞、太溪；脾肺气虚型加太渊、足三里；睡眠较深者加神门、心俞；面白少华，自汗者加肺俞、尺泽。

具体操作：患儿取适当体位，毫针针刺，同时配合艾条灸百会、大敦穴各 3～5 分钟，温和灸。每日针灸 1 次，10 天为 1 疗程。

3. 灸法

主要用于肺脾气虚和下元虚寒证。

（1）取穴

关元、中极、三阴交、命门、肾俞、膀胱俞

具体操作：用艾条依次悬灸以上穴位，每穴 5 分钟。

（2）取穴

关元、百会

具体操作：用艾条依次灸两穴，每穴 10 分钟，10 天为 1 疗程。其中关元用隔附子饼灸，百会用隔姜灸。

4. 耳穴压豆

取穴：肾、膀胱、三焦、脾、心、遗尿点。

具体操作：用王不留行籽敷贴以上穴位，每日用手指按压籽粒 2～3 次，保留 5 天后取下，休息 2 天后再换贴，4 周为 1 疗程。

5. 推拿疗法

基础操作：揉丹田 200 次，摩腹 5 分钟，揉龟尾 50 次，擦肾俞、八髎各 100 次，捏脊 6 遍。

辨证加减：①肺脾气虚证：推三关 100 次，补脾经 100 次，补肺经 100 次。②下元虚寒证：推三关 200 次，补脾经 100 次，补肾经 100 次。③心肾失交证：清心经 100 次，清小肠经 100 次，揉二人上马 100 次，揉小天心 100 次。④肝经湿热证：清肝经 100 次，清小肠经 100 次，推四横纹 100 次。

6. 中药泡洗

适用于下元虚寒及肺脾气虚证。

药物组成：川续断、当归、鸡血藤、党参、茯苓各 15g。

具体操作：以上药物浸泡水煎后取汁，温度以患儿能耐受，水没过足踝，趁热浸洗双足，并按摩足底。每次 15 分钟，每晚 1 次，连续 7 天为 1 疗程。

7. 中药熏蒸

适用于下元虚寒证。

药物组成：益智仁 20g，锁阳 15g，芡实 15g，桑螵蛸 10g，金樱子 10g，肉桂 10g，黄芪 15g，桂枝 10g，升麻 8g，淡竹叶 15g，透骨草 20g 等。

具体操作：将中药装入药罐中，加清水 1000～1500mL，煮沸 5～10 分钟后用于熏蒸；患儿脱去衣裤，平躺于熏蒸床上，趁热熏蒸腰背部，并以文火维持药液沸腾，使蒸汽持续而均匀，熏至腰背部微汗出为止。每次熏蒸 30 分钟，每日 1 次，3 日为 1 个疗程。此病配合脐贴治疗效果更佳。亦可采用现代"汽雾透皮"技术设备进行熏蒸，较为安全可靠。

第十二节　婴儿湿疹

婴儿湿疹是小儿常见的皮肤病之一，皮疹多见于两颊、前额及头皮，以后可蔓延至颌、颈、肩、臂，甚至皮疹可以扩大到躯干、四肢。皮疹形态不一，从红斑、丘疹、疱疹以致渗液、糜烂、结痂和脱屑，多对称分布，瘙痒及反复发作。本病多见于 1 个月到 1 岁以内婴儿，一般 2～3 岁逐渐减轻而自愈。中医称为"奶癣"，认为本病多由禀赋不耐，脾胃运化失职，内有胎火湿热，外受风湿热邪，二者蕴阻肌肤所致。中医治疗以祛风除湿为基本法则，湿热重者清热除湿，脾虚则健脾养血，热重者兼以清热解毒。轻症多以外治为主。

一、西医诊断要点

1. 急性湿疹诊断要点

①皮损具有多形性，出现红斑、小丘疹、丘疱疹及疱疹等，严重时出现小水疱，融合成片，分界不清晰；②常因搔抓形成糜烂、渗出；③自觉瘙痒剧烈，搔抓、热水烫洗可加重。

2. 亚急性湿疹诊断要点

①病程较急性湿疹略长；②红肿、渗出、有丘疹及少量丘疱疹；③有少许鳞屑及轻度浸润，自觉剧烈瘙痒。

3. 慢性湿疹诊断要点

①阵发性瘙痒，病情时轻时重，延续数月或更久；②暗红斑上有丘疹、抓痕及鳞屑；③局部皮肤肥厚、表面干燥、粗糙，甚至苔藓样变、色素沉着或色素减退。

二、中医辨证分型要点

1. 湿热浸淫

证候：发病急，皮损潮红灼热，瘙痒明显，糜烂渗液，伴心烦口渴，大便干，小便黄，舌质红，苔黄腻。

辨证要点：皮肤潮红，红斑，糜烂，渗液，舌红苔黄腻。

2. 脾虚湿蕴

证候：发病较缓，皮疹暗红，水疱渗液，瘙痒，伴有纳差，神疲，腹胀，便溏，舌质淡，苔白腻。

辨证要点：皮疹暗淡，水疱渗出，舌淡，苔白腻。

3. 血虚风燥

证候：病程久，皮疹干燥，鳞屑，色素沉着，瘙痒剧烈，皮肤粗糙肥厚，伴口干，大便干结，夜寐不安，舌淡，苔少或花剥。

辨证要点：皮疹干燥，鳞屑，色素沉着，瘙痒剧烈，皮肤粗糙肥厚。

三、中医外治辨证施治

1. 软膏剂

冰黄肤乐软膏

用法用量：用于湿疹湿热浸淫或血热风燥证，药膏涂抹于皮损处，每天 3 次。

2. 洗剂

（1）复方黄柏液

适用于急性湿疹湿热浸淫证者。

用法用量：浸泡纱布条外敷于患处，用量一般 10～20mL，每日 1 次。

（2）甘霖洗剂

适用于湿热浸淫证者。

用法用量：取本品适量，稀释 20 倍，外搽患处，一日 3 次，

3. 搽剂

儿肤康搽剂

用法用量：每次取本品 30mL，涂搽患处，轻揉 2 分钟，用温水冲洗干净，一日 2 次；也可用本品适量涂抹全身，保持 2～3 分钟，然后用温水清洗；或用本品 200mL，加 5 倍温水稀释后，反复洗涤全身。用于儿童亚急性湿疹，皮损潮红、瘙痒，有少量渗液者。

4. 中药泡洗

药物组成：白鲜皮 15g，黄柏 10g，地肤子 10g，苦参 12g，防风 6g，生地榆

10g，蛇床子 10g。

具体操作：将以上中药加水 2000mL，浸泡 20 分钟后煎汁 1000mL，兑温水 1000mL，待水温合适后，洗浴全身皮疹处 20 分钟，如果皮疹仅限于头面部或四肢，可用干净纱布或棉布蘸药汁敷于皮损处，每日 1～2 次，用 3～7 天。适用于湿热浸淫证。

如皮肤干燥，有鳞屑，属于血虚风燥证，上方可以去掉白鲜皮、苦参，加生薏米 30g，牡丹皮 10g，并注意皮肤滋润保湿。

5. 推拿疗法

基本操作：分手阴阳 100 次，揉外劳宫 100 次，揉按小天心 100 次，运内八卦 100 次，清补脾经 100 次，清天水河 100 次，退六腑 100 次，捏脊 6 遍。10 天为 1 个疗程。

湿热浸淫证手法宜重；脾虚湿蕴证补脾经 100 次，推三关 100 次；血虚风燥证补肾经 100 次，揉二人上马 100 次。

6. 刺络法

适用于湿疹皮肤粗糙肥厚者。

具体操作：先用酒精棉球消毒局部，然后用消毒干净的梅花针在皮损区由外缘向中心快速散刺，使之微见出血，然后用玻璃罐吸拔在散刺部位 3 分钟，取下火罐，用干棉球擦净患部血迹，局部注意清洁，以防感染。3～7 天为 1 个疗程。拔罐时以每罐出血量 2～5mL 为准，出血量过少者可延长拔罐时间，出血量过多以干棉球压迫止血。

参考文献

［1］刘明军，王金贵．小儿推拿学［M］．北京：中国中医药出版社，2012．

［2］喻喜春．实用中医刺络疗法［M］．北京：人民军医出版社，2015．

［3］王敬，杨金生．中国刮痧健康法大全——400 种病症图解治疗绝招［M］．北京：北京科学技术出版社，1998．

［4］杨金生，阎孝诚．国家职业资格培训教程——保健刮痧师［M］．北京：中国劳动社会保障出版社，2005．

［5］杨金生，王莹莹．中国标准刮痧［M］．上海：上海第二军医大出版社，2011．

［6］王宏才．图解艾灸温养祛百病［M］．山西出版传媒集团，2013．

［7］王静，冯素芳．图解常见病艾灸特效疗法［M］．北京：人民军医出版社，2012．

［8］赵时碧．中国雷火灸疗法［M］．上海：上海远东出版社，2008．

［9］赵时碧．中医外治疗法治百病丛书·雷火灸疗法［M］．北京：人民卫生出版社，2014．

［10］丁淑贞．临床护理工作规范管理流程手册［M］．北京：人民卫生出版社．2009．

［11］李曰庆．中医外科学［M］．北京：中国中医药出版社，2002．

［12］李忠．中医汽雾透皮治疗新法［M］．北京：人民卫生出版社，2006．

［13］尚德俊．外科熏洗疗法［M］．北京：人民卫生出版社，2003．

［14］侯江红，朱珊．小儿药浴疗法［M］．北京：中国中医药出版社，2011．

［15］孔尧其．小儿针灸治验［M］．北京：人民卫生出版社，2013．

［16］石学敏．针灸学［M］．北京：中国中医药出版社，2007．

［17］胡亚美，江载芳．诸福棠实用儿科学［M］．北京：人民卫生出版社，2015．

［18］汪受传．中医儿科学［M］．北京：中国中医药出版社，2012．

［19］田勇泉．耳鼻咽喉头颈外科学［M］．北京：人民卫生出版社，2004．

［20］张亚梅，张天宇．实用小儿耳鼻咽喉科学［M］．北京：人民卫生出版社，2011．

［21］王士贞．中医耳鼻咽喉科学［M］．北京：中国中医药出版社，2003．

［22］郑毅．儿童注意缺陷多动障碍防治指南［M］．北京：北京大学医学出版社，2007．

［23］张延君．艾灸的应用研究［J］．中国中医药现代远程教育，2015，13（19）：89 - 90．

［24］中华医学会儿科学分会呼吸学组慢性咳嗽协作组．中国儿童慢性咳嗽诊断与治疗指南（2013 年修订）［J］．中华儿科杂志，2014，52（3）：184 - 188．

［25］中国医师协会儿科医师分会儿童耳鼻咽喉专业委员会．儿童急性扁桃体炎诊疗——临床实践指南（2016 年制订）［J］．中国实用儿科杂志，2017，32（3）：161 - 164

［26］中华耳鼻咽喉头颈外科杂志编辑委员会鼻科组，中华医学会耳鼻咽喉头颈外科学分会鼻科学组、小儿学组，中华儿科杂志编辑委员会，等．儿童变应性鼻炎诊断和治疗指南（2010 年，重庆）［J］．中华耳鼻咽喉头颈外科杂志，2011，46（1）：7 - 8．

［27］冯振兴，张春霞，张银川，等．平衡针刺配合中药治疗小儿过敏性鼻炎的临床疗效观察
［J］．中国初级卫生保健，2016，30（12）：71－72．

［28］中国医师协会儿科医师分会儿童耳鼻咽喉专业委员会．儿童急性感染性鼻－鼻窦炎
诊疗——临床实践指南（2014年制订）［J］．中国实用儿科杂志，2015，30（7）：
512－514．

［29］孙书臣，马彦，乔静，等．儿童腺样体肥大引发睡眠呼吸障碍的中医诊疗专家共识［J］．
世界睡眠医学杂志，2014，1（6）：316－320．

［30］佟雅婧，孙瑶，常远，等．孙书臣序贯疗法治疗儿童腺样体肥大临证思路［J］．北京中医
药，2015，34（11）：872－874．

［31］徐樨巍．小儿胃炎的诊断和治疗［J］．实用儿科临床杂志，2010，25（19）：1530－1532．

［32］闫慧敏．小儿胃炎的中西医诊治研究进展［J］．武警医学，2011，22（12）：1013－1015

［33］耿岚岚，刘明南，龙高．儿童功能性胃肠病罗马Ⅳ标准［J］．中华儿科杂志，2017，55
（1）：4－14．

［34］田杰．病毒性心肌炎的诊断与治疗［J］．实用儿科临床杂志，2005，20（3）：285－288．

［35］谢彬．王雪峰温针灸治疗小儿心律失常经验［J］．辽宁中医杂志，2005，32（6）：
515－516．

［36］刘智胜．抽动障碍的诊断与治疗［J］．实用儿科临床杂志，2012，27（24）：1908－1912．

［37］郑耀庭，于慧娟，姜亚梅，等．谭奇纹针刺治疗多发性抽动症经验［J］．山西中医，
2009，25（2）：9－10．

［38］李富铭，吴倩．符文彬教授运用针灸治疗多发性抽动症介绍［J］．福建中医药，2013，
44（1）：31－33．

［39］祝晓忠．腹针治疗小儿抽动秽语综合征16例［J］．国际医药卫生导报，2006，12
（11）：84－85．

［40］曾侠一，陈璐，罗秋燕，等．靳三针疗法治疗小儿多发性抽动症临床研究［J］．新中医，
2016，48（7）：199－201．

［41］王雅璇，李双，王素梅．王素梅教授运用揿针结合中药疗法治疗发声性抽动经验［J］．
世界中西医结合杂志，2016，11（9）：1210－1212．

［42］孟建国，周红军，马小允，等．针刺治疗儿童多动症60例［J］．中医儿科杂志，2009，
5（1）：41－42．

［43］廖东山，凌恩，吕计宝，等．针刺配合枕骨全息推拿疗法治疗儿童多动症疗效观察［J］．
上海针灸杂志，2013，32（5）：394－395．

［44］徐秋华．梅花针叩刺配合耳穴贴压治疗儿童多动症16例［J］．中国针灸，2005，25
（10）：678．

［45］周庆翀，刘署鹏，范郁山．沿皮浅刺法治疗小儿多动症41例［J］．针灸临床杂志，
2010，26（7）：38－39．

［46］顾建安，李晓捷．中国脑性瘫痪康复指南（2015）［J］．中国康复医学杂志，2015，30
（7）：747－754．

［47］刘岚．快速经络针刺合头针疗法治疗小儿脑性瘫痪［J］．中国针灸．2010，30（10）：

827 - 828.

[48] 平东沛. 中药熏蒸治疗痉挛性脑瘫的临床疗效 [J]. 临床合理用药. 2016, 9 (1)：136 - 137.

[49] 李开琴，赵斌. 中医敷脐联合西医综合方案治疗小儿脑瘫伴发癫痫的疗效分析 [J]. 中国实验方剂学杂志, 2013, 19 (5)：320 - 323.

[50] 王峥，马雯. 王氏刺血疗法治疗癫痫 305 例临床观察 [J]. 中国针灸, 2005 年增刊：132 - 134.

[51] 王伟志，赵亮. "盘龙刺" 治疗自发性多汗症 [J]. 四川中医, 2006, 24 (3)：104.

[52] 沈茜，刘小梅，姚勇，等. 中国儿童单症状性夜遗尿疾病管理专家共识 [J]. 临床儿科杂志, 2014, 32 (10)：970 - 975.